K. Biener

Sportmedizin

Sportmedizin

Profile der Einzelsportarten

Band II

von Prof. Dr. med. Kurt Biener
Institut für Sozial- und Präventivmedizin
der Universität Zürich
unter Mitarbeit von
Andreas Giger, Rolando Pancaldi, Martin Schwarzenbach
Paul Sieber, Andrea Zoelly, Christian Zürni

mit einem Vorwort von
Prof. Dr. med. Meinrad Schär
und einem Geleitwort von
Dr. med. Hans Howald

Habegger Verlag

Mein Dank gilt Frau Dr. Lison Roschewski für die Hilfe bei der Korrektur sowie Herrn Hanspeter Jauss für das Zeichnen der grafischen Darstellungen.

Band III ist in Vorbereitung.

Einige Arbeiten sind in veränderter Form im Deutschen Ärzteverlag GmbH Köln erschienen. Wir danken für die Genehmigung der Drucklegung.

Gesamtherstellung
Habegger AG Druck und Verlag, 4552 Derendingen-Solothurn, Schweiz
ISBN 3857231947

Inhalt

Vorwort von Prof. Dr. med. Meinrad Schär, Direktor des Instituts für Sozial- und Präventivmedizin der Universität Zürich 11

Geleitwort von Dr. Hans Howald, Direktor des Forschungsinstituts der Eidgenössischen Turn- und Sportschule Magglingen 12

Einleitung 13

Sportmedizinisches Profil des Leichtathleten 15

1. Einleitung und Ziel 15
2. Material und Statistik 15
3. Sportsoziologische Parameter 16
4. Sportpsychologische Parameter 16
5. Trainingshygiene 18
6. Lebensgewohnheiten, Ernährung, Genussmittel 19
7. Freizeitgestaltung 20
8. Einstellung zum Dopingproblem 21
9. Einstellung zum Amateurstatus 22
10. Gesundheitsprobleme, Anamnese, Medikamentenkonsum . . . 23
11. Anthropometrie 23
12. Spirometrie 26
13. Sportspezifische Leistungstests (Dynamometrie, Sprungkraft, Liegestütze, Flexibilität) 30
14. Ergometrie 31
15. Maximale Sauerstoffaufnahme 39
16. Zusammenfassung 40

Leichtathletikunfälle 41

1. Einleitung und Ziel 41
2. Material und Statistik 41
3. Unfälle in Training und Wettkampf 41
4. Unfälle bei Lauf, Sprung, Wurf 42
5. Jahres- und Quartalsvarianzen 42

6. Wochen- und Tagesverteilung 43
7. Altersspezifische Unterschiede 44
8. Unfall und Bodenbeschaffenheit 44
9. Unfallhergang und Kausalitätsvarianz 45
10. Verletzungsart 46
11. Topographie 47
12. Behandlungsdauer 48
13. Diskussion und Prävention 48
14. Zusammenfassung 49

Sportmedizinisches Profil des Kunstturners 51

1. Definition, Ziel der Arbeit 51
2. Literaturhinweise 51
3. Material, Statistik 54
4. Sportspezifische Situation 54
5. Familie, Schule, Beruf, Freizeit, persönliche Hygiene 55
6. Anthropometrie 56
7. Ergometrie, maximale Sauerstoffaufnahme 60
8. Spirometrie 61
9. Dynamometrie 63
10. Haltung und Wirbelsäule 65
11. Biochemische Befunde 67
12. Sportspezifischer Kreislaufregulationstest 67
13. Raumorientierungstest 68
14. Sportunfälle und Sportschäden 69
15. Präventivmedizinische Probleme, Unfallverhütung 69
16. Zusammenfassung 71

Sportmedizinisches Profil der Kunstturnerin 73

1. Einleitung, Material 73
2. Gegenwärtige Probleme des Frauenkunstturnens 73
3. Probandenzahl, Altersverteilung 74
4. Gesundheitszustand 75
5. Sportmedizinische Untersuchung 75
6. Anthropometrie 77
7. Flexibilität 77
8. Spirometrie 79
9. Ergometrie 79

10. Dynamometrie . . . 80
11. Neurophysiologischer Test: Raumorientierung . . . 82
12. Sportspezifischer Kreislaufregulationstest . . . 83
13. Diskussion . . . 83
14. Zusammenfassung . . . 85

Sportmedizinische Probleme im Schulturnen . . . 86

1. Einleitung, Material, Auswertung . . . 86
2. Tägliche Sportstunde . . . 86
3. Aktive Stundenauslastung . . . 87
4. Sportbefreiung . . . 88
5. Sportfreudigkeit . . . 88
6. Sportgeräte . . . 89
7. Unfälle im Schulsport – Epidemiologie . . . 89
8. Unfälle im Schulsport – Lehrerurteile . . . 90
9. Informationsinteresse an Sportmedizin . . . 91
10. Zusammenfassung . . . 91

Sportmedizinisches Profil des Landhockeyspielers . . . 92

1. Geschichte . . . 92
2. Geräte, Technik, Regeln . . . 93
3. Ziel der Arbeit . . . 94
4. Methodik der Umfrage . . . 95
5. Probanden . . . 95
6. Physiologische Hinweise . . . 96
7. Ausbildung und Beruf . . . 96
8. Motivation zum Landhockeyspielen . . . 97
9. Trainingshygiene . . . 98
10. Spielbelastung, Klubwechsel . . . 101
11. Gerätehygiene, Sportplatzhygiene . . . 101
12. Schutzkleidung, Schuhwerk . . . 102
13. Gefahrenbeurteilung . . . 102
14. Freizeitgestaltung . . . 103
15. Familienverhältnisse . . . 104
16. Sporternährung . . . 105
17. Genussmittel, Drogen, Medikamente . . . 106
18. Blutspenden, Blutgruppen . . . 107
19. Spezielle Probleme der Hockeyspielerin . . . 107

20. Gesundheitliche Probleme, Operationen, Krankheitsanamnese 107
21. Unfallanamnese im Landhockey 109
22. Unfallprävention 112
23. Sportmedizinische Untersuchung 114
24. Spirometrie 114
25. Ergometrie 115
26. Anthropometrie 119
27. Flexibilität 120
28. Kraft und Kondition 121
29. Laboratoriumsuntersuchungen 122
30. Diskussion und Vergleich mit anderen Sportarten 123
31. Zusammenfassung 125

Sportmedizinisches Profil des Matchschützen 126

1. Einleitung und Ziel der Arbeit 126
2. Geschichte des Schweizer Schiesssportes 126
3. Internationale Schiesswettbewerbe 127
4. Technische Probleme 128
5. Die Schusswaffen 129
6. Forschungsergebnisse bei 256 Matchschützen 130
7. Ausbildung, Beruf, Militär 131
8. Familiensituation 132
9. Freizeithygiene 133
10. Motivation zum Schiesssport 133
11. Ernährung, Genussmittelkonsum 135
12. Sportpsychologie 135
13. Medizinische Anamnese 136
14. Gegenwärtige Krankheiten, Gesundheitsprobleme 137
15. Alltagsunfälle, Trainingsunfälle, Sportunfälle 138
16. Sportpraxis 139
17. Kleidungshygiene im Sport 140
18. Wettereinflüsse im Sport 141
19. Die Schussabgabe 141
20. Atemtechnik 143
21. Wettkampfhygiene 143
22. Vorstarterregung und Selbstvertrauen 145
23. Trainingshygiene 146
24. Sportmedizinische Untersuchungen 147
25. Spirometrie 147
26. Ergometrie 149

27. Anthropometrie 149
28. Kraft- und Beweglichkeitstest 151
29. Laboruntersuchungen 152
30. Audiometrische Untersuchungen bei Matchschützen 152
31. Schützenspezifische Sonderprobleme 160
32. Doping im Schiesssport 161
33. Zusammenfassung 164

Sportmedizinisches Profil des alpinen und nordischen Skirennsportlers 165

1. Einleitung und Ziel der Arbeit 165
2. Material und Statistik 165
3. Altersverteilung 166
4. Schule, Beruf, Familie 167
5. Sportspezifische Probleme 168
6. Sporternährung 168
7. Genussmittelkonsum 170
8. Gründe für den Wettkampfsport 171
9. Wettkampfpsychologie 173
10. Selbsteinschätzung 174
11. Sport, Magie und Aberglaube 175
12. Freizeitgestaltung 177
13. Gesundheitsprobleme 178
14. Trainingshygiene, Sauna, Massage 182
15. Unfallanamnese – Herren 184
16. Unfallanamnese – Damen 188
17. Operationsanamnese Damen und Herren 189
18. Gynäkologische Anamnese 189
19. Sportmedizinische Untersuchungen 190
20. Anthropometrie, Rumpfbeugetest, Ruffier-Index (Damen) . . . 191
21. Sportspezifische Leistungstest (Damen) 193
22. Spirometrie, Lorenz-Index (Damen) 194
23. Ergometrie (Damen) 196
24. Anthropometrie, Rumpfbeugetest, Ruffier-Index (Herren) . . . 197
25. Spezifische Leistungstests (Herren) 199
26. Spirometrie, Lorenz-Index (Herren) 202
27. Ergometrie (Herren) 202
28. Hämoglobinbestimmung, Urinstatus 204
29. Diskussion 205
30. Zusammenfassung 207

Skiunfälle bei Kindern 208

1. Einleitung und Ziel der Arbeit 208
2. Material und Statistik 208
3. Internationale Situation 209
4. Ergebnisse 210
5. Verteilung nach Alter und Geschlecht 210
6. Verletzungsart 212
7. Häufigste Diagnosen 213
8. Frakturen 213
9. Lokalisation 214
10. Lateralität 214
11. Hospitalisationen 215
12. Todesfälle 215
13. Rettungsschlittenfälle 216
14. Tageszeit und Monatsverteilung 216
15. Pisten- und Schneeverhältnisse 216
16. Kollisionsunfälle 217
17. Diskussion 218
18. Prävention 218
19. Zusammenfassung 219

Skiunfälle bei Erwachsenen 221

1. Epidemiologie 221
2. Unfallfrequenz 221
3. Altersbeziehungen 222
4. Berufsverteilung 223
5. Sportdauer 223
6. Frau und Skiunfall 224
7. Vergleichende Unfallhäufigkeit 225
8. Ursachen von Skiunfällen 225
9. Verletzungsformen von Skiunfällen 226
10. Topographie 227
11. Lateralität 228
12. Ausfalldauer 229
13. Schweregrad 229
14. Prävention 230
15. Zusammenfassung 233
16. Die 20 Regeln für den Skifahrer 235

Benutzte und weiterführende Literatur 237

Vorwort

Die allgemeine Feststellung, dass Sport der Gesundheit förderlich sei, wird kaum bestritten. Es wird aber auch nicht verschwiegen, dass Sport Gefahren in sich birgt. Das Hauptziel sportmedizinischer bzw. sporthygienischer Bemühungen müsste sein, diejenigen Sportarten zu umschreiben und zu propagieren, die bei geringstem Unfall- und Verletzungsrisiko grössten gesundheitlichen Nutzen bringen. Nun treibt ja der Mensch nicht in erster Linie wegen des gesundheitlichen Vorteils Sport, sondern aus vielen anderen Gründen: so z. B. als Ausgleich zu seiner beruflichen Tätigkeit, zur Befriedigung des Spieltriebes, aus Abenteuerlust und auch aus Ehrgeiz und Gewinnstreben. Für den einen ist die erzielte Leistung massgebend, für den anderen das kameradschaftliche Zusammensein im Club.

Was auch immer die Triebfeder für sportliches Tun und körperliche Betätigung sein möge, es muss dafür gesorgt werden, dass dadurch nicht ein erhöhtes Risiko für Leben und Gesundheit entsteht.

Der vorliegende Band II setzt die Reihe der Beschreibungen der Einzelsportarten fort. Es werden die Profile der Sportler, die sich einer spezifischen Sportart widmen, gezeichnet und die mit der Ausübung der Sportart verbundenen gesundheitlichen Risiken umschrieben. Grosse Aufmerksamkeit wird den Unfallursachen geschenkt; denn wirksame Verhütung von Sportunfällen setzt gute Kenntnisse der Unfallursachen, des Ereignisablaufs und der Begleitumstände voraus.

Mit dem Band II der «Sportmedizin» wird ein weiterer Beitrag zur Hygiene der Einzelsportarten geleistet.

Prof. Dr. med. M. Schär
Direktor des Instituts
für Sozial- und Präventivmedizin
der Universität Zürich

Zum Geleit

Als einer der ersten hat sich Professor Kurt Biener in der Schweiz systematisch mit sportmedizinischen Fragen auseinandergesetzt. Er hat es auch immer wieder verstanden, junge Mediziner für die Sportmedizin zu begeistern, und so sind unter seiner Leitung eine ganze Reihe von Dissertationen mit sportspezifischer Fragestellung entstanden. Die meisten Doktoranden haben sich dabei jeweils mit derjenigen Sportart befasst, die sie selber ausübten oder die ihnen am nächsten stand. So ermöglicht denn auch der vorliegende zweite Band mit den «sportmedizinischen Profilen» des Leichtathleten, Kunstturners, Landhockeyspielers, Matchschützen und Skisportlers interessante Einblicke in die spezifischen Probleme, wie sie eben nur derjenige herausarbeiten kann, welcher die jeweilige Sportart aus eigener Anschauung kennt. Als Präventivmediziner ist Professor Kurt Biener natürlich vor allem an den Lebensgewohnheiten, der Trainingsgestaltung, der Einstellung zu Genussmitteln und Drogen sowie am Verletzungsrisiko der einzelnen Sportarten interessiert. Die Statistiken über die Körperbaumerkmale der Spitzenkönner können unter Umständen dem einen oder anderen Sportler oder Trainer Hinweise auf die Wahl der geeigneten Sportart geben, während die Interpretation der mit einfachen Mitteln erhobenen spiroergometrischen und ergometrischen Daten besser dem Spezialisten vorbehalten bleibt. Für die Sportpraxis wertvoll sind die in einigen Arbeiten zu erkennenden Ansätze zur Ausarbeitung sportartspezifischer Tests, die natürlich über das Leistungsvermögen des Athleten oder der Athletin wesentlich mehr aussagen können als eine spiroergometrische oder ergometrische Routineuntersuchung.

Dem Autor und seinen Mitarbeitern sei für die grosse Arbeit herzlich gedankt. Möge auch dieses Buch in der Sportbewegung die verdiente Anerkennung finden!

Magglingen, im März 1983

Dr. med. Hans Howald
Chefarzt des Forschungsinstituts an der
Eidgenössischen Turn- und Sportschule
Magglingen

Einleitung

Der vorliegende zweite Band der Sportmedizin soll die bisherigen Forschungsergebnisse über die Profile der Einzelsportarten des bereits erschienenen ersten Bandes (Fussball, Handball, Radsport, Reiten, Schwimmen, Tennis, Tischtennis) mit den Sportarten Leichtathletik, Kunstturnen, Landhockey, Schiessen sowie dem alpinen und nordischen Skirennsport weiterführen. Dabei haben wir in der Darstellung nicht nur den Hochleistungssport im engeren Sinn berücksichtigt, sondern mit Sonderbeiträgen auch die sportmedizinischen Probleme im Schulsport sowie die Epidemiologie und Prävention von Sportunfällen im Breitensport (Leichtathletik, Skifahren) abgehandelt. Ein Zusatzband «Alpinismus» erscheint zurzeit im gleichen Verlag. Dieser Band beschreibt sportmedizinische Probleme des Bergsteigens, Ergebnisse der Untersuchungen von Bergbewohnern (Graubünden/Wallis), Fragen der alpinen Unfallepidemiologie sowie präventivmedizinische Schlussfolgerungen.

Mein Dank gilt wiederum den jungen Arztkollegen, welche einen Teil der vorliegenden Arbeiten als Dissertationsschriften unter meiner Leitung angefertigt haben. Diese Arbeiten wurden einheitlich gestaltet und gestrafft; dabei wurde eine persönliche Ausdrucksweise der Einzelautoren soweit wie möglich belassen. Den folgenden Mitarbeitern ist dieses Buch gewidmet:

Leichtathletik:	Andreas Giger
Kunstturnen:	Rolando Pancaldi
Landhockey:	Andrea Zoelly
Matchschützen:	Paul Sieber
Skirennsport:	Christian Zürni
Skiunfälle bei Kindern:	Martin Schwarzenbach

Sportmedizinisches Profil der Leichtathleten

1. Einleitung und Ziel

In dieser Studie geht es darum, die Lebensgewohnheiten, die soziale Situation, Berufs- und Familienfragen, das Freizeitverhalten, die Ernährungsgewohnheiten, den Genussmittelkonsum einerseits zu untersuchen, andererseits die sportspezifische Situation, die Motivation zu dieser Sportart, das Trainingsverhalten, die Wettkampfvorbereitung, Fragen der Sporthygiene (Massage, Sauna, Kleidung u. a.) zu erfassen sowie die Unfall- und Krankheitsanamnese zu erheben. Ein besonderes Kapitel ist jeweils den sportspezifischen Unfallproblemen gewidmet. Im zweiten Teil werden Parameter aus der Anthropometrie, der Spirometrie, der Ergometrie sowie aus verschiedenen sportspezifischen Leistungstests erarbeitet, ebenso biochemische Werte. Diese Untersuchungen werden bei männlichen und weiblichen Athleten durchgeführt. Es handelt sich jeweils um Spitzenathleten aus dem Nationalkader bzw. aus den oberen Leistungsklassen bzw. Ligen. Jeweils werden Vergleiche innerhalb entsprechender Sportarten angestellt, soweit es die statistischen Prämissen erlauben. Literaturhinweise aus dem internationalen Schrifttum sollen die Arbeiten ergänzen. Diese Erhebungen sollen die im Schrifttum bestehenden umfassenden Messergebnisse besonders aus der Leistungsphysiologie vor allem in sportsoziologischer, sportpsychologischer und sporthygienischer Hinsicht ergänzen.

2. Material und Statistik

In der vorliegenden Studie über das sportmedizinische Profil des Leichtathleten standen uns 73 Männer und 37 Frauen zur Verfügung.

Die Sportler und Sportlerinnen stammten aus folgenden Vereinen: Leichtathletikklub Zürich (34%/17%), Turnverein Zürich Unterstrass (26%/17%), Brühl (17%/17%), Winterthur (11%/23%), Turicum-Zürich (6%/16%) sowie andere Klubs (6%/10%). Unter den Probanden befanden sich Olympiateilnehmer. 55% aller männlichen Erfassten (Frauen 51%) hatten bereits internationale Starts und 38% (Frauen 31%) Länderkämpfe für die Schweiz bestritten. Die meisten Sportler standen im Altersbereich von 20 bis 25 Jahren. Die Sportlerinnen standen im 16. bis 27. Altersjahr, die meisten waren 18 bis 22 Jahre alt. Das mittlere Alter der Athletinnen betrug

20,5 Jahre, das der Athleten 22,5. Der Fragebogen umfasste 87 Einzelfragen. Mit dem sportärztlichen Untersuchungsbogen wurden 56 Variable erfasst.

3. Sportsoziologische Parameter

Über die schulische bzw. berufliche Situation sowie über die familiären Verhältnisse informiert die nebenstehende Tabelle.

Erstaunlich an den Ergebnissen mag sein, dass relativ wenig Studenten unter diesen Leichtathleten vertreten sind, da doch oft die Meinung besteht, Leichtathletik sei eine Domäne der Studenten; wahrscheinlich wird von Weltklassesportlern dieser Disziplin als Beruf einfach meist Student vermerkt oder angegeben, selbst wenn ein differenziertes Profil vorliegt. Die Leichtathletinnen sind in der Mehrzahl Schülerinnen oder stehen in Lehrausbildung, da das Durchschnittsalter der erfolgreichen Hochleistungssportlerin nicht nur in dieser Disziplin eben oft mit den letzten Schul- bzw. Berufsschuljahren zusammenfällt. Diese Tatsache wird auch dadurch unterstrichen, dass nur jede zwölfte Probandin verheiratet ist, bei den Sportlern aber jeder vierte.

Die Berufsinteressen dominieren die Sportinteressen eindeutig; allerdings würden sich zwei Fünftel dieser Männer und ein Drittel dieser Frauen für die Leichtathletik hauptberuflich (als Trainer, als Sportlehrer, als Aktiver) entscheiden, wenn dadurch die Zukunft finanziell gesichert wäre. Ein Drittel der Männer und die Hälfte der Frauen wären prinzipiell dagegen, der Rest kann sich zurzeit nicht entscheiden. Einen Idealberuf, der dem Sportler ideale Möglichkeiten ohne finanzielle Einbusse bietet, gibt es nach Meinung dieser Leichtathleten nicht; die besten Voraussetzungen sehen ein Drittel in der Studentensituation, ein Viertel in Verbindung mit einer Büroarbeit, ein Siebentel als Sportlehrer. Die Frauen sehen in je einem Viertel der Fälle die ideale Verbindung mit der Hausfrauenarbeit sowie mit dem Lehrberuf.

4. Sportpsychologische Parameter

Aufschlussreich sind die Fragen, wer oder was diese Sportler überhaupt zur Leichtathletik geführt haben, welche Motivationen massgebend gewesen sind, warum diese Athleten überhaupt Spitzensport betreiben, ob und wie oft sie selbst depressive Phasen, beispielsweise bei einer Niederlage, bei Leistungsstagnation oder persönlichem Leid durchgemacht haben, oder wie sie sogar ein suizidales Geschehen einschätzen.

Tabelle 1: Sportmedizinisches Profil des Leichtathleten, Schweiz (n = 110). Sportsoziologische Parameter.

A	*Schul- und Berufssituation*	*Männer*	*Frauen*
	Schüler	9%	39%
	Lehrausbildung	15%	17%
	Studenten	20%	7%
	Angestellte	16%	10%
	Handwerker/Hausfrauen	5%	7%
	Arbeiter	7%	3%
	Selbständige Berufe (Landwirt, Mühlenbauer u. a.)	13%	7%
	Sonstige (Förster, Psychologe, Lehrer, Lehrerinnen u. a.)	15%	10%
B	*Sportsituation*	*Ja*	*Ja*
	Sind Sie zufrieden mit Ihrem Beruf?	86%	85%
	Zeigen Ihre Vorgesetzten Verständnis für den Sport?	77%	74%
	Hat Sie der Sport beruflich gefördert?	22%	9%
	Bedeutet Ihnen der Beruf mehr als der Sport?	86%	87%
	Würden Sie Ihren Sport als Hauptberuf wählen, wenn er Ihnen finanzielle Sicherung brächte?	40%	31%
C	*Zivilstand*	*Männer*	*Frauen*
	verheiratet	24%	12%
	ledig	75%	88%
	geschieden	1%	—
D	*Familiensituation*	*Ja*	*Ja*
	Haben die Angehörigen Verständnis für den Leistungssport?	97%	100%
	Treiben weitere Familienmitglieder Spitzensport?	26%	40%
	Benachteiligt Ihre Sporttätigkeit manchmal Ihr Familienleben?	49%	26%
	Üben Sie vor wichtigen Wettkämpfen sexuelle Enthaltsamkeit?	20%	23%
	Ziehen Sie eine Weltklasseleistung einem glücklichen Familienleben vor?	18%	7%

Von den Männern sind 60% von Freunden, 12% von den Eltern, 9% von ihren Lehrern und 10% durch die Massenmedien zur Leichtathletik geführt worden, 9% durch sonstige oder eigene Motivationen. Die Frauen sind in 52% durch Freunde und Freundinnen, in 23% durch die Eltern und in 20% durch Lehrer zu diesem Sport begeistert worden, der Rest durch andere Einflüsse. – Die Gründe, warum diese Athleten Spitzensport betreiben, sind bei erlaubten Mehrfachnennungen: Freude 90% (Frauen 96%), Ehrgeiz 46% (Frauen 22%), Bedürfnis nach Sport 27% (Frauen 20%); finanzielle Erwägungen stehen in keinem Fall im Vordergrund, im Gegensatz zu einigen anderen Sportarten.

Eine nicht direkt sportspezifische Frage sollte die psychische Verfassung der Athleten beleuchten, welche das Leistungsvermögen in erheblichem Masse beeinflusst. 3% der Leichtathleten geben an, oft von Depressionen bei Leistungsabbruch oder bei Niederlagen geplagt zu werden, 18% (23% der Frauen) gelegentlich, 43% (46% der Frauen) selten und 36% (31% der Frauen) nie. Von den Männern haben sogar schon 18% einmal mit Selbstmordgedanken gespielt, von den Frauen 14%. Einem Selbstmordgeschehen verstehend gegenüber stehen 31% der Männer und 23% der Frauen; neutral beurteilen es 52% der Männer und 67% der Frauen. Ein Selbstmordgeschehen lehnen 17% der Männer und 10% der Frauen ab. Diese Hinweise sind insofern aufschlussreich, als bei Hochleistungssportlern einerseits zuweilen eine erhöhte Psycholabilität vorliegen kann, anderseits der Sport gerade Aggressionen gegen sich selbst nach aussen ableiten und damit präventiv wirken könnte (*Steinbach* 1980, *Biener* 1983).

5. Trainingshygiene

Hinsichtlich des Zeitaufwandes und der Zeiteinteilung für das Training, hinsichtlich der Trainingsarten, der Regelmässigkeit, der Trainerberatung, der Buchführung, der Lehrgangsteilnahme usw. bestehen bemerkenswerte Unterschiede, wie die nachfolgende Tabelle zeigt.

Tabelle 2: Sportmedizinisches Profil des Leichtathleten, Schweiz (n = 110). Trainingshygiene.

	Männer	*Frauen*
A Durchschnittl. Trainingsstunden pro Woche	8–10 Std.	6–9 Std.
B Zahl der Trainingswochen im Jahr		
35–40 Wochen	5%	6%
41–45 Wochen	37%	46%
46–50 Wochen	50%	48%
über 50 Wochen, ganzjährig	8%	—

		Männer	*Frauen*
C Training	meist allein	34%	9%
	meist zu zweit	19%	31%
	meist in Gruppen	47%	60%
D Trainer	regelmässig anwesend (meist hauptamtlich)	25%	60%
	unregelmässig anwesend (nur nebenamtlich)	75%	40%
E Training	meist am Morgen	6%	—
	meist am Mittag	10%	5%
	meist am Nachmittag	14%	18%
	meist am Abend	70%	77%
F Training	nach genauem Plan	55%	74%
G Trainings-Tagebuch führen		57%	63%
H Fachliteratur verfolgen		75%	57%
J Kurse und Lehrgänge besuchen			
	regelmässig	12%	9%
	gelegentlich	51%	51%
	nicht	37%	40%

Innerhalb der Trainingsstundenzahl werden bis zu 30 Wochenstunden maximal angegeben. Während der Saison lagen die Stundenzahlen nicht wesentlich höher als ausserhalb der Saison. Es ist bemerkenswert, dass nur jeder zweite Leichtathlet, aber drei von vier Leichtathletinnen genau nach Plan trainieren; die übrigen lassen sich von der Intuition leiten.

6. Lebensgewohnheiten, Ernährung, Genussmittel

Auf die Einflüsse auf die Lebens- und Kostgewohnheiten sowie auf den Genussmittelkonsum zielten die weiteren Erhebungen. Erfasst wurden u. a. die durchschnittliche Schlafdauer, die Arbeitsstundenzahl pro Woche, die Zahl der Ferientage pro Jahr, der Zeitpunkt der Hauptmahlzeit, die bevorzugten Nahrungsmittel, die bevorzugten Getränke, der Tabak- und Alkoholkonsum. Im einzelnen ergaben sich wiederum recht aufschlussreiche Hinweise besonders im Vergleich zu anderen Sportarten sowie zur Gesamtbevölkerung gleicher Altersstrukturen.

Tabelle 3: Sportmedizinisches Profil der Leichtathletik, Schweiz (n = 110). Lebens- und Ernährungsgewohnheiten; Genussmittelkonsum.

		Männer	Frauen
A Durchschnittliche Schlafdauer		6–10 Std.	6–9 Std.
B Hauptmahlzeit	Morgenessen	4%	3%
	Mittagessen	70%	83%
	Abendessen	26%	14%
C Bevorzugtes Hauptgetränk			
	Mineralwasser	36%	39%
	Milch	54%	52%
	Fruchtsäfte	10%	9%
D Alkohol-konsum	täglich	4%	—
	gelegentlich	74%	49%
	nie	22%	51%
Bevorzugtes Getränk			
	Wein	65%	91%
	Bier	29%	—
	Schnäpse, Whisky u. a.	6%	9%
E Tabakkonsum	täglich	1%	—
	gelegentlich	12%	6%
	nie	87%	94%

Es ist erstaunlich, dass 87% dieser Männer und 94% dieser Frauen das Rauchen total ablehnen. In unsereren Vergleichsstudien bei Handballspielern (*Friederich* 1974) waren 52% Nichtraucher, bei Handballspielerinnen 76% (*Perko* 1980), bei Schwimmern sogar 100% (*Honegger* 1979), bei Kunstturnern 90% (*Pancaldi* 1975). In Erhebungen an zahlreichen Kollektiven Jugendlicher im Alter von 16–21 Jahren haben wir die Epidemiologie des Tabakkonsums ausführlich beschrieben (*Biener* 1979), ebenso die Beziehungen des Genussmittelkonsumenten zum Sport (*Biener* 1981).

7. Freizeitgestaltung

Als liebste Freizeitbeschäftigungen führen mit Musikhören und Lesen passive Gestaltungsformen die Liste an. Innerhalb der Ausgleichssportarten dominieren neben der Leichtathletik bei den Männern das Skilaufen und das Schwimmen. Als liebsten Passivsport zum Zuschauen gibt man – wie könnte es anders sein – die Leichtathletik an, gefolgt vom Skisport.

Tabelle 4: Sportmedizinisches Profil der Leichtathleten, Schweiz (n = 110). Freizeitgestaltung, Hobbies, Ausgleichssport.

A *Liebste Freizeitbeschäftigung*			D *Ausgleichssport* (Mehrfachnennungen)		
	Männer	*Frauen*		*Männer*	*Frauen*
Musik	26%	16%	Alpiner Skilauf	60%	64%
Lesen	23%	28%	Schwimmen	36%	42%
Wandern	16%	9%	Skilanglauf	29%	12%
Tanzen	9%	4%	Handball	16%	—
Basteln, Stricken	7%	15%	Fussball	11%	—
Faulenzen	6%	10%	Tennis	8%	15%
Sonstiges (Sprachen, Theater)	13%	18%	Volleyball	4%	12%
			Anderes (Gymnastik, Reiten, Schlittschuhlaufen)	12%	14%
B Zurzeit ein Buch lesen	56%	44%			
C *Mobilität* (Mehrfachnennungen)			E *Liebste Passivsportarten* (als Zuschauer)		
Ein Auto besitzen	48%	21%	Leichtathletik	50%	40%
Ein Motorrad, Moped	12%	28%	Skirennsport	16%	24%
Ein Fahrrad	55%	58%	Fussball	15%	13%
			Eishockey	10%	7%
			Sonstiges	9%	16%

8. Einstellung zum Dopingproblem

Die Einstellung zum Dopingproblem sollte durch die beiden Fragen: «Wie stellen Sie sich zum Doping (bejahend/ablehnend/indifferent)?» sowie «Hat man bei Ihnen schon jemals eine Dopingkontrolle durchgeführt? (ja/nein/keine Antwort)?» erfasst werden.

Mit eindeutiger Entschiedenheit lehnen 96% der Athleten (94% der Athletinnen) ein Doping ab, nur 4% der Männer und 6% der Frauen nehmen eine indifferente Haltung ein. Keiner der Sportler bejaht jedoch irgendein Aufputschmittel. Einer Dopingkontrolle haben sich bisher 3% der männlichen und 9% der weiblichen Probanden einmal unterziehen müssen; die Resultate waren jeweils negativ. Weniger eindeutig sind die Antworten hinsichtlich des Anabolicaproblems; hier lehnen 82% der Männer und 56% der Frauen rundweg ab, während 11% der Männer und 30% der Frauen –

viele sicher aus Informationsmangel – keine eindeutige Meinung äussern. 7% der Männer und 14% der Frauen sind gegen ein Anabolicaverbot; warum besonders diese Athletinnen gegen ein derartiges Verbot plädieren, bleibe dahingestellt. Tatsache ist, dass sich das Anabolicaproblem zunehmend bei Frauen gestellt hatte, nachdem Höchstleistungen offensichtlich vielerorts höher eingestuft wurden als selbst eine akzeptable Körperform. Da der Konsum der anabolen Steroide inzwischen auf die Verbotliste aufgenommen worden ist, sind weitere Diskussionen mit den Athleten über das Für und Wider überholt.

9. Einstellung zum Amateurstatus

Die Frage nach der Einstellung zum Amateursport wurde nicht expressis verbis mit dem Begriff des Amateurs gekoppelt, sondern mit der Umschreibung, ob sportliche Spitzenleistungen finanziell honoriert werden sollten. 51% der Männer (60% der Frauen) sind sich im unklaren, und 36% der Männer (12% der Frauen) würden einen Geldbetrag bei entsprechender sportlicher Leistung befürworten. Der Rest der Sportler antwortet nicht.

Dass der Begriff des Amateursports etwas ins olympische Zwielicht geraten ist – zweifellos ist er auch schwierig zu umschreiben –, geht daraus hervor, dass sich 62% dieser Leichtathleten für einen Berufssport ausgesprochen haben und 38% sich dagegen äussern. Bei den Frauen haben nur 29% für den Berufssport Verständnis, 71% lehnen ihn ab. Wie sie die Amateursituation bei sich selbst bzw. bei einigen Sportarten in der Schweiz einschätzen, sollte mit der Frage herausgefunden werden: «In welcher folgenden Sportart befinden sich nach Ihrer Ansicht in der Schweiz noch echte Amateure?» Die Antworten der Männer (Frauen) lauten: «Leichtathletik 80% (Frauen 50%), Orientierungslauf 65% (55%), Handball 45% (23%), Schwimmen 40% (16%), Turnen 23% (8%), nordischer Skisport 10% (0%), Eishockeyspieler 3% (10%)». Keine Amateure vermuten die Männer bei den alpinen Skifahrern, um deren Teilnahme an den Olympischen Spielen ja nicht ein einziges Mal Aufhebens gemacht worden sei; die Frauen billigen ihnen immerhin in rund 6% einen Amateurstatus zu. Dafür werden die nordischen Kombinierten von den Frauen mehr oder weniger zu Profis gestempelt. Weiterhin verwundert, dass die Hälfte aller dieser Frauen der Ansicht sind, dass die Leichtathleten keine «waschechten» Amateure seien; diese Selbstkritik ist erstaunlich.

4% dieser Männer haben eine Hepatitis durchgemacht. 40% haben im Verlauf ihrer Karriere Muskelzerrungen oder Muskelfaserrisse durchgemacht, weitere 12% Bänderrisse und ebenso 12% irgendwelche Distorsionen. Beinbrüche haben bisher 10% erlebt, Hand- bzw. Fingerbrüche 7% und Diskushernien 4%. Armbrüche, Ellenbogenfrakturen und Infraktionen (Knochenrisse) sind in je 2 Fällen bekannt geworden, ausserdem je eine Fuss- bzw. Schlüsselbeinfraktur.

Von den Sportlerinnen haben nur zwei eine schwere Krankheit durchgemacht (Hepatitis, Nierenbeckenentzündung). Bänderrisse standen anamnestisch in 14%, Beinbrüche in 9%, Distorsionen und Knochenhautentzündungen in je 8%, Muskelzerrungen in 6%, Kreuzbandläsionen und Muskelverletzungen in je 3% zu Buche. Schäden nach sportlicher Betätigung führten zu zwei chirurgischen Eingriffen, nämlich zu einer Leistenbruch- sowie zu einer Schleimbeuteloperation. Je drei weitere Operationen (3 Appendektomien, 3 Augenoperationen) standen nicht im ursächlichen Zusammenhang mit dem Sport. Gegenwärtig klagen diese 37 Athletinnen über folgende, oft sportbedingte Leiden: Knieschmerzen (5 Fälle), Fussbeschwerden (5 Fälle), Rückenschmerzen (5 Fälle), Kopfschmerzen (3 Fälle), Bronchitiden (3 Fälle), Hüftschmerzen (1 Fall).

Hinsichtlich eines Medikamentenkonsums musste sich nur ein Leichtathlet zurzeit einer ärztlich verordneten Medikation täglich unterziehen. 43% griffen gelegentlich, 46% nie zu einer Tablette. Den Vorzug geniessen Vitaminpräparate, welche jeder dritte Athlet in der Hoffnung auf einen günstigen leistungssteigernden Effekt zuweilen zu sich nimmt.

14% hatten ab und zu Schmerzmittel benötigt, 8% ein Beruhigungs- bzw. ein Schlafmittel. Bei den Athletinnen nehmen 11% regelmässig, 66% gelegentlich und 23% nie irgendwelche Medikamente zu sich. Vitamine und Analgetica überwiegen mit je einem Drittel; allerdings kommen diese Frauen im Gegensatz zu den Männern angeblich ganz ohne Beruhigungs- bzw. Schlafmittel aus. 8% der Sportler tragen beim Wettkampf eine Brille, 5% Kontaktlinsen. Unter den Mädchen ist lediglich eine Brillenträgerin registriert worden.

11. Anthropometrie

Die Tabellen (nächste Seite) gewähren einen Überblick über die gemittelten Messwerte der 73 Athleten und 37 Athletinnen, welche einer sportmedizinischen Prüfung unterzogen worden sind.

Tabelle 5: Sportmedizinisches Profil der Leichtathletik, Männer (n = 73). Anthropometrie, Mittelwerte.

Disziplin	Mehrkämpfer (n = 7)	Werfer (n = 6)	Springer (n = 13)	Sprinter (n = 13)	Mittelstreckler (n = 18)	Langstreckler (n = 16)	Total Mittelwert (n=73)
Alter	23,1	26,8	22,1	20,3	23,5	26,1	23,6
Grösse	179,6	185,5	180,6	178,4	176,4	176,4	179,5
Gewicht	74,4	96,3	72,5	70,7	64,2	65,7	74,0
Schulterbreite	44,5	46,7	43,7	42,8	42,2	41,7	43,6
Beckenbreite	30,4	31,6	29,0	28,7	29,0	29,6	29,7
Bauchumfang	78,1	91,3	78,1	75,7	74,2	73,3	78,5
Brustumfang – inspirat.	100,1	111,3	100,0	96,8	94,3	95,6	99,7
Brustumfang – exspirat.	93,1	104,0	93,0	89,8	88,5	88,8	92,9
Differenz	7,0	7,3	7,0	7,1	5,7	6,8	6,8
Oberarmumfang re.	29,8	34,6	28,9	27,9	26,5	26,6	29,0
Oberarmumfang li.	29,4	33,0	28,3	27,3	25,9	26,3	28,4
Differenz	0,4	1,6	0,5	0,6	0,6	0,2	0,6
Oberschenkelumfang re.	56,0	63,0	54,5	54,8	52,2	52,1	55,4
Oberschenkelumfang li.	55,6	61,5	54,2	54,5	51,5	51,9	54,9
Differenz	0,4	1,5	0,4	0,3	0,6	0,1	0,6

Tabelle 6: Sportmedizinisches Profil der Leichtathletik, Frauen (n = 37). Anthropometrie, Mittelwerte.

Disziplin	Mehrkämpferin (n = 6)	Werferin (n = 7)	Springerin (n = 5)	Sprinterin (n = 10)	Mittelstrecklerin (n = 9)	Total Mittelwert (n = 37)
Alter	21,7	19,0	16,4	19,5	18,4	19,0
Grösse	173,2	174,3	173,5	164,2	164,7	170,0
Gewicht	64,7	66,1	55,1	53,3	51,4	58,1
Schulterbreite	40,5	40,5	38,4	37,8	37,2	38,9
Beckenbreite	28,4	29,2	27,8	27,6	27,3	28,1
Bauchumfang	72,5	71,3	64,2	65,2	63,9	67,4
Brustumfang – inspir.	98,8	96,0	84,0	87,8	85,6	89,4
Brustumfang – exspir.	88,2	89,7	80,2	83,2	80,9	84,4
Differenz	5,6	6,3	3,8	4,6	4,7	5,0
Oberarmumfang re.	26,6	26,4	23,1	23,5	23,3	24,6
Oberarmumfang li.	26,2	26,2	23,5	23,5	22,7	24,4
Differenz	0,3	0,1	0,4	—	0,6	0,1
Oberschenkelumfang re.	55,9	55,3	52,3	52,3	49,8	53,1
Oberschenkelumfang li.	55,6	55,3	51,9	52,2	49,8	52,9
Differenz	0,3	—	0,4	0,1	—	0,2

Versucht man in Stichworten, die Prototypen für die einzelnen Leichtathletiktypen zu skizzieren, so ergeben sich folgende, mit den Angaben von *Tittel und Wutscherk* (1972), *Grebe* (1962) und *Klaus* (1964) im allgemeinen übereinstimmende Aussagen:

a. Mehrkämpfer: Seine typologische Charakterisierung ist relativ schwierig, da er viele athletische Eigenschaften vereinigen muss. Die Grösse liegt im Mittel bei 180 cm, das Gewicht bei 75 kg, der inspiratorische Thoraxumfang bei 100 cm. Die Extremitäten sind trotz gut ausgebildeter Muskelstruktur eher schlank.

b. Werfer: Hier sind Kraft und Schnelligkeit in harmonischer Verbindung notwendig. Folglich ist der Werfer mindestens 185 cm gross und mindestens 96 kg schwer. Seine Thoraxbreite beweist der inspiratorische Brustumfang von mindestens 110 cm. Arme und Beine sind muskulös (Oberarmumfang über 33 cm, Oberschenkelumfang über 60 cm).

c. Springer: Schnelligkeit und Sprungkraft sind für weite und hohe Sprünge unerlässlich. Reichlich 70 kg Körpergewicht und 180 cm Körperhöhe sowie ein inspiratorischer Brustumfang von 100 cm scheinen den erfolgreichen Springertyp zu kennzeichnen. Die Beinmuskulatur ist kräftig. Der Stabhochspringer weist zusätzlich eine gut entwickelte Armmuskulatur auf.

d. Sprinter: Er ist dem Springer an Grösse und Gewicht etwas unterlegen; er weist mit 96 cm inspiratorischem Brustumfang einen weniger voluminösen Thorax auf. Kräftige Ober- und Unterschenkel mit mittleren Umfangswerten von 56 cm bzw. 38 cm sorgen für die nötige Schnellkraft.

e. Mittelstreckler: Er ist mit 64 kg ausgesprochen leicht und mit 176 cm mittelgross. Seine relative Schlankheit wird durch die mittlere Schulterbreite von 42 cm dokumentiert. Schlank sind auch die Extremitäten.

f. Langstreckler: Mit einer mittleren Körpergrösse von 176 cm und einem Brustumfang von 95 cm sowie einem mittleren Gewicht von 65 kg unterscheidet er sich kaum vom Mittelstreckler. Schlanke Arme und Beine entsprechen den Anforderungen einer Dauerleistung.

Bei den Frauen treffen diese Typencharakterisierungen prinzipiell auch zu. Insgesamt sind die Athletinnen kleiner, schlanker, leichter als ihre männlichen Kollegen. Weniger gross sind die Unterschiede innerhalb der einzelnen Frauendisziplinen in den Beinumfängen.

12. Spirometrie

Die Formel für die Berechnung der forcierten Vitalkapazität (FVC) lautet nach Baldwin, Cournard und Richards:

Männer: 27,63 – (0,112 × Alter) × Körpergrösse
Frauen: 21,78 – (0,101 × Alter) × Körpergrösse

Gemäss der aufgezeichneten Formel kommt eine männliche Durchschnittsperson von 23,6 Jahren und 179,5 cm Grösse auf eine Soll-FVC von 4484 ml. Wie aus der Tabelle 7 hervorgeht, übertreffen die LA diesen Sollwert mit einer durchschnittlichen FVC von 5674 ml um nicht weniger als 1190 ml oder 26,5%. Die Mittelwerte sind grafisch in Abb. 1 dargestellt.

Abbildung 1: Sportmedizinisches Profil des Leichtathleten, Schweiz.
Spirometriewerte Frauen (n = 37), Männer (n = 73).
Sekundenkapazität SK und forcierte Vitalkapazität FVC.

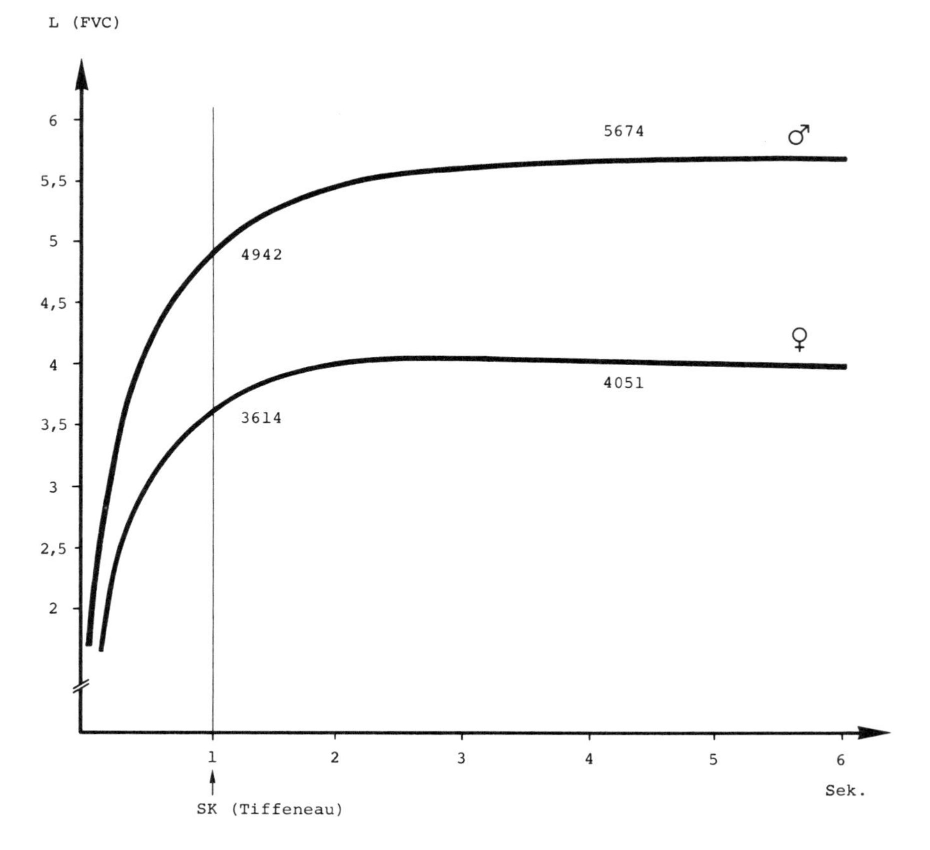

Tabelle 7:
Sportmedizinisches Profil
der Leichtathletik,
Schweiz (n = 110).
Spirometrie Männer
(in Klammern Frauen).

Tabelle 7: Sportmedizinisches Profil der Leichtathletik, Schweiz (n = 110). Spirometrie Männer (in Klammer Frauen).

	MK 7 (6)	W 6 (7)	SG 13 (5)	S 13 (10)	MS 18 (9)	LS 16	Total n = 73 (37)
FVK	5568 (4333)	6370 (4767)	5923 (3761)	5703 (3855)	5215 (3541)	5266	5674 (4051)
Soll	4497 (3393)	4569 (3466)	4550 (3491)	4522 (3253)	4405 (3281)	4359	4484 (3377)
Diff	+1071 (+940)	+1801 (+1301)	+1373 (+270)	+1181 (+602)	+810 (+260)	+907	+1190 (+674)
	=+23,8% (+27,7%)	=+39,4% (+37,5%)	=+30,2% (+7,7%)	=+26,0% (+18,5%)	=+18,4% (+7,9%)	=+20,8%	=+26,5% (+19,9%)
SK	4926 (3932)	5418 (4044)	5208 (3351)	4925 (3534)	4519 (3208)	4658	4942 (3614)
T%	88,7% (91,6%)	85,0% (85,4%)	87,9% (87,8%)	86,0% (92,0%)	86,8% (90,6%)	88,7%	87,2% (89,5%)
$\frac{FVK}{Th_i}$	55,5 (46,1)	57,3 (49,3)	59,2 (44,7)	58,8 (43,8)	55,2 (41,2)	55,1	56,9 (45,0)

Legende:

FVK = forcierte Vitalkapazität
SK = Sekundenkapazität
T% = Tiffeneau
$\frac{FVK}{Th_i}$ = forcierte Vitalkapazität/Thoraxumfang inspirat.

MK = Mehrkampf
W = Wurf/Stoss
SG = Sprung
S = Sprint
MS = Mittelstrecke
LS = Langstrecke

Die Werfer stehen mit 39,4% am deutlichsten über der Norm. In der Tabelle 7 finden wir den Quotienten FVC/Th_i, der das Verhältnis von forcierter Vitalkapazität (FVC) und inspiratorischem Thoraxumfang (Th_i) deutlich macht. Dieser Quotient FTQ (forcierter Vitalkapazität-Thorax-Quotient) liegt bei unseren Leichtathleten im Mittel bei 56,9. Was nun verbirgt sich hinter diesem FTQ?

Betrachten wir zuerst den Zähler (FVC) bei konstantem Nenner (Th_i): je grösser die FVC, desto grösser der FTQ, je kleiner die FVC, desto kleiner der FTQ. Somit verhalten sich die FVC und der FTQ direkt proportional. Lassen wir in einem zweiten Schritt den Zähler (FVC) konstant und verändern wir den Nenner (Th_i), ergeben sich folgende Gesetzmässigkeiten: je grösser der Nenner, desto grösser der FTQ. Demnach steht der inspiratorische Thoraxumfang (Nenner) zum FTQ in einem umgekehrt proportionalen Verhältnis. Wozu kann praktisch der FTQ dienen? Beispielsweise gibt er die Möglichkeit, den thoraxkräftigen Werfer und den thoraxschmächtigen Dauerläufer in einer Art zu vergleichen, welche die grossen anatomischen Unterschiede, namentlich die Thoraxumfänge berücksichtigt. Ein Langstreckler von 175 cm Grösse und einem Th_i von 95 cm wird unter normalen Umständen niemals die gleiche FVC erreichen wie ein Werfer von 190 cm Grösse und einem Th_i von 115 cm.

Um diese anatomische «Ungerechtigkeit» zu mildern, wurde hier der FTQ eingeführt. Der breite Werfertyp unterscheidet sich in seinem FTQ nämlich prinzipiell nicht vom schmalen, hageren Ausdauerathleten.

Beispiel:	Werfer Nr. 3	Mittelstreckler Nr. 5
FVC	5900	5125
Th_i	106	92
FTQ	$\frac{5900}{106} = 55{,}7$	$\frac{5125}{92} = 55{,}7$

In gutem Einklang zum eben Ausgeführten weichen die FTQ der verschiedenen Disziplinen laut Tabelle 7 nur wenig voneinander ab. Den grössten FTQ treffen wir bei den Springern mit 59,2 an, den kleinsten bei den LS mit 55,1 und den MS mit 55,2. Die Unterschiede der einzelnen Disziplinen liegen unter 10% – ein bemerkenswertes Resultat! Woher kommt nun diese gute Übereinstimmung? Als Deutung drängt sich auf, dass die «äussere Anatomie» (Thoraxumfang bzw. Thoraxdurchmesser) die «innere Anatomie» widerspiegelt, ausgedrückt durch die forcierte Vitalkapazität. Der kräftige Werfer mit der hypertrophen Schultergürtelmuskulatur besitzt zweifelsohne eine breitere Muskelschicht als der eher muskelschwache LS. Man ist geneigt anzunehmen, dass der W mehr vitalkapazitätsmindernde Last mit sich trägt als der LS. Würde aber der erwähnte Ballast die FVC entscheidend beeinflussen, wäre von den leptosomen MS und LS ein grösserer FTQ zu erwarten als von den W. Unsere Ergebnisse verhalten sich jedoch genau umgekehrt. Folglich beeinflussen andere Faktoren die FVC in grösserem Masse. Ins Gewicht fallen dürften u. a. die Elastizität des Brustkorbes, die äussere Form, das Verhältnis von Oberkörper zu Unterkörper. Grösse und Alter als ebenfalls wichtige Faktoren sind in den gebräuchlichen Formeln bereits einberechnet.

Als praktische Konsequenz aus diesen Berechnungen ergibt sich, dass bei der theoretischen Interpretation der FVC neben Grösse und Alter als dritte Variable der inspiratorische Thoraxumfang (Th_i) mitberücksichtigt werden sollte, da sich bei unseren Tests ein bemerkenswert stabiles Verhältnis zwischen FVC und Th_i ergeben hat (FTQ).

Gemäss der zu Beginn dieses Kapitels angegebenen Formel kommen Frauen auf eine Soll-Kapazität von 3377 ml. Dieser Wert wird von den 37 untersuchten Sportlerinnen im Mittel um 674 ml oder 19,9% überboten. Im Vergleich zu den Männern heben sich die Frauen hinsichtlich der FVC um 6,6% weniger von der Durchschnittsbevölkerung ab. – Der FTQ erreicht bei den Damen im Mittel 45,0 (Männer 56,9). Woher kommt die grosse Differenz zu den Männern? Erstens stehen die Leichtathletinnen mit einer FVC von 4051 ccm weit hinter den Sportlern mit 5674 ccm zurück. Drückt man die Beziehung in Prozenten aus, so ergibt sich ein Verhältnis von 71% zu 100%, also ein Unterschied von 29%. Vergleicht man zweitens jetzt die inspiratorischen Thoraxumfänge von 89,4 cm bei den Frauen und 99,7 cm bei den Männern, so ergibt sich hier ein Verhältnis von 90% zu 100%. Damit ist also der Rückstand bei den Sportlerinnen im FTQ erklärt: der Zähler (FVC) wird um 29% kleiner, der Nenner jedoch nur um 10%. Damit ist der FTQ kleiner als bei den Sportlern. Eigentlich würde man allerdings erwarten, dass FVC und Th_i in gleichem Masse vermindert sind. Hier spielt der unterschiedliche Bau des Oberkörpers eine wichtige Rolle; denn beim Messen des weiblichen Thorax werden die Brüste in den Umfang mehr oder weniger miteinbezogen, was zu einer «falschen» Vergrösserung führt. Da zudem die Unterschiede von einer Frau zur anderen recht gross sein können, herrscht zwischen der FVC und dem Th_i keine so exakte Beziehung wie bei den Männern. Die Streuung der FTQ fällt bei den Sportlerinnen entsprechend grösser aus; sie reicht von 41,2 (MS) bis zu 49,3 (W). Die Forderung, der Brustumfang sollte bei der Berechnung der Soll-Kapazität in irgendeiner Form in die Formel miteinbezogen werden, gilt folglich exakt nur für Männer.

Für die weiteren Untersuchungen wählten wir einige adäquate Tests (Handdynamometrie) aus, die keine grösseren Apparaturen erforderten und vom Aktiven voll akzeptiert wurden.
Alle 73 Leichtathleten wurden getestet, ebenso die 37 Leichtathletinnen. Die Ergebnisse zeigt die folgende Tabelle.

Tabelle 8: Sportmedizinisches Profil des Leichtathleten, Schweiz (n = 110). Leistungstests (Dynamometrie DM, Sprungkraft SP, Liegestütze LS, Flexibilität der Wirbelsäule WS, RBT). Männer (in Klammern Frauen).

	MK n = 7 (6)	W n = 6 (7)	SG n = 13 (5)	S n = 13 (10)	MS n = 18 (9)	LS n = 16	Total n = 73 (37)
DM re.	60.8 (43.2)	66.3 (40.6)	57.8 (32.0)	53.7 (33.6)	50.1 (30.8)	50.8	56.6 (36.0)
DM li.	56.4 (38.8)	63.5 (37.0)	55.6 (31.6)	50.4 (32.7)	47.7 (29.3)	47.9	53.6 (33.9)
Diff.	4.4 (4.4)	2.8 (3.6)	2.2 (0.4)	3.3 (0.9)	2.4 (1.5)	2.9	3.0 (2.1)
SP re.	217.7 (182.7)	192.0 (167.6)	195.9 (178.6)	186.3 (168.8)	185.5 (154.1)	174.0	191.9 (170.3)
SP li.	221.5 (187.3)	193.4 (178.7)	200.3 (176.0)	193.2 (165.0)	187.0 (158.3)	174.9	196.6 (173.1)
Diff.	–3.8 (–4.6)	–1.4 (–11.1)	–4.4 (+2.6)	–6.9 (+3.8)	–1.5 (–4.2)	–0.9	–4.7 (–2.8)
WS	243.1 (205.2)	235.0 (207.0)	233.8 (203.4)	227.2 (194.0)	222.5 (185.4)	198.0	226.6 (199.0)
LS	20.5 (11.4)	20.2 (8.6)	17.7 (8.6)	18.8 (9.9)	16.6 (8.9)	15.7	18.2 (9.5)
RBT	10.6 (18.5)	18.0 (15.3)	15.0 (11.2)	8.1 (12.4)	9.0 (11.1)	7.7	11.4 (13.7)

DM = Dynamometrie, S = Sprung, WS = Weitsprung, LS = Liegestütze, RBT = Rumpfbeugetest, MK = Mehrkampf, W = Wurf/Stoss, SG = Sprung, S = Sprint, MS = Mittelstrecke, LS = Langstrecke.

Die Handdynamometrie (DM) wird von den Werfern dominiert, die auf 66 kp kommen. Es folgen mit 60 kp die Mehrkämpfer, mit 57 kp die Springer, mit 53 kp die Sprinter und mit je 50 kp die Mittel- und Langstreckler. Die Unterschiede zwischen der rechten (re) und der linken Hand (li) fallen prozentual überall etwa gleich aus.

Dass die Mehrkämpfer vielseitige Athleten sind, geht daraus hervor, dass sie die Springer in deren Spezialdisziplin übertreffen: beim Sprung aus dem Stand liegen sie vor ihren Konkurrenten. SP re bedeutet in der Tabelle Abspringen mit dem rechten Bein, SP li Abspringen mit dem linken Bein und WS Abspringen mit geschlossenen Beinen.

LS bedeutet in der Tabelle «Liegestütze». Sie sind ein allerdings nur semiobjektives Mass, die Schultergürtel-, Rumpf- und Armmuskulatur zu testen. Aus diesem Grund sind die Ergebnisse oder gar Vergleiche nicht relevant.

Der Rumpfbeugetest (RBT) wird auf folgende Weise praktiziert: die Sportler sitzen mit gestreckten Beinen am Boden und versuchen durch Beugen des Rumpfes gegen die Beine die ausgestreckten Arme möglichst nahe an die bzw. über die Zehen hinauszubringen, wobei die Füsse in Rechtwinkelstellung ruhen. Dieser Test ist ein einfaches, aber gutes Mass für die anterior-posteriore Flexibilität der Wirbelsäule. Erneut weisen sich die Werfer über das beste Ergebnis aus, indem sie ihre Fingerspitzen 18 cm über die Zehen hinausbringen. Mit weniger als 8 cm schneiden die LS am bescheidensten ab. Allerdings dürften sie mit ihrem Wert noch weit über dem landesüblichen Durchschnitt stehen.

Bei den Frauen erreichen am meisten Bestresultate die Mehrkämpferinnen, die ihren männlichen Kollegen mit Erfolg nacheifern: in der DM, im WS, in den LS und im RBT stehen sie an der Spitze. Die Werferinnen mit ihrem kräftigen Bau verfügen mit Abstand über die grösste Vitalkapazität.

Mit einer Ausnahme liegen die Mittelstrecklerinnen überall auf dem letzten Platz. Kraft und Beweglichkeit sind bei den Ausdauersportlerinnen nicht so ausschlaggebend wie eine gute Kondition. Die Läuferinnen haben jedoch bessere Ergometriewerte aufzuweisen.

Die Springerinnen erbringen nur im Weitsprung, ihrer Paradedisziplin, überdurchschnittliche Leistungen. Ansonsten liegen sie mit den Sprinterinnen im dritten Rang, hinter den MK und W, aber vor den MS.

14. Ergometrie

Die ergometrische Belastung der Männer wurde mit 1200 kpm/min., entsprechend knapp 200 Watt, und die der Frauen mit 900 kpm/min., entsprechend knapp 150 Watt, auf einem Fahrradergometer (Typ Monark) vorgegeben (Weg: 300 Meter/min. sowie Gewicht: 4 kp für Männer, 3 kp für Frauen).

Als Arbeit (gleich Leistung × Zeit) resultierten 1200 kpm/min. × 5 min. = 6000 kpm für Männer sowie 900 kpm/min. × 5 min. = 4800 kpm für Frauen.

Nach dem Messen der Ruhewerte vor Beginn der Belastung erfolgte das Messen des BD und des P in einminütigen Abständen während 5 Minuten unter konstanter Belastung sowie in einminütigen Abständen während der Erholungsphase von 5 Minuten. Die Ergebnisse sind in Tabelle 9 in Einzelwerten aufgeführt.

Tabelle 9: Sportmedizinisches Profil der Leichtathletik Schweiz (n = 110). Ergometriewerte Männer (n = 73)/Frauen (n = 37).
Belastung: 1200 kpm (200 Watt) – 900 kpm (150 Watt)
Belastungsdauer: 5 min.

Mittlerer Blutdruck systolisch BD_s Mittlerer Blutdruck diastolisch BD_d	Männer BD_s	 BD_d	 Puls	Frauen BD_s	 BD_d	 Puls
BD vor Belastung	131,1	75,2	65,1	122,1	75,1	67,2
BD nach 1′ Belastung	158,6	81,7	139,3	155,8	77,3	140,4
BD nach 2′ Belastung	163,3	82,9	153,5	166,1	78,5	155,7
BD nach 3′ Belastung	166,4	83,7	157,5	169,2	79,6	161,3
BD nach 4′ Belastung	168,4	84,3	159,6	170,8	79,2	163,8
BD nach 5′ Belastung	170,4	84,3	162,2	171,7	79,7	166,9
BD nach 1′ Erholung	151,7	81,8	133,9	149,3	79,4	137,9
BD nach 2′ Erholung	144,2	82,6	114,7	134,8	79,6	117,9
BD nach 3′ Erholung	139,3	83,8	105,8	128,9	82,0	108,8
BD nach 4′ Erholung	135,3	86,2	100,2	122,8	84,2	102,0
BD nach 5′ Erholung	131,6	88,4	97,3	118,0	85,0	99,1
Max. systol. Herzleistung	2764			2868		
Erholungsindex in %	65,0			65,0		

Bevor wir zur Kritik der Ergebnisse übergehen, bedürfen zwei Begriffe in der Tabelle 9 der näheren Betrachtung. Es handelt sich um die «maximale systolische Herzleistung» MSH und um den Erholungsindex EI. Für die maximale systolische Herzleistung (MSH) lautet die Formel:

$$\frac{\text{BD syst. max.} \times \text{f max.}}{10}$$

Dabei bedeuten:
BD syst. max. = maximaler systolischer BD unter Belastung und
f max. = maximale Herzfrequenz unter Belastung.

Multiplizieren wir diese beiden Werte, erhalten wir eine Zahl, zusammengesetzt aus zwei genau messbaren Grössen. Den Begriff der MSH finden wir bei *Broustet* (1973). Der Autor stellte bei seinem Patientengut einen signifikanten Abfall der MSH nach einer bestimmten Trainingsperiode fest. Als Erholungsindex (EI) wird eine Beziehung ausgedrückt, die man wie folgt umschreibt: Die höchste Pulsfrequenz während der fünfminütigen Belastungsdauer wird gleich 100% gesetzt. Verglichen damit wird die Herzfrequenz nach 3 Minuten Erholung. Die Resultierende wird in Prozenten angegeben. Je besser nun ein Athlet auf eine Dauerleistung trainiert ist, desto kleiner wird der EI.

Der durchschnittliche Ruhe- bzw. Ausgangs-BD bei den 75 männlichen Athleten beläuft sich auf einen systolischen Wert von 131,07 mmHg und einen diastolischen von 75,25 mmHg. Die Ergebnisse liegen infolge einer sympathikotonen Kreislauflage in Anbetracht der zu erbringenden Leistung etwas hoch. Der steilste Anstieg des systolischen BD erfolgt im Verlaufe der ersten Belastungsminute. Ähnlich verhält sich der Puls. Die zweite und dritte Belastungsminute bringen nochmals einen kontinuierlichen Anstieg, sowohl des BD wie des P. In der vierten und fünften Belastungsminute sind die Veränderungen bzw. Anstiege von BD und P nur noch minim: die meisten Athleten haben nach drei Minuten bei der gewählten Belastung das «steady state» erreicht.

Der diastolische BD erfährt in der ersten Belastungsminute die grösste Veränderung; während der übrigen vier Minuten variiert er nur noch geringfügig. Alle diese Werte stimmen mit den Messungen von *Holmgren* (1956) gut überein; bei der intraarteriellen BD-Messung fand er bei 18 Jugendlichen unter einer Belastung von ebenfalls 1200 kpm/min. während 6 Minuten einen systolischen BD von 166,9 mmHg und einen diastolischen von 84,3 mmHg. Unsere Ergebnisse unter der gleichen Belastung während nur 5 Minuten lauten: systolischer BD 170,4 mmHg und diastolischer 84,3 mmHg. Die Übereinstimmung ist frappant. Dazu muss erläutert werden, dass *Holmgren* den Blutdruck intraarteriell gemessen hat. Diese Methode ergibt die genauesten Werte überhaupt. Wir haben uns auf die unblutige Manschettenmethode verlassen. Dadurch erhält man je nach Armdicke einen erhöhten Wert, der 5% und mehr über dem blutig gemessenen Wert liegen kann. So betrachtet, müssten unsere Werte eigentlich noch etwas höher ausfallen. Da *Holmgren* jedoch bei seinen Messungen 18 Jugendliche berücksichtigt hat, die keineswegs trainierte Sportler waren, war für diese Nichttrainierten die Belastung von 1200 kpm/min. zweifellos grösser als für unser trainiertes Kollektiv, das die gleiche Leistung mit weniger Druckaufwand erbringen konnte. Bei unseren Athleten würden aus diesem Grund die intraarteriellen Werte etwas weniger hoch ansteigen als bei den Probanden *Holmgrens*. Somit wäre also die etwas zu geringe Differenz zwischen blutiger und unblutiger Messung zu begründen.

In der Erholungsphase fallen in der ersten Minute systolischer BD und P steil ab. Während nach vier bis fünf Minuten der systolische Ausgangs-BD erreicht ist, hinkt der P hintennach. Selbst nach fünf Minuten hält sich der P noch fast bei 100, während der Ruhe-P bei unseren trainierten Leuten bei 60 liegt. Es scheint, als ob die Belastung für viele Athleten recht gross, ja submaximal war, was die relativ lange Erholungszeit teilweise erklären würde. Auf der anderen Seite sei nicht zu verschweigen, dass der Trainingszustand vieler Athleten zum Zeitpunkt der Untersuchung nicht optimal gewesen ist.

Der Puls verläuft während der Belastungsperiode etwa parallel zum systolischen BD. Der steilste Anstieg erfolgt in der ersten Belastungsminute. Nach zwei Minuten bereits geht die Linie in einen mehr horizontalen Verlauf über. Nach zirka drei Minuten nähern wir uns dem «steady state».

Nach Erledigen der Arbeit fällt die Herzfrequenz in der ersten Minute am steilsten ab. Die zweite und dritte Minute bringen nochmals eine klare Pulssenkung. In den restlichen zwei Minuten beträgt der Abfall nur noch wenige Schläge pro Minute.

Gehen wir die verschiedenen Disziplinen im einzelnen durch, so bemerken wir beim systolischen BD nur geringe Unterschiede, ausser bei den Werfern mit einem Ruhe-BD von 142 mmHg. Ihnen entgegen stehen die Mittelstreckler mit 125 mmHg; bei den anderen Athletengruppen finden sich Werte zwischen 125 und 142 mmHg. Mit steigender Belastungsdauer gleichen sich die Durchschnittswerte der verschiedenen Disziplinen immer mehr an; nach fünfminütiger Belastung schwanken die systolischen Werte nur noch von 169,29 bis 171,25 mmHg. Den niedrigsten diastolischen BD verzeichnen die Sprinter mit 71,15 mmHg, den höchsten haben die Mehrkämpfer mit 78,13. Im Verlaufe der Belastung kommt es wie beim systolischen BD zu einer Angleichung: nach fünf Minuten Belastung halten sich die Werte für fünf Gruppen zwischen 83,08 und 84,17 mmHg. Nur gerade der Wert der Werfer weicht mit 88,57 mmHg deutlich nach oben ab. – In der Erholungsphase halten sich sowohl die systolischen wie die diastolischen Werte der sechs Gruppen in Grenzen, die kaum je fünf mmHg voneinander abweichen. Nach fünf Minuten Erholung zum Beispiel liegen die Durchschnittswerte von fünf Disziplinen systolisch zwischen 131,39 und 129,38 mmHg. Eine Ausnahme machen wiederum die Werfer mit 136,43 mmHg. Diastolisch liegen die Ergebnisse für den gleichen Zeitpunkt ausnahmslos zwischen 87,50 und 89,58 mmHg.

Grössere Unterschiede stellen sich im Pulsverhalten ein, wenn wir wiederum die sechs Disziplinen einander gegenüberstellen. Nach einer Minute Belastung erhalten wir Werte zwischen 134,38 (LS) und 148,13 (MK), nach zwei Minuten zwischen 148,14 (W) und 158,88 (MK), nach drei Minuten zwischen 150,14 (W) und 164,06 (MS), nach vier Minuten zwischen 153,29 (W) und 166,28 (MS) und nach fünf Minuten zwischen 154,00 (W) und

169,89 (MS). Bemerkenswert ist dieses Resultat in zweifacher Hinsicht: erstens überrascht das gute Abschneiden der Werfer, und zweitens erstaunt die Mittelstrecklergruppe mit dem höchsten Pulsanstieg. Wie können wir diese beiden Erscheinungen erklären? Für die Werfer, die ja gross und kräftig sind, fordert die Belastung von 1200 kpm/min. vielleicht einen Einsatz von 60 bis 70%. Anders verhält es sich bei den MS, die für die gleiche Leistung 80 bis 90% ihrer Kapazität einsetzen müssen und somit vor allem über eine Herzfrequenzsteigerung das für die Leistung nötige Herzminutenvolumen aufbringen. Dazu kommt noch, dass sich die MS ohne jeden Zweifel in einem nur mässigen Trainingszustand befunden haben, im Gegensatz etwa zu den Langstrecklern, die nicht auf so hohe Werte gelangt sind. Allerdings darf aus dem Pulsanstieg allein nicht ohne weiteres auf den Trainingszustand geschlossen werden. Einen ebenso wichtigen Parameter stellt die Grösse des Pulsabfalles in der Erholungsphase dar. Mit dem Erholungsindex (EI) versuchen wir, dieser Tatsache gerecht zu werden; denn je besser die Ausdauer (Kondition) eines Sportlers ist, desto schneller wird er sich von einer Leistung erholen.

Den steilsten Pulsabfall bemerken wir in den ersten zwei Ruheminuten. In der dritten Minute erfolgt nochmals ein deutlicher Rückgang, wogegen die Pulsabfallkurve in der vierten und fünften Minute immer flacher wird. Um die Bedeutung der Erholungszeit bzw. des Pulsabfalls pro Zeiteinheit herauszustreichen, stellen wir vier «Ranglisten» nebeneinander. Die erste gibt uns die Pulsfrequenz unmittelbar im Anschluss an die Belastung wieder, die zweite den Puls nach der fünfminütigen Erholungszeit, die dritte den Erholungsindex (EI) und die vierte schliesslich das Klassement der maximalen systolischen Herzleistung (MSH).

	P n. Bel.		:	P n. Erh.		:	EI		:	MSH	
1. Rang:	W	154,00	:	LS	88,56	:	LS	61,0	:	W	2607
2. Rang:	LS	156,56	:	S	96,38	:	S	61,7	:	LS	2652
3. Rang:	SG	161,54	:	W	97,71	:	MS	65,0	:	SG	2766
4. Rang:	MK	164,88	:	MS	98,67	:	MK	65,8	:	MK	2824
5. Rang:	S	166,15	:	SG	100.00	:	SG	67,6	:	S	2831
6. Rang:	MS	169,89	:	MK	102,63	:	W	69,0	:	MS	2902

Diese Gegenüberstellung bringt gleichsam die Wahrheit an den Tag. Erinnern wir uns an den niedrigen Puls der Werfer nach Abschluss der Belastung und den extrem hohen Wert der Mittelstreckler. Die Rangliste der Herzfrequenz nach fünf Minuten Erholung führt uns bereits ein stark verändertes Bild vor Augen, indem nun die LS mit dem niedrigsten P an der Spitze stehen. Die W sind auf Platz drei zurückgefallen, dafür haben sich die MS auf Rang vier vorgearbeitet. Die MK liegen hier an letzter Stelle. Überraschend ist der zweite Platz der S.

LS und S behaupten die Spitzenpositionen in der Aufstellung, die den Erholungsindex zum Gegenstand hat. Die Werfer sind nun am Schluss der Tabelle zu finden als Hinweis, dass ihre Kondition nicht ideal ist. Nur wenig besser steht es um die SG und die MK. Zwar finden wir die MS jetzt auf dem dritten Platz, doch ihr Vorsprung auf die MK und SG fällt gering aus, gross dagegen ihr Rückstand auf die beiden führenden Disziplinen. Nach den bisherigen Ausführungen bleibt nur die Deutung übrig, dass die Kondition der getesteten MS nicht optimal ist.

Beurteilen wir die Athleten nach ihrer maximalen systolischen Herzleistung (MSH), beobachten wir die gleichen Klassierungen wie in der ersten Kolonne der Aufstellung (= P nach Abschluss der Belastung): W und LS sind ihren Kollegen überlegen, die MS müssen erneut mit der letzten Position vorliebnehmen. Was sagt diese letzte Rangliste aus? Wie erwähnt, stellt die MSH eine rein mathematische Grösse dar, ein Produkt aus den beiden Faktoren «maximaler systolischer BD» mal «Maximalpuls», dividiert durch 10. Die Reihenfolge erscheint logisch, wenn wir den maximalen systolischen BD und den Maximalpuls getrennt betrachten. Die BD-Werte der verschiedenen Disziplinen gleichen sich unter Belastung weitgehend an. Nicht so die Herzfrequenz! Demnach erbringen jene Athleten die grösste systolische Herzleistung, deren P bei der Belastung am meisten ansteigt, da der andere Faktor, der maximale systolische BD, ja bei allen gleich oder konstant bleibt. Der Durchschnittswert für alle getesteten Athleten liegt hier bei 2764. Leider fehlen Vergleiche aus der Literatur, so dass eine verbindliche Beurteilung nicht abgegeben werden kann.

Mehrmals haben wir auf die Leistungen der W hingewiesen, einmal mehr lobend, einmal mehr tadelnd. Die geforderte Leistung nun haben die «Schwerathleten» unter den LA mit der niedrigsten MSH abgeschlossen, knapp vor den LS. Das ist nur möglich dank der grossen Kraft, welche die konditionellen Mängel für einmal zu vertuschen vermag; denn die Arbeit setzt sich bekanntlich zusammen aus Kraft und Weg. Ersetzen wir den Weg durch die Ausdauer, leuchtet ein, weshalb die LS mit dem zweitgeringsten Aufwand auskommen; sie sind Meister der Kondition und vermögen damit ihren Kraftmangel auszugleichen. Bei den vielkritisierten MS fehlt es offensichtlich sowohl an Kraft wie an Ausdauer; anders ist das schlechte Abschneiden nicht zu erklären.

Aus dem Geschriebenen gewinnen wir die folgende Erkenntnis: die MSH gibt Auskunft über die Belastung des Herzens. Wollen wir wissen, welcher Faktor an der Belastung den grösseren Anteil leistet, die Kraft oder die Ausdauer, nehmen wir den EI zu Hilfe. Damit gelingt uns auf einfache Weise, eine kraftbetonte und eine ausdauerbetonte Leistung zu unterscheiden: bei konstanter MSH finden wir bei konditionsstarken Athleten einen tiefen, beim Muskelprotz indes einen hohen EI. Das wiederum gibt uns Hinweise, wo wir den Hebel im Training anzusetzen haben: bei der Kraft oder bei der Ausdauer oder bei beidem.

Die ergometrischen Messwerte bei den 37 Frauen unterscheiden sich durch kleinere Belastung von 150 Watt anstelle von 200. Der systolische Ruhe-BD liegt bei den 37 geprüften Athletinnen mit 122,14 mmHg klar unter dem bei den Männern gefundenen Wert (131,07). Fast genau gleich verhalten sich dagegen die diastolischen Druckwerte: Frauen 75,11, Männer 75,25 mmHg. Somit ergibt sich für die Frauen eine wesentlich kleinere Blutdruck-Amplitude.

Wie aus Tabelle 9 hervorgeht, fallen im BD-Verhalten unter Belastung bei den Frauen keine neuen Befunde auf. Sowohl zeitlich wie grössenmässig gilt, was wir schon bei den Männern beschrieben haben. Allerdings liesse der niedrigere Ausgangs-BD einen tieferen Maximaldruck erwarten, doch trifft unsere Erwartung nicht zu. Die Erklärung liegt auf der Hand: nehmen wir die Leistung der Männer, die ungefähr 200 Watt zu bewältigen hatten, als 100%, kommen wir bei den Damen auf 75%, entsprechend den 150 Watt. Diese 150 Watt haben von den Frauen ganz eindeutig mehr abverlangt als die 200 Watt von den Männern.

In der Erholungsphase fallen bei den Mädchen zwei Merkmale auf: erstens fällt der BD rascher ab als bei den Männern, und zweitens unterschreitet er nach fünfminütiger Erholung gar den Ausgangs-BD, welcher, wie wir es vermutet haben, der sympathicotonen Kreislauflage wegen nicht mit dem Ruhe-BD gleichgesetzt werden darf. Die diastolische BD-Kurve verläuft im wesentlichen unverändert im Vergleich zu den Männern.

Die Pulskurvenzeichnung gibt ebenfalls Tabelle 9 wieder. Einschneidende Veränderungen im Vergleich zum männlichen Geschlecht fehlen. Ein «steady state» wird etwa zum gleichen Zeitpunkt erreicht, nämlich nach zirka drei Minuten. Der durchschnittliche Maximalpuls steigt mit 166,92 um fast 5 Schläge pro Minute höher an als bei den Sportlern (162,17), was als weiteres Argument dafür angesehen werden darf, dass die Belastung von 150 Watt den Frauen mehr Mühe bereitet hat als die von 200 Watt den Burschen.

In diesem Sinne legen wir auch die MSH aus, die bei den Damen mit 2868 über der der Männer liegt (2764).

Beleuchten wir nun summarisch die einzelnen Disziplinen. Bemerkenswerte Schwankungen fallen bei den systolischen Ausgangsdruckwerten in die Augen. Die SG mit 116 mmHg verzeichnen den tiefsten Druck. Es folgen die S mit 118 und mit 119,43 mmHg die MS. Mit 125,83 bzw. 131,43 mmHg schliessen die MK und W die Liste ab.

Unter Belastung nähern sich die Werte – genau so, wie wir das schon bei den Männern gesehen haben. Nur sind die Unterschiede am Ende der Belastung hier etwas grösser. Die Skala reicht von 169 (SG) bis zu 176,43 (W) mmHg.

Den tiefsten diastolischen Wert vor der Belastung liefern die MS (70,56 mmHg), den höchsten die SG (78 mmHg). Die Werte der anderen drei Gruppen liegen dazwischen.

Der systolische BD-Abfall in der Ruheperiode geschieht bei allen Gruppen in der bei den Männern beschriebenen Art. In einem unterscheiden sich die systolischen Drucke am Ende der Erholung: die Streuung fällt bei den Frauen viel grösser aus.

Bei den Springerinnen messen wir lediglich 108 mmHg, bei den Werferinnen indessen 123,57 mmHg. Die entsprechenden diastolischen Werte variieren zwischen 81,67 (MK) und 89 (SG) mmHg. Die Ausgeglichenheit der BD-Verhalten unter Belastung, wie wir sie bei den männlichen Sportlern gefunden haben, finden bei Mädchen keine Bestätigung.

Analog zu der Zusammenstellung bei den Männern fügen wir auch bei den Damen vier Ranglisten nebeneinander. Die erste Kolonne gibt die Pulsfrequenz nach Abschluss der Belastung wieder, die zweite den Puls nach der fünfminütigen Erholung, die dritte den Erholungsindex (EI) und die vierte die maximale systolische Herzleistung (MSH).

	P n. Bel.		:	P n. Erh.		:	EI		:	MSH	
1. Rang:	MK	159,67	:	MK	91,33	:	MS	61,3	:	MK	2741
2. Rang:	W	161,00	:	MS	93,89	:	MK	62,8	:	W	2865
3. Rang:	MS	169,78	:	SG	103,20	:	SG	64,6	:	MS	2905
4. Rang:	S	171,33	:	W	103,57	:	W	67,0	:	SG	2920
5. Rang:	SG	172,80	:	S	107,11	:	S	69,0	:	S	2932

MK und W weisen unmittelbar im Anschluss an die Belastung den niedrigsten Puls auf. Deutlich zurück folgen die MS, S und SG. Nach der fünfminütigen Erholung führen noch immer die MK. Entscheidend verbessert haben sich die MS, was aufgrund ihres Ausdauertrainings erwartet wird. Weit zurückgefallen sind die W. Für sie bedeutet Kondition weniger als Kraft. Das schlechte Ergebnis der S fällt auf. Wie sollen sie mit dieser schlechten Kondition z. B. einen 200-Meter-Lauf durchstehen, der einiges an Stehvermögen abverlangt?

Der EI, gleichsam ein Mass für das Rekuperationsvermögen, stellt den MS ein gutes Zeugnis aus. Sie nehmen bei diesem Parameter die Spitzenposition ein. Die MK geben sich allerdings nur knapp geschlagen. Die Plätze drei und vier der SG bzw. W geben zu keinen besonderen Bemerkungen Anlass, ganz im Gegensatz wiederum zum Resultat der S, die an ihrer Kondition arbeiten müssen, wenn sie einmal Spitzenzeiten erzielen wollen. – Dass die 150-Watt-Belastung den kräftigen Damen entgegengekommen ist, beweist die MSH-Reihenfolge. Anders ist das Abrutschen der ausdauerstarken, aber muskelschwachen MS auf die dritte Position nicht zu verstehen. Den Schlussrang beanspruchen erneut die S.

Abschliessend sollen über die Verwendbarkeit des EI als Mass für den Trainingszustand noch einige Worte angefügt werden. Eine Uhr mit Sekundenzeiger genügt, um sich des EI zu bedienen. Somit hat es jeder Sportler in der Hand, sich selbst auf seine konditionellen Fortschritte hin zu überprüfen. Ein praktisches Beispiel mag das Gesagte erhellen: ein Läufer legt eine genau bestimmte Strecke in 10 Minuten zurück. Am Ziel angelangt, prüft er sofort seinen Puls. Er wiederholt die Pulskontrolle genau drei Minuten nach Beendigung des Laufes. Die Resultate werden aufgezeichnet, der EI errechnet. Nach einer Trainingsperiode von zum Beispiel zwei Wochen wiederholt der Sportler den gleichen Lauf. Dabei versucht er, die gleiche Strecke wiederum in 10 Minuten zurückzulegen. Am Ziel nimmt er die bekannten Messungen vor. War das Konditionstraining, das er zwischen den beiden Testläufen hinter sich gebracht hat, effektiv und nutzbringend, so wird am Ende des Laufes entweder der Maximalpuls, der EI oder gar beides zusammen niedriger sein. Fallen die Ergebnisse nicht besser aus, muss auf ein ineffektives und damit nutzloses Training geschlossen werden. Einfacher und besser reproduzierbar gestaltet sich der prinzipiell gleiche Test mit einem Fahrradergometer. Man ist damit unabhängig von äusseren Bedingungen und Einflüssen. Die genau reproduzierbare Belastung lässt exakte Schlüsse auf das Leistungsvermögen des Probanden zu.

15. Maximale Sauerstoffaufnahme

Anhand der Ergometerergebnisse wurde die maximale Sauerstoffaufnahme der Athleten und Athletinnen unter Berücksichtigung des Alters errechnet. Eine abschliessende Übersicht gewährt die folgende Tabelle.

Tabelle 10: Sportmedizinisches Profil der Leichtathletik, Schweiz (n = 110). Maximale O_2-Aufnahme Männer (n = 73), Frauen (n = 37). Belastung Männer 200 Watt/5 min.; Frauen 150 Watt/5 min.

Frauen	Puls	Gewicht	Alter	O_2-max.
Sprinterin (n = 10)	171,3	53,3 kg	19,5 Jahre	51,0 ml/kg
Mittelstrecklerin (n = 9)	169,8	51,4 kg	18,4 Jahre	55,6 ml/kg
Springerin (n = 5)	172,8	55,1 kg	16,4 Jahre	53,8 ml/kg
Werferin (n = 7)	161,0	66,1 kg	19,0 Jahre	46,4 ml/kg
Mehrkämpferin (n = 6)	159,7	64,7 kg	21,7 Jahre	47,0 ml/kg
Alle zusammen (n = 37)	166,9	58,1 kg	19,0 Jahre	50,0 ml/kg

Männer	Puls	Gewicht	Alter	O_2-max.
Sprinter (n = 13)	166,2	70,7 kg	20,3 Jahre	50,0 ml/kg
Mittelstreckler (n = 18)	169,9	64,2 kg	23,5 Jahre	52,2 ml/kg
Langstreckler (n = 16)	156,6	65,7 kg	26,1 Jahre	58,0 ml/kg
Springer (n = 13)	161,5	72,5 kg	22,1 Jahre	50,8 ml/kg
Werfer (n = 6)	154,0	96,3 kg	26,8 Jahre	40,2 ml/kg
Mehrkämpfer (n = 7)	164,9	74,4 kg	23,1 Jahre	47,7 ml/kg
Alle zusammen (n = 73)	162,2	74,0 kg	23,6 Jahre	49,1 ml/kg

Die Werte geben aufschlussreiche Hinweise über disziplinspezifische Unterschiede. Vergleichend seien Werte von Handballspielern mit 58,7 ml/kg × min. und Handballspielerinnen mit 53,0 ml/kg × min. erwähnt, ebenso von Radsportlern mit 60,0 und von Tennisspielern mit 50,0 sowie von Tischtennisspielern mit 59,0 ml/kg × min. (siehe *Sportmedizin, Band I*).

16. Zusammenfassung

Anhand der Untersuchungen von insgesamt 110 Leichtathletinnen und Leichtathleten wird versucht, die sportmedizinischen Aspekte der Leichtathletik zu beleuchten. Männer und Frauen werden getrennt abgehandelt und verglichen.

Im ersten Teil wird ein Fragebogen ausgewertet, der Personalien, Lebensgewohnheiten, Familie, Freizeit, Hobbies, Gemütsverfassung, Sportspezifisches, Training, Motivation, Beruf, Krankheiten und Unfälle berücksichtigt.

Der zweite Teil ist der Anthropometrie gewidmet. Folgende Masse sind aufgezeichnet: Grösse, Schulter- und Beckenbreite, inspiratorischer und exspiratorischer Thoraxumfang, Bauchumfang und die grössten Umfänge von Oberarm, Unterarm, Oberschenkel und Unterschenkel.

Leistungstests bilden den Inhalt des dritten Teiles. Geprüft werden die forcierte Vitalkapazität und die Sekundenkapazität (Tiffeneau). Angeführt und abgehandelt wird der Quotient «forcierte Vitalkapazität/inspiratorischer Thoraxumfang».

Ergometrische Messwerte werden im vierten Teil dokumentiert. Blutdruck- und Pulsverhalten unter konstanter Belastung von 1200 kpm/min. für Männer und 900 kpm/min. für Frauen werden während der fünfminütigen Belastungsdauer und während der ebenfalls fünfminütigen Erholung registriert. Die Ergebnisse werden mit der Literatur verglichen. Im gleichen Kapitel werden zwei Begriffe definiert und erläutert: der Erholungsindex und die maximale systolische Herzleistung. Kurze Schlussfolgerungen fassen die Ergebnisse zusammen.

Leichtathletikunfälle

1. Einleitung und Ziel

Auch in den leichtathletischen Disziplinen werden durch ständige Maximalbeanspruchungen und gelegentliche Überlastungen Schäden heraufbeschworen, die schon manchen Aktiven für immer um die Früchte seines Trainingsfleisses gebracht und als Dauerschäden zur endgültigen Aufgabe des Sporttreibens, ja zur Invalidität geführt haben. Die Anforderungen an den olympischen Hochleistungsathleten sind ungeheuer geworden. Das Herz macht noch mit – aber das Bindegewebe reisst.

Unfälle drohen dem Leichtathleten in vielen Formen. Um Einblick in die Varianz dieses Geschehens in der gegenwärtigen Sportsituation zu erhalten und daraus Präventionsgedanken zu entwickeln, haben wir 187 Unfälle in dieser Sportart analysiert.

2. Material und Statistik

Zur Verfügung standen uns 187 Dossiers als repräsentative 10%-Stichprobe von insgesamt 1870 Leichtathletikunfällen. Diese Fälle stammten aus dem Material der Schweizerischen Unfallversicherungsanstalt (SUVA). Bei den 187 Stichproben handelte es sich um 5% Frauen und um 95% Männer. Von den 178 Männern waren 36% unter zwanzig Jahre alt, 52% zwanzig bis neunundzwanzig Jahre und 12% über dreissig Jahre alt. Von den 9 Frauen hatten zwei Drittel das 20. Lebensjahr noch nicht erreicht, ein Drittel überschritten. Damit ist bei diesen Probanden die Hälfte aller Leichtathletikunfälle vor dem 20. und nach dem 30. Lebensjahr aufgetreten. Allerdings ist damit nichts über die wirkliche Inzidenz gesagt, da wir die Zahl der nicht verunfallten Sporttreibenden als Kontrollgruppe nicht kennen bzw. die Dauer der effektiv geleisteten Sportstunden nicht ins Verhältnis setzen können.

3. Unfälle in Training und Wettkampf

Im Training sind 63% und im Wettkampf 37% aller von uns erfassten Unfälle zustande gekommen. Die Trainingszeit ist ungleich länger als die eigentliche Wettkampfzeit und dadurch ein Unfallrisiko rein temporär grösser. Dieselbe Situation fanden wir bei Eishockeyunfällen, wo mit 30% zu 70% mehr Trainingsunfälle registriert wurden (*Müller* und *Biener* 1973). Allerdings ist oft diskutiert worden, dass der Aktive in der Trainingszeit auch zuweilen schlechter angewärmt, leichtsinniger, konzentrationsärmer, nachlässiger und oft ohne Sicherheitsschutz in speziellen Sportarten sei und so eher zu Unfällen neige.

4. Unfälle bei Lauf, Sprung, Wurf

Beurteilt man das Unfallmaterial nach den leichtathletischen Disziplinen, so ergibt sich folgendes eigenartiges Bild (Tabelle 11).

Tabelle 11: Leichtathletikunfälle,
Nordschweiz (n = 187) – Aufgliederung nach Disziplinen.

Disziplin	*Wettkampf*	*Training*	*Total*
Lauf	32 Fälle = 43%	43 Fälle = 57%	75 Fälle
Sprung	31 Fälle = 32%	66 Fälle = 68%	97 Fälle
Wurf	7 Fälle	8 Fälle	15 Fälle

Es zeigt sich, dass erstens die weitaus meisten Unfälle in den Sprungdisziplinen auftreten – wenn wir auch die genauen Zahlen der absolvierten Sprünge nicht kennen und ins Verhältnis zu den Zahlen der absolvierten Läufe oder Würfe setzen können. Zweitens fällt auf, dass Sprungverletzungen zu zwei Drittel im Training geschehen sind und nur zu einem Drittel im Wettkampf; Lauf- und Wurfverletzungen hingegen haben sich in rund der Hälfte während des Trainings oder Wettkampfes ereignet. Damit zeigt sich, dass unter Wettkampfbedingungen besonders im Lauf und im Wurf ein hohes Expositionsrisiko besteht. Normalerweise sind die Zahlen der im Training absolvierten Läufe und Würfe auch wesentlich höher als jene im Wettkampf, ebenso natürlich die Zahl der Sprünge. Nach groben Schätzungen kommen auf 100 Trainingssprünge 1 Wettkampfsprung, auf 50 Trainingsläufe ein Wettkampflauf und auf 200 Trainingswürfe ein Wettkampfwurf.

Es ist bemerkenswert, dass bei den 9 Frauen 5 Unfälle im Lauf und 4 bei Hoch- und Weitsprung aufgetreten sind, jedoch keine in den Wurf-Stoss-Disziplinen, obwohl diese in der Schweiz von Frauen traditionell oft gepflegt werden.

5. Jahres- und Quartalsvarianzen

Innerhalb der 5 Berichtsjahre schwankten die Zahlen der Leichtathletikunfälle nur unwesentlich von 23% auf 19% auf 22% auf 20% und auf 17%. Innerhalb der Jahresquartale belaufen sich die Mittelwerte auf die folgenden, von der Trainings- und Wettkampfintensität abhängigen Prozentzahlen (Tabelle 12).

Tabelle 12: Leichtathletikunfälle,
Nordschweiz (n = 187) – Quartalsverteilung.

Jan.–März	(1. Quartal)	10%	Juli–Sept.	(3. Quartal)	29%
April–Juni	(2. Quartal)	49%	Okt.–Dez.	(4. Quartal)	12%

Es zeigt sich, dass in der eigentlichen Vorbereitungsperiode des 2. Quartals fast die Hälfte aller LA-Unfälle erfolgen.

6. *Wochen- und Tagesverteilung*

Die Unfallzahlen lassen eine erwartete Häufung an Sonntagen erkennen; knapp die Hälfte aller Verletzungen ist am Wochenende, also samstags/sonntags geschehen, wie die folgende graphische Übersicht zeigt. 5 der 9 Frauen haben den registrierten Leichtathletikunfall an einem Sonntag erlitten (Abb. 2).

Abbildung 2: Leichtathletikunfälle,
Nordschweiz (n = 187) – Wochenverteilung.

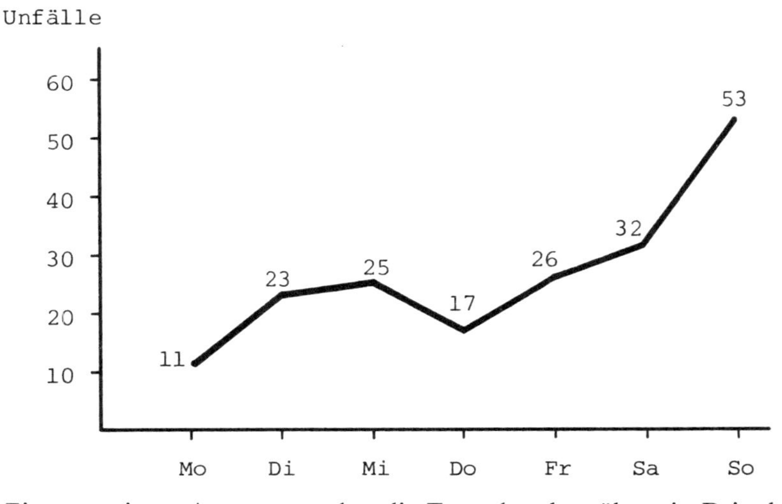

Einen gewissen Aussagewert hat die Tatsache, dass über ein Drittel der unter neunzehnjährigen Leichtathleten am Sonntag verunfallt waren, jedoch nur ein Viertel der 20–29jährigen und gar nur einer von zwanzig der über dreissigjährigen Sportler. Die ledigen Junioren beteiligen sich häufiger am Wochenende an Wettkämpfen, während die meist verheirateten Senioren am Sonntag häufiger bei der Familie bleiben und eher in der Woche abends zum Training gehen; ein Gipfel fand sich nämlich bei den Senioren am Mittwoch und am Samstag, wo die Hälfte aller Unfälle in dieser Altersgruppe über 30 auftrat.

7. Altersspezifische Unterschiede

Vor dem 20. Lebensjahr sind reichlich ein Drittel dieser Unfälle erfolgt, nachher zwei Drittel. Die Zahl der Sporttreibenden in ihrer altersspezifischen Verteilung können wir nicht dagegenhalten, da auch Nichtvereinsmitglieder in Ausübung leichtathletischer Tätigkeit von der SUVA erfasst werden. Die genaue Altersaufgliederung sieht folgendermassen aus: bis 19 Jahre alt waren 38%, 20 bis 29 Jahre alt waren 52% und älter 10%. Eine altersspezifische Übersicht nach leichtathletischen Disziplinen zeigt die Tabelle 13.

Tabelle 13: Leichtathletikunfälle,
Nordschweiz (n = 187) – Altersverteilung, disziplinspezifisch.

Disziplin	*bis 19 Jahre*	*20–29 Jahre*	*30 + Jahre*
Lauf	45%	39%	(35%)
Sprung	52%	57%	(40%)
Wurf	(3%)	(4%)	(25%)

Die in Klammern gesetzten Prozentangaben ergeben keine relevante Aussage, da die Fallzahlen zu klein sind.

8. Unfall und Bodenbeschaffenheit

Die meisten Unfälle sind auf Sand (Sprunggruben) und auf der Aschenbahn registriert worden, wobei eben die Springer fast ausschliesslich mit dieser Bodenform zu tun haben. Am wenigsten ist auf Kunststoffbelag geschehen. Immerhin geben auch diese von der Unfallversicherung registrierten Faktoren einen gewissen Anhaltspunkt, wo Schwerpunkte von Unfallbedrohungen innerhalb der Sportstättenhygiene liegen und in welcher Richtung eine entsprechende Prävention ansetzen muss.

Es war bei den Frauen bemerkenswert, dass je ein Viertel ihrer leichtathletischen Unfälle auf Hartgrund bzw. auf Sand ausgelöst wurden; die fehlenden Verletzungen bei Werferinnen beeinflussen dieses Bild (Abb. 3).

Abbildung 3: Leichtathletikunfälle,
Nordschweiz (n = 187) – Bodenbeschaffenheit.

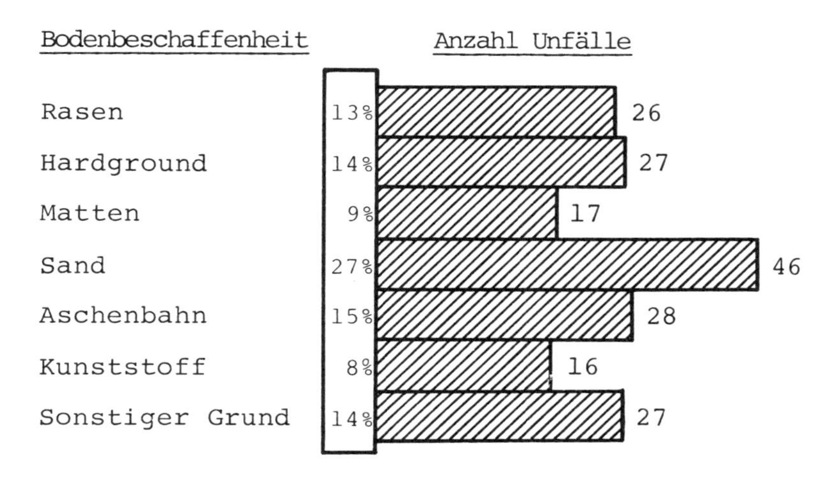

9. Unfallhergang und Kausalitätsvarianz

Bei der relativen Vielzahl der Ursachen fällt eine Bündelung schwer. Jede Einzelverletzung sollte vom Trainer mit den Athleten besprochen werden, in unklaren Fällen, wenn möglich, mit dem behandelnden Sportarzt. Eine derartige nachgehende Beratung und Auswertung des Unfallprotokolls erfolgt beispielsweise in vielen Betrieben als Aufgabe der Arbeitsschutzobleute. Nachfolgend gliedern wir die Ursachen nach Fallzahlen auf (Tabelle 14).

Tabelle 14: Leichtathletikunfälle,
Nordschweiz (n = 187) – Unfallhergang.

1.	Fehlsprünge	72 Fälle
2.	Fehlwürfe	4 Fälle
3.	Sturz durch Selbstverschulden	24 Fälle
4.	Sturz durch Fremdverschulden	2 Fälle
5.	Verletzung durch Schuhwerk	25 Fälle
6.	Verletzung am Gerät	12 Fälle
4.	Kollision mit Gegenständen	10 Fälle
8.	Kollision mit Personen	4 Fälle
9.	Aktion auf aktiven oder passiven Muskelzug	15 Fälle
10.	Andere Ursachen	19 Fälle

Es fällt auf, dass relativ viele Verletzungen durch die eigenen Schuhe erfolgt sind; man tritt sich mit den Spikes auf den Fussrist oder in die Wade. Nicht so aussergewöhnlich sind auch Fingerverletzungen mit den Spikes an der dem Spreizbein entgegengesetzt vorgestreckten Hand beim Überlaufen der Hürden. Selten sind auch derartige Verletzungen beim Mitsportler als «Gegnerverletzung» erfolgt, wo man beispielsweise bei drohendem Sturz an den Hürden oder bei Ermüdung auf Langstrecken den Gegner unbeabsichtigt touchiert. Stürze durch Fremdverschulden entstehen bei den Mittelstrecklern, wo zur Innenbahn gedrängelt wird; nicht selten wird die sportstättenhygienisch bedenkliche Betoneinfassung der Laufbahn zum Verhängnis, auch bei den Stürzen durch Eigenverschulden. Letztere sind meist beim Hürdenlauf und nach Zieleinläufen mit zu weiter Vorlage unter letztem Krafteinsatz erfolgt. Als häufigste Ursache imponiert der Fehlsprung, der rund zwei Fünftel aller leichtathletischen Unfälle in unserem Material ausgemacht hat. Dabei sind manche Sprunggruben zu schmal, das Sägemehl-Sand- oder Torfmull-Sand-Gemisch durch Regen zusammengesunken und damit zu hart und nicht entsprechend aufgelockert worden. Die Sprunggrubeneinfassungen sind oft aus Beton oder aus harten Holzbohlen gefertigt, wobei eine Hohlgummikante oder eine einfache, wenn auch zuweilen reparaturbedürftige Grasnarbe immer noch die besten Lösungen darstellen. Unter den Fällen von Fehlsprüngen sind auch solche beim Hoch- und Stabhochsprung summiert, wobei falsch gelagerte oder verrutschte Matten bzw. Schaumgummilagen zum Verhängnis werden können. Verletzungen am Gerät sind u. a. an Hochsprunglatten und an Hürden vorgekommen. Die Fälle von aktivem oder passivem Muskelzug sind beim Hammerwurf u. a. als Pectoraliszerrung, als Speerwerferverletzung (Speerwerferellenbogen), beim Hochsprung z. B. als Leistenzerrung aufgetreten.

10. Verletzungsart

Wichtig ist die Einteilung nach Verletzungsarten, wobei vor allem die Zahl der Frakturen vergleichend interessiert. Bei Skiunfällen beispielsweise sind 13% (*Biener* 1983), bei Schulturnunfällen 17% (*Biener* und *Laetsch* 1970), bei Eishockeyunfällen 13% (*Müller* und *Biener* 1973), bei Fussballsportunfällen 10% (*Biener* 1982) sowie bei Tennissportunfällen 3% (*Biener* und *Caluori* 1976) Knochenbrüche zu verzeichnen gewesen. Bei diesen 187 Leichtathleten sind folgende Verletzungsarten festgestellt worden, wobei wir die Ergebnisse aus einer Erhebung an 310 Unfällen im Kunstturnen aus dem entsprechenden Material der SUVA vergleichsweise entgegenstellen (*Biener, Fasler, Villiger* 1976).

Tabelle 15: Leichtathletikunfälle,
Nordschweiz (n = 187) – Verletzungsart (Vergleich Kunstturnen-Unfälle n = 310).

Frakturen	11%	(16%)	Offene Verletzungen	8%	(3%)
Kontusionen	15%	(28%)			
Distorsionen	43%	(37%)	Sonstige	23%	(16%)

11. Topographie

Schliesslich ist noch die topographisch-anatomische Verletzungslokalisation aufschlussreich. Nicht zuletzt ergeben sich auch aus diesen Daten präventivmedizinische Schlussfolgerungen. Die Verletzungstopographie ist für verschiedene Sportarten sehr unterschiedlich und teilweise typisch; beispielsweise kennt man beim Boxen nur 6% Beinverletzungen, beim Skifahren aber 67%.

Die Verteilung der Verletzungen nach Körperregionen zeigt die Abbildung 4. Wir stellen die Topographie von Radsportverletzungen (*Biener, Burki, Fasler* 1975), von Reitsportunfällen (*Henggeler* und *Biener* 1973) und von Unfällen bei Handballspielern (*Friedrich* und *Biener* 1973) zum Vergleich, ebenso von Unfällen im Fussball, Tennis, Eishockey, Kunstturnen.

Abbildung 4: Leichtathletikunfälle,
Nordschweiz – Verletzungstopographie vergleichend.

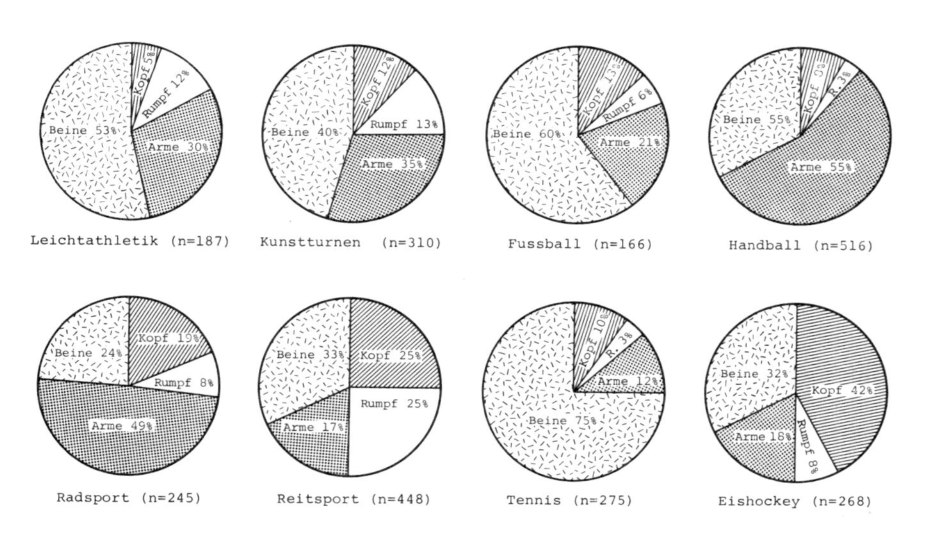

12. Behandlungsdauer

Der Schweregrad der Verletzungen findet u. a. seinen Ausdruck in der Behandlungsdauer. Bei den 187 Fällen zeigt sich folgende Verteilung (Tabelle 16).

Tabelle 16: Leichtathletikunfälle,
Nordschweiz (n = 187) – Behandlungsdauer.

Bis 7 Tage	17%	31– 60 Tage	14%
8–15 Tage	23%	60–180 Tage	15%
16–30 Tage	25%	über 180 Tage	6%

Altersmässig haben die älteren Jahrgänge über 30 Jahre im Mittel mit 32 Tagen eine längere Ausfallzeit erlitten als die bis 19 Jahre alten Athleten mit 18 Tagen. Im Altersbereich von 20–30 Jahren lag der Durchschnitt bei 24 Tagen. Die über 30 Jahre alten verletzten Athleten hatten überhaupt keinen Unfall aufzuweisen, der weniger als 7 Tage Ausfallzeit bewirkt hatte, während es bei den bis 30 Jahre alten Sportlern ein Fünftel war.

13. Diskussion und Prävention

Leichtathletikunfälle sind je nach den Disziplinen Lauf/Sprung/Wurf/Stoss meist sehr variantenreich. *Heiss* (1971) hat die entsprechenden häufigen Verletzungen in diesen Einzeldisziplinen zusammenfassend beschrieben. In unserem Material der Schweizerischen Versicherungsanstalt sind Sportler aller Leistungsklassen erfasst worden, also nicht nur Spitzenathleten. Dass die Hälfte aller dieser Unfälle vor dem 20. Lebensjahr erfolgt, gibt den Hinweis dafür, dass erstens viele Jugendliche dieser Sportart obliegen und zweitens durch Unerfahrenheit bzw. technische Unkenntnis viele Verletzungen entstehen. Bindegewebsüberlastungen spielen eine Hauptrolle. Dass im Training weitaus mehr Unfälle geschehen, ist nicht nur auf häufigere Stundenbeteiligung mit dadurch grösserem zeitlichem Expositionsrisiko zurückzuführen, sondern oft auf mangelndes Warmmachen und vernachlässigten Sicherheitsschutz; man ist leichtsinniger und konzentrationsärmer. Präventivmedizinisch betrachtet ist ein Training genauso seriös vorzubereiten wie ein Wettkampf; man sollte damit nicht abgehetzt und ermüdet nach Arbeitsschluss beginnen. Eine Ruhe- und Konzentrationspause vorher ist nötig. Unter Wettkampfbedingungen scheint im Lauf und im Wurf ein höheres Unfallrisiko zu bestehen als im Sprung. Dass von April bis Juni die Hälfte aller Leichtathletikunfälle geschehen, weist auf die intensive Vorbereitungszeit einerseits, aber auch auf Überlastungsgefährdung andererseits hin. Das Training ist ganzjährig aufzugliedern; in 3 Monaten ist das Versäumte nicht aufzuholen, Unfallgefahren drohen. Hinsichtlich der Bodenbeschaffenheit ist bemerkenswert, dass in unserem statistischen Material am wenigsten Unfälle auf Kunststoffunterlagen aufgetreten sind; da es sich in diesen Fällen meist um Tartanbahnen handelt, wäre diesem Material ein präventivmedizinisches Gütezeichen für Sportunfälle zuzueignen. Allerdings ist bei Tartanbahnen gerade in den letzten Jahren von *Nigg* (1974) auf Sportschäden bzw. auf die Gelenkbelastung durch Sportwirkung auf Grund biomechanischer Messungen hingewiesen worden, ebenso von *Segesser* (1976) und *Saxer* (1976) auf die Fussbelastung aus sportorthopädischer Sicht.

Dass es sich in zwei Fünftel aller Unfälle um Fehlsprünge handelt, mag nicht nur auf sprungtechnische Mängel, sondern auch auf Hygienefehler der Sprunggruben zurückzuführen sein. Unfälle dieser Art sind teilweise durch Aufsprung auf liegengelassene Rechen oder Messstäbe, auf zu harte Sandgruben, auf verrutschte Hochsprungmatten, auf gefährliche seitliche Betonkanteneinfassungen zurückzuführen gewesen. Hier sind durch eine exakte Sportplatzhygiene mit Kontrollgängen durch Trainer und Sportarzt noch viele Verbesserungen nötig, ebenso in einer gezielten Unfallaufklärung des Athleten mit Demonstration der Unfallquellen. Als äusserst bedenklich erachten wir auch Beton- oder Stahlrohreinfassungen der Laufbahninnenkante als Abgrenzung zum Rasenfeld. Weiche Übergänge (Rasennarben, Hohlgummikanten) sind vorgeschlagen worden. Die Stichverletzungen durch Spikes der Laufschuhe auf dem Fussrist können durch das Tragen eines fersenfreien Trikotelasticfüsslings nach Mass zumindest gemindert werden.

Die Zahl der Frakturen ist mit 16% in unserem Unfallgut hoch, nur bei Schulturnunfällen fanden wir mit 17% in unseren Sportunfallstudien höhere Werte. Es lohnt sich, jeden Fall einer Fraktur ausführlich zusammen mit dem Trainer und dem Platzwart zu analysieren und präventive Diskussionen in der ganzen Mannschaft anzustellen.

14. Zusammenfassung

An 187 Leichtathletikunfällen als einer repräsentativen 10%-Stichprobe von insgesamt 1870 derartigen Unfällen innerhalb von 5 Jahren aus dem Material der Schweizerischen Unfallversicherungsanstalt (SUVA) wurde festgestellt, dass 63% im Training und 37% im Wettkampf aufgetreten waren. Im zweiten Jahresquartal von April bis Juni wurden 40% dieser Unfälle regi-

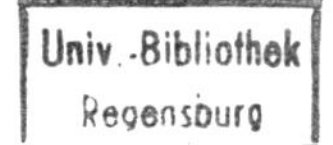

striert. Die meisten Unfälle, nämlich ein Drittel, ereigneten sich bei den unter neunzehnjährigen Leichtathleten an Sonntagen. Die meisten Unfälle sind hinsichtlich des Untergrundes auf Sand (Sprunggruben) und auf der Aschenbahn, die wenigsten auf Kunststoff (Tartan) und auf Matten (Hochsprung) bekanntgeworden. Fehlsprünge waren in zwei Fünftel aller Leichtathletikunfälle ursächlich schuld. In 16% aller Verletzungen handelte es sich um Frakturen. Lokalisiert waren die Schäden in 5% am Kopf, in 12% am Rumpf, in 30% an den Armen und in 53% an den Beinen.

Sportmedizinisches Profil des Kunstturners

1. Definition, Ziel der Arbeit

Das Kunstturnen der Männer spielt sich am Barren, am Reck, am Pferd, an den Ringen und am Boden ab, das der Frauen am Stufenbarren, am Balken und am Boden; bei beiden Geschlechtern gehört der Pferdsprung dazu. In anderen Ländern wird der Begriff des «Geräteturnens» (Gymnastique aux engins, ginnastica agli attrezzi) häufiger verwendet. Das klassische Kunstturnen der Frauen soll von der modernen Gymnastik mit Keule, Band, Reifen und Ball unterschieden werden. In der Schweiz besteht eine grosse Tradition in dieser Sportart; am 68. Eidgenössischen Turnfest haben rund 12 000 Turner aus 1296 Turnvereinen teilgenommen, von den Kunstturnern als eigentlichen Schweizer Spitzenturnern gehörten 23 der internationalen, 100 der nationalen und 75 der Junioren-Klasse an. Der Weg zum Spitzensport im Kunstturnen ist besonders dornenreich; in den letzten Jahren sind international immer mehr sportärztliche Probleme aufgetreten. Ziel dieser Studie ist, ein sportmedizinisches Bild des Kunstturners zu zeichnen und eine Literaturübersicht zu geben, um bei der Beratung und beim Training eines Kunstturners auf entsprechende Probleme zu achten.

2. Literaturhinweise

Die verschiedenen Bewegungsformen im Kunstturnen sind teils unter Kraft-, teils unter Schnelligkeitsübungen einzureihen. Typologisch werden die Turner als relativ schmalhüftig und breitschultrig eingestuft; der hochliegende Körperschwerpunkt wirkt sich u.a. günstig beim Handstanddrükken oder beim Anreissen der Beine aus. *Arnold* (1960) hat 15 verschiedene Sportarten anthropometrisch untersucht; unter Springern, Werfern, Mittelstrecklern, Mehrkämpfern, Langläufern, Kurzstrecklern, Schwimmern, Fussballern, Rugbyspielern, Boxern, Skiläufern, Ringern, Marathonläufern und Schwerathleten befinden sich die Turner an 11. Stelle nach Körpergrösse, an 13. nach Gewicht, an 12. nach Armlängenindex, an 13. nach Beinlängenindex, an 14. nach Rumpflängenindex, an je 4. Stelle nach Körperbau-, einfachem Schulterbreite- und Brustumfangindex, an 12. Stelle nach einfachem Oberarmumfangindex und an 8. Stelle nach einfachem Schenkelumfangindex. Die Japaner entsprechen den idealen Grössenmitteln am ehesten. Offen bleibt die Frage, ob das Kunstturnen das Höhenwachstum bremst oder ob eine natürliche Selektion bei den relativ kleinen Leistungsturnern vorliegt. Die Leistungsfähigkeit des kardio-pulmonalen Systems hat *Cermak* (1970) bei 17 führenden Turnern T der von 22 Kontrollathleten K (Mittelstreckler, Radrennfahrer, Skilangläufer) gegenübergestellt; der maximale O_2-Verbrauch belief sich bei den T auf 3,400 l/min. (K 4,112), der O_2-Puls auf 12,1 ml (K 13,6) und das Gesamtventilationsvolumen in 20 Minuten auf 644,0 l (K 705,4) sowie die O_2-Schuld auf 1,075 l (K 0,911). Eine Untersuchung von *Hollmann et al.* (1973) über die relative maximale O_2-Aufnahme bei je 5 Spitzensportlern internationalen Formats hatte bei Radsportlern mit rund 80 ml/kg/Körpergewicht die höchsten und bei Turnern mit rund 36 ml die niedrigsten Werte ergeben; bei Fussballspielern wurden um 67, bei Handballspielern um 64, bei Zehnkämpfern um 57 und bei Judokas um 45 ml gemessen. Auch nach *Seliger* (1968) lagen die Differenzen der Arbeitskapazität und der maximalen O_2-Aufnahme bei 14jährigen Turnern und Leichtathleten niedriger als bei Schwimmern. *Macha et al.* (1968) fanden bei telemetrischer Bestimmung der Pulsfrequenz junger Turnerinnen verschiedener Leistungsklassen, dass die besten Turnerinnen auch die niedrigsten Herzschlagfrequenzen aufwiesen, die Kreislaufbelastung aber insgesamt durch das sportliche Turnen doch recht hoch war. *Hollmann et al.* (1964) hatten bei 9 Kunstturnern den Effekt eines Ausdauertrainings nach dem Intervallprinzip spirometrisch untersucht; zwar fielen die Herzvolumenzunahmen nicht signifikant aus, doch war der Trend dazu bei allen 9 Probanden deutlich. Bei konstanter Belastung von 180 W belief sich das mittlere Atemminutenvolumen in der 5. Arbeitsminute vor dem Training auf 98,6 l und nach dem Training auf 66,6 l. Die O_2-Aufnahme ging unter gleichen Bedingungen von 2970 ml vor dem Training auf 2595 ml nachher zurück, weil weniger Hilfsmuskeln infolge geringer Ermüdung eingesetzt werden mussten. Auffallend gross waren die Differenzen im Verhalten des Atemäquivalents als Zeichen der verbesserten O_2-Versorgung der peripheren Muskelzellen und der besseren Atmungsökonomie. Vor dem Training belief sich der Wert auf 33,2 und nachher auf 25,8 wiederum jeweils in der 5. Arbeitsminute bei Belastung von 180 W. Ein selektiv betriebenes Geräteturnen führt allerdings vornehmlich zur Steigerung der Kraft der Skelettmuskulatur, ihrer Dehnfähigkeit und der Koordination. *Hueppe* hatte schon 1888 die Gefahr einer gewissen Einseitigkeit des Geräteturnens erkannt und darauf hingewiesen, dass hierbei die Ausbildung der inneren Organe zu kurz komme und eine entsprechende Trainingsergänzung nötig sei. Ein maximales O_2-Aufnahmevermögen von im Mittel 3,3 l unter O_2-Atmung, das in den beschriebenen Untersuchungen in der Vita-maxima-Belastung bei 240 W vor dem Training registriert wurde, entsprach den Durchschnittswerten von gleichaltrigen Personen der männlichen Bevölkerung.

Zahlreich sind die Literaturhinweise zur Problematik der Wirbelsäulenveränderungen beim Kunstturnen. In der klinischen Untersuchung von *Re-*

fior und Zenker (1970) an 50 Hochleistungsturnern wurden in 10 Fällen ein Rundrücken, in 4 ein Flachrücken und in einem Fall eine leichte nicht fixierte Skoliose der unteren BWS gefunden. In 7 Fällen liess sich eine Fixierung mehrerer Bewegungssegmente in der unteren BWS bzw. im dorsolumbalen Übergang nachweisen. Bei 25 der 50 Turner wurden röntgenologische Befunde im Sinne eines M. Scheuermann bzw. Wirbelkörper-Formvarianten nach Rathke registriert. Die relative Schmerzfreiheit der juvenilen Wirbelveränderungen ist bekannt. Für die Bandscheibenverletzung erblickt man den Prädilektionsmechanismus teils im Hyperflexions-, teils im Hyperextensionstrauma (*Krayenbühl, Wyss und Ulrich* 1967). Bemerkenswert ist die hohe Druckfestigkeit der Bandscheiben im Gegensatz zur Biegfestigkeit, wie durch Experimente an Leichenwirbelsäulen bewiesen wurde; die axial einwirkenden Kräfte sind deshalb als ungefährlicher zu betrachten. *Schwerdtner* (1974) berichtete über eine Untersuchung von 75 Spitzenturnern und 99 -turnerinnen. Bei 27% dieser Männer und 15% dieser Frauen konnte eine Spondylolyse bzw. eine Spondylolisthesis diagnostiziert werden. Veränderungen am lumbo-sakralen Übergang, wie symmetrische und unsymmetrische Übergangswirbel, hohe Einstellung des 5. LKW über dem Beckenkamm und Retroposition des 5. LKW wurden besonders häufig diagnostiziert. *Jäger* (1962) fand bei 12 Hochleistungsturnern nur in 2 Fällen und bei 12 Hochleistungsturnerinnen in 7 Fällen eine normale Haltung; allerdings konnten rund 70% dieser Befunde nicht dem Leistungssport angelastet werden. Auf der anderen Seite darf nicht falsch eingeschätzt werden, dass nur 3 Turnerinnen über zeitweise Rückenschmerzen klagten; eine kräftig entwickelte Rückenmuskulatur kompensiert im jungen Alter noch die Beschwerden. *Markuske* und *Zeitler* (1962) hatten bei radiologischer Untersuchung der HWS bei Turnerinnen in 47% (Kontrollprobandinnen Nichtturnerinnen 33%) und bei Turnern in 30% (Kontrollprobanden Nichtturner 4%) Zeichen degenerativer Veränderungen gesehen. *Tütsch* und *Ulrich* (1973) hatten bei der Untersuchung von 22 Schweizer Hochleistungsturnern gar nur in einem Fall röntgenologisch eine normale Wirbelsäule diagnostiziert; 16 Turner gaben anamnestisch Kreuzschmerzen an. Diskushernien wurden nicht gefunden, jedoch in 13 Fällen ein Morbus Scheuermann und in 7 Fällen eine Spondylolisthesis am L5 (davon in 6 Fällen mit Morbus Scheuermann kombiniert). *Morscher* (1969) wies darauf hin, dass in der Pubertät eine zu stark forcierte Muskelentwicklung z. B. im intensiven Kunstturnen die Wirbelsäule unphysiologisch stark belaste und einem Morbus Scheuermann besonders bei Krafteinwirkung auf die BWS in kyphosierendem Sinne Vorschub leiste.

Nach *Ehricht* (1974) stellen viele Wirbelverschiebungen und Spondylolysen Zufallsbefunde dar und verursachen anfangs keine Beschwerden.

Das sportmedizinische Grundproblem des Frauenturnens ist die Frühspezialisierung im Leistungssport (*Martschini* 1974); die zielbewusste Vorbereitung der talentierten Jugend sollte mit 10 Jahren beginnen. Die physiologische Schwächung des Wachstumsknorpels in der Präpubertät und in der Pubertät sollte uns jedoch mahnen, den Jugendlichen in dieser Zeit nicht zu überfordern (*Jani* 1974).

3. Material, Statistik

Es wurden je 61 Fragen an 200 aktive Kunstturner aus der ganzen Schweiz mittels Fragebogen gestellt, um ein sportmedizinisches und besonders ein sporthygienisches Bild dieser Sportart zu erhalten. Die 200 befragten Turner waren zwischen 14 und 30 Jahre alt, 17 Jahre im Durchschnitt. Die Akteure gehörten zu 10% der schwierigsten Leistungsklasse 4, zu 47% der LK 3, zu 25% der LK 2 und 18% der LK 1 an.

Weiterhin wurden 36 Hochleistungsturner und 10 Hochleistungsturnerinnen (darunter beide Nationalmannschaften) anthropometrisch, ergometrisch und spirometrisch untersucht. Diese Probanden waren im Durchschnitt 18 beziehungsweise 15 Jahre alt.

Als Vergleich für mehrere Resultate wird eine ähnliche Arbeit über den Handballsport von *Biener* und *Friederich* (1982) herangezogen.

4. Sportspezifische Situationen

Die 200 befragten Turner turnen durchschnittlich 7–8 Stunden pro Woche und nehmen jährlich an 6 bis 7 Wettkämpfen teil. Aus verschiedensten Gründen trainieren 14% der Turner mehr im Sommer, 8% mehr im Winter und die übrigen immer gleich viel. Die beliebtesten Geräte sind der Barren, dann das Reck, an dritter Stelle das Bodenturnen, an vierter das Pferd, an fünfter die Ringe und ganz am Schluss der Pferdsprung. Es wird merkwürdigerweise sehr viel am Pferd trainiert, es folgen dann Barren und Bodenturnen.

58% der Befragten bezeichnen sich als Schwungturner und 29% als Kraftturner.

31% der Akteure treiben neben dem Geräteturnen wettkampfmässig einen weiteren Sport, nämlich 11% Ski und 7% Leichtathletik. 73% der Turner fahren zum Vergnügen Ski, 70% gehen schwimmen und 20% spielen Fussball.

94% der Befragten interessieren sich für das Skifahren, 63% für Leichtathletik, 56% für Eishockey, 54% für Fussball und 52% für das Schwimmen als Sport zum Zuschauen.

43% der Akteure wurden durch Freunde für das Geräteturnen aktiviert, 30% durch die Eltern und nur 7% durch die Schule. 25% der befragten Turner sind dafür, dass der Pferdsprung im Geräteturnen abgeschafft werde, während 72% dagegen sind. 32% wären nicht dagegen, dass der 100-Meter-Lauf eingeführt werde, während 63% dagegen wären. Der 100-Meter-Lauf gehörte übrigens vor einigen Jahrzehnten zusammen mit den Hoch- und Stabkunstsprüngen zum Kunstturnen.

72% der Akteure sind der Meinung, dass die Statur der Japaner eine wichtige Rolle ihres Erfolges im Geräteturnen sei, 21% sind nicht dieser Meinung. Jeweils der prozentuale Rest der Befragten enthielt sich der Stimme.

41% der befragten Turner haben nie eine ärztliche Kontrolle gehabt und unterliegen keiner ärztlichen Betreuung als Kunstturner. 49% haben selten eine Kontrolle durchgemacht, und nur 10% stehen unter ärztlicher Überwachung.

Von den Turnern mit häufigen Rücken- oder Kreuzschmerzen stehen nur 14% unter häufiger ärztlicher Betreuung, während 38% selten zum Arzt gehen, der Rest überhaupt nie.

5. *Familie, Schule, Beruf, Freizeit, persönliche Hygiene*

Bei 38% der Akteure handelt es sich noch um Schüler – als Beweis dafür, dass das Kunstturnen in der Jugend ernsthaft begonnen und später wegen verschiedener Schwierigkeiten wieder verlassen wird. Merkwürdig ist auch der sehr niedrige Prozentsatz an Studenten (5%) sowie von Turnern von Vätern mit akademischer Ausbildung (4%) als Hinweis für eine gewisse Unterschätzung des Geräteturnens in akademischen Kreisen.

Als mit dem Studium oder mit dem Beruf unzufrieden bezeichnen sich 2% der Befragten, während 10% eine indifferente Antwort geben. Nur 2% der Turner geben an, dass ihre Vorgesetzten kein Verständnis für ihre sportliche Betätigung aufweisen. Das Kunstturnen hat 26% der Befragten in ihrem Beruf oder in ihrem Studium angeblich gefördert und 7% behindert. 61% der Akteure wohnen noch bei den Eltern, 34% sind Mieter und 3% Hausbesitzer. Das Turnen wird in 69% der Fälle durch die Angehörigen gefördert, während kein Fall von Abneigung in der Familie angegeben wird.

23% der Turner besitzen einen Wagen, 7% ein Motorrad, 31% ein Motorfahrrad und 71% ein Velo.

Als beliebteste Hobbies werden eine zweite Sportart (29%), Musik (23%), Lesen (19%) und Basteln (14%) angegeben, der restliche Prozentsatz macht sonstige Angaben.

2% der Turner trinken täglich Wein, 1% Bier. 64% der Befragten trinken gelegentlich bis selten Wein, 52% Bier und 42% Spirituosen. 34% der Turner trinken nie Wein, 47% nie Bier und 58% nie Spirituosen.

Nur 21 der 200 Befragten sind Raucher (10,5%). 3 Turner rauchen 10–20 Zigaretten pro Tag, 13 weniger als 10 pro Tag, und 5 Turner rauchen Pfeife.

5 Turner von 200 (2,5%) haben schon Rauschgift probiert. 19 Turner (9,5%) sind dafür, dass der Konsum von Haschisch erlaubt und gesetzlich nicht verfolgt wird. In verschiedenen Studien haben wir vergleichende Hinweise zum Genuss- und Suchtmittelproblem bei Sportlern und Nichtsportlern gegeben (*Biener* 1981).

6. *Anthropometrie*

Die anthropometrischen Messungen wurden gemäss IBP Handbook No. 9 (*Human Biology*, Blackwell Scientific Publication, Oxford and Edinburgh, *1969*) vorgenommen. Der Thoraxumfang wurde in Atemruhelage gemessen. Den minimalen Brust-Boden-Abstand bei gespreizten und gestreckten Beinen im Sitzen zeigt Tabelle 21 (siehe Seite 66), wobei nur 4 unter den 14 Tur-

Tabelle 17: Sportmedizinisches Profil des Kunstturners, Schweiz. Anthropometrische Werte von 13–17jährigen Kunstturnern im Vergleich zu Normalwerten und Handballspielern.

	Gr. A	Gr. B	Gr. C	Norm.*	Handb.
Zahl der Untersuchten	13	8	15	2150**	33
Durchschnittsalter (Jahre)	15	19	20	17	23,4
Körperhöhe (cm)	159,1	166,3	167,9	165	183,1
Körpergewicht (kg)	49,2	59,8	62	52,4	79,25
Thoraxumfang (cm)	87,9	92,5	100	73	101,3***
Oberarmumfang (cm)	25,9	28,6	29,1	22,9	29,0
Wadenumfang (cm)	32,5	34,1	34,6	31,9	39,1
Höhe maximal gestreckt (cm)	214	219	221		238,2
Höhe spina iliaca a. s. (cm)	94	98	97		107,6
Umfang Abdomen (cm)	68	69,5	74		84,2
Umfang Oberschenkel (cm)	47	50	50,3		59,5
Umfang Unterschenkel (cm)	21	22	22		23,2
Breite Schulter (cm)	35	37,5	40	40,0	40,7
Umfang Handgelenk (cm)	16,5	17,5	17,5	15,8	18,1
Umfang Hand (cm)	20,5	21,5	22		22,6

* Normalwerte von *Heimendinger* (Wiss. Tab. Ciba-Geigy)
** Gesamtzahl der Knaben von 2 bis 17 Jahren
*** in Inspirationsstellung

nern, die den Boden mit der Brust berührten, diese Bewegung aus dem Hüftgelenk heraus ohne Kyphosierung der WS ermöglichen konnten. Bei der Gruppe J handelt es sich um 20 Sekundarschüler aus dem Tessin, welche als Vergleichsprobanden untersucht wurden. Die Beweglichkeit des Schultergelenks wurde im sogenannten «Schnur-Versuch» ermittelt, wobei der durchschnittliche minimale Abstand zwischen den Händen bei extremer Kreisbewegung der gestreckten Arme von vorne bis hinten zum Kreuz und zurück gemessen wurde; bei Gruppe A (13 Junioren; Durchschnittsalter 15 Jahre) betrug der Abstand 62 cm, bei Gruppe B (8 Leistungsturner; D 19 Jahre) betrug der Abstand 76 cm, bei Gruppe C (15 Turner der Nationalmannschaft; D 20 Jahre) betrug der Abstand 73 cm, und bei Gruppe J (20 Sekundarschüler; D 13,5 Jahre) betrug der Abstand 79 cm.

Genaue Messmittelwerte zeigen die folgenden Tabellen und Abbildungen. (Tab. 17 [linke Seite], Tab. 21 [Seite 66], Abb. 5, 6, 7, 8, 9).

Abbildung 5: Sportmedizinisches Profil des Kunstturners, Schweiz. Thoraxumfang in bezug auf das Alter.

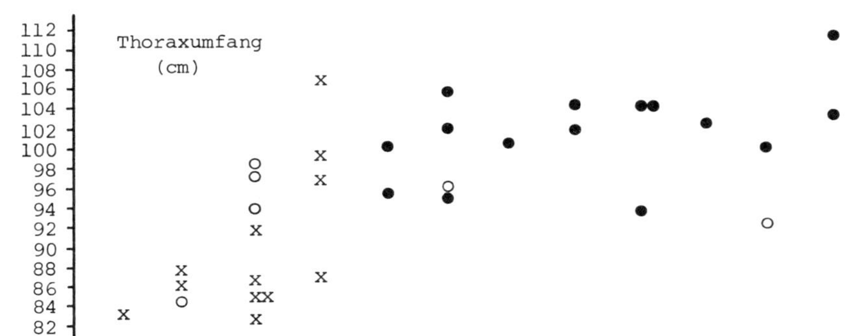

× = Gruppe A (13 Junioren)
○ = Gruppe B (8 Leistungsturner)
● = Gruppe C (15 Turner der Nationalmannschaft der Schweiz)
□–□ = Normalwerte von *Heimendinger* (Wiss. Tab. Ciba-Geigy)

Abbildung 6: Sportmedizinisches Profil des Kunstturners, Schweiz.
Körpergrösse in bezug auf das Alter (Legende s. Abb. 5).

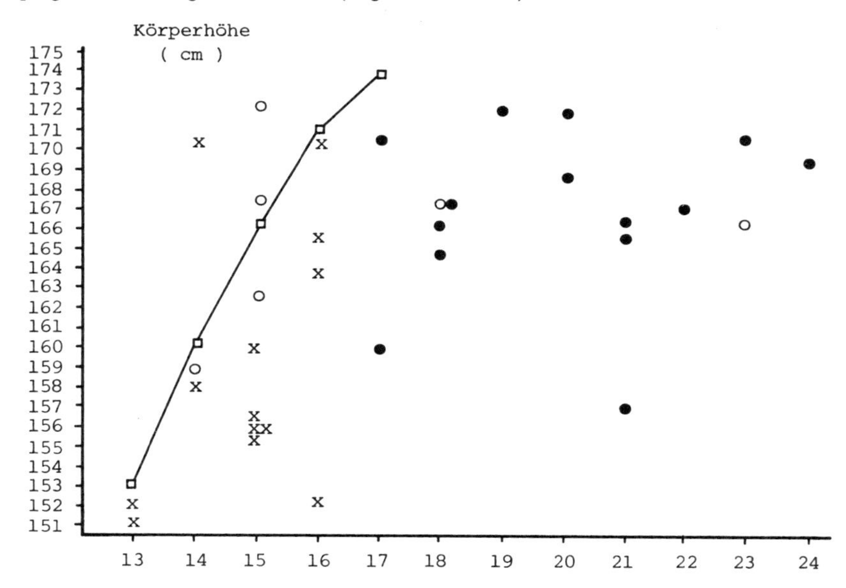

Abbildung 7: Sportmedizinisches Profil des Kunstturners, Schweiz.
Körpergewicht in bezug auf das Alter (Legende s. Abb. 5).

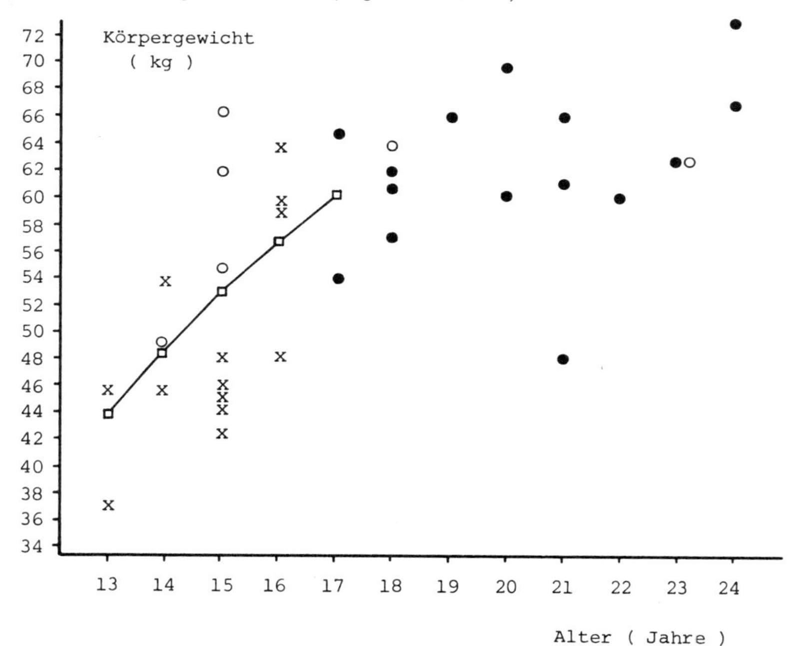

Abbildung 8: Sportmedizinisches Profil des Kunstturners, Schweiz. Oberarmumfang in bezug auf das Alter (Legende s. Abb. 5).

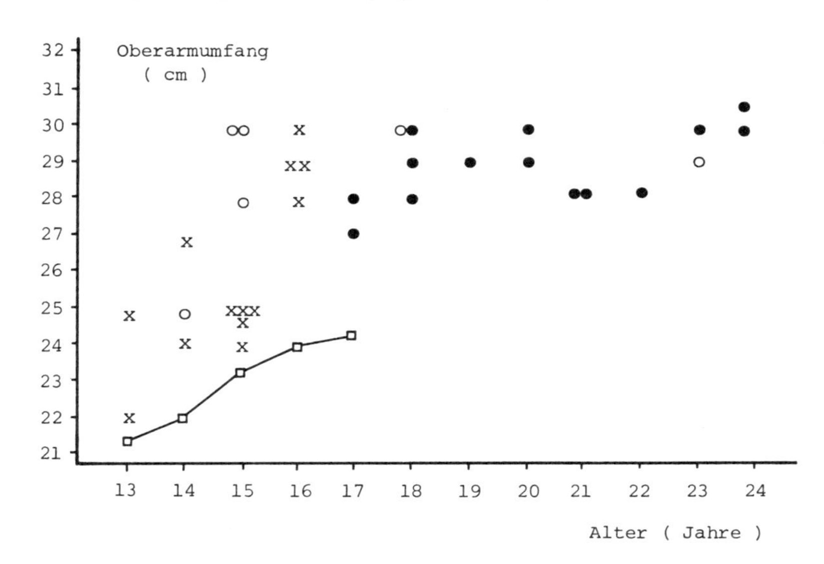

Abbildung 9: Sportmedizinisches Profil des Kunstturners, Schweiz. Wadenumfang in bezug auf das Alter (Legende s. Abb. 5).

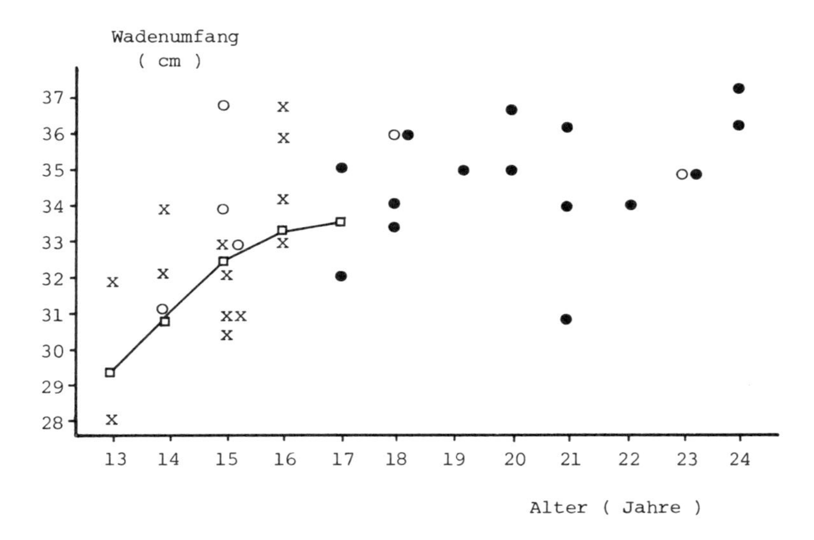

Es war nicht unser Ziel, umfangreichere spiroergometrische Leistungsmessungen im Rahmen dieser Studie durchzuführen; wir verweisen auf die zahlreichen vorzüglichen Spezialuntersuchungen (s. Literatur).

21 unserer Hochleistungsturner wurden auf einem Fahrradergometer Typ Jacquet/Ergostat nach *Prof. Fleisch* während 5 Minuten submaximal belastet. Als Belastung in Watt wurde das Doppelte des Körpergewichts in kg jedes einzelnen Turners gewählt. Vor Arbeitsbeginn, während der Belastung und während 10 Minuten Erholungszeit wurden Puls und Blutdruck in Minutenabständen registriert. Ziel der Untersuchung war, die unterschiedlichen Kreislaufreaktionen schon bei dieser submaximalen Anforderung deutlich zu machen.

Die 21 Turner zeigen in der Tat sehr verschiedene Belastungsadaptionen, die hauptsächlich von der Konstitution und vor allem vom Betreiben anderer Sportarten abhängig sind. Es besteht in diesem Kollektiv keine Beziehung, weder zwischen Leistung im Kunstturnen und Leistung am Fahrradergometer, noch zwischen jüngeren und älteren Turnern. Die folgenden zwei Abbildungen wurden absichtlich nicht zu anschaulicheren Regressionslinien umgewandelt, um die unterschiedliche Anpassung des Herz-Kreislauf-Systems der Turner an eine submaximale Belastung zu zeigen.

Abbildung 10: Sportmedizinisches Profil des Kunstturners, Schweiz.
Varianzbreite der Pulsfrequenz bei Hochleistungsturnern (Durchschnittsalter 16,5 Jahre) bei einer submaximalen Belastung von je 2 Watt/kg Körpergewicht auf dem Fahrradergometer.

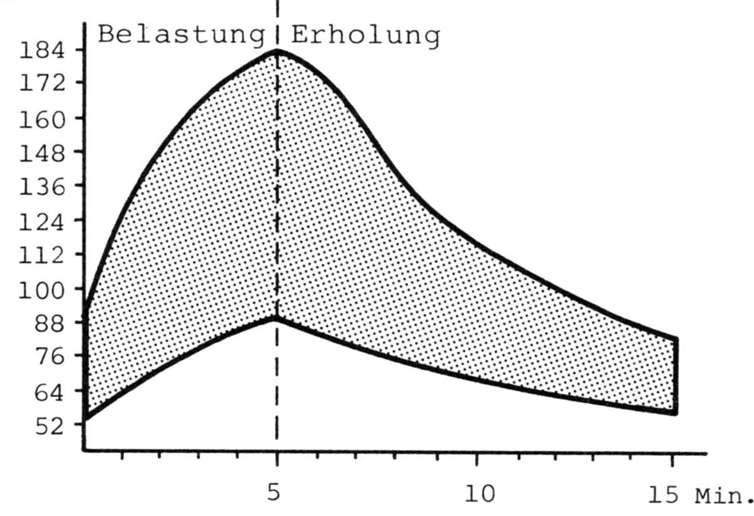

Abbildung 11: Sportmedizinisches Profil des Kunstturners, Schweiz.
Varianzbreite des Blutdrucks bei 21 Hochleistungsturnern (Durchschnittsalter 16,5 Jahre) bei einer submaximalen Belastung von je 2 Watt/kg Körpergewicht auf dem Fahrradergometer.

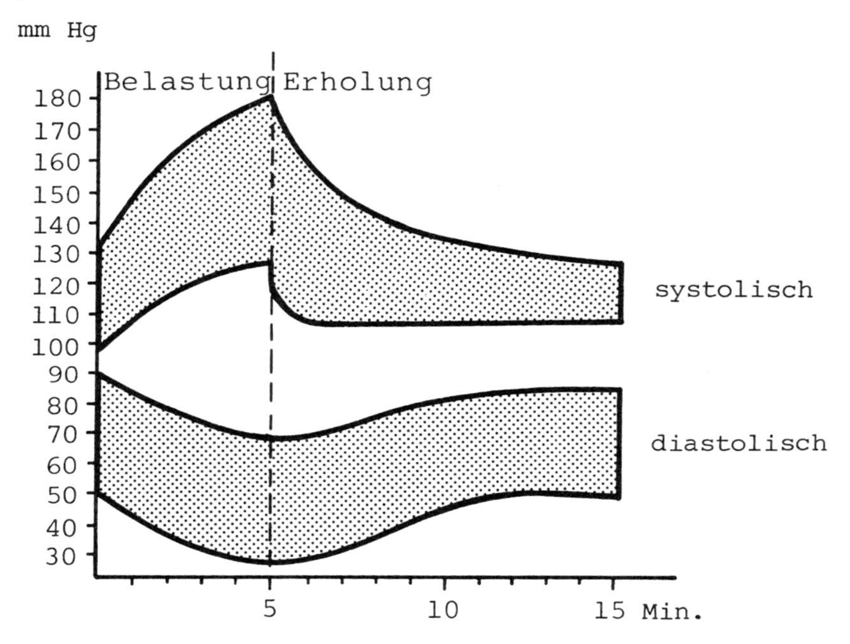

Bei nomogrammatischer Errechnung der maximalen O_2-Aufnahme ergab sich bei diesen 21 Kunstturnern ein Mittelwert von 33,8 ml/kg × min (Puls 184/min; Belastung 2 Watt/kg Körpergewicht entspr. 108,4 Watt; mittleres Körpergewicht 54,2 kg; mittleres Alter 16,5 Jahre).

Viele Autoren stimmen darin überein, dass das Geräteturnen eine von denjenigen Sportarten ist, welche den Kreislauf am wenigsten fördern. *Suckert* (1959) betont sogar, dass ein Sportler, der ein tüchtiger Turner werden oder bleiben will, nicht nur immer an den Geräten üben darf, sondern in erster Linie Herz und Lungen durch Spiel und Lauf kräftigen muss.

8. Spirometrie

Die spirometrischen Messungen in unserem Kollektiv zeigten bessere Funktionswerte als bei der Normalbevölkerung. Bei den 36 untersuchten Hochleistungsturnern konnte man zum Beispiel eine Vitalkapazität messen, die im Durchschnitt um 20% höher als die Normwerte in der Bevölkerung lagen.

Tabelle 18: Sportmedizinisches Profil des Kunstturners, Schweiz. Vitalkapazität bei 18–24jährigen Leistungsturnern.

Turner No	Gruppe	Grösse	Alter	VK-Sollwert	VK-Istwert
73	B	168	18	4700	4300
79	B	167	23	4650	4050
81	C	177	20	5000	4700
82	C	171	23	4900	5800
83	C	168	22	4750	5150
84	C	170	24	4800	4950
85	C	167	21	4700	4800
86	C	173	19	5050	5000
89	C	177	24	5200	6050
91	C	165	18	4650	4150
92	C	167	18	4750	4500
93	C	168	18	4800	6100
94	C	157	21	4200	4050

Die Spirometerwerte wurden nach den Wissenschaftlichen Tabellen Ciba-Geigy 8. Auflage 1980 je nach den verschiedenen Temperaturen, Druck- und Feuchtigkeitswerten der Luft auf Lungenwerte umgerechnet.

Die Vitalkapazität FVC stellt ein Mass für das Fassungsvermögen der Lunge für Luft dar; sie lässt sich beim jungen Menschen durch sportliche Betätigung erweitern.

Der Tiffeneau-Wert $FEV_{1,0}$ stellt ein Mass für die Elastizität des Lungengewebes dar; er erfasst nach tiefer Inspiration die maximal ausgeatmete Luft in der ersten Sekunde. Diese Lungenelastizität ist beispielsweise bei bestimmten Lungenkrankheiten (Asthma), aber auch bei chronischen Rauchern eingeschränkt; der $FEV_{1,0}$-Wert soll nicht weniger als 75% der FVC ausmachen.

Der Tiffeneau-Test ($FEV_{1,0}$) in diesen Altersgruppen ergab folgende Werte: Gruppe A = 79%, Gruppe B = 83%, Gruppe C = 82%, Gruppe J = 75%.

Die Werte der Vitalkapazität der Turner zwischen 18 und 24 Jahren verteilten sich nach folgender Übersicht, wobei es sich bei der Gruppe B um Leistungsturner und bei der Gruppe C um Turner der Nationalmannschaft handelt. Die VK-Sollwerte wurden den Wissenschaftlichen Tabellen Ciba-Geigy 1980 entnommen.

Bei Handballern (*Biener* und *Friederich* 1982) mit einem Durchschnittsalter von 23,4 Jahren und einem Durchschnittsgewicht von 79,25 kg wurden eine Durchschnittsvitalkapazität von 6062 ml und ein Tiffeneau-Wert von 84% gemessen.

Abbildung 12: Sportmedizinisches Profil des Kunstturners, Schweiz.
Altersspezifische Vitalkapazität von 13–17jährigen Kunstturnern im Vergleich zur Normalbevölkerung.

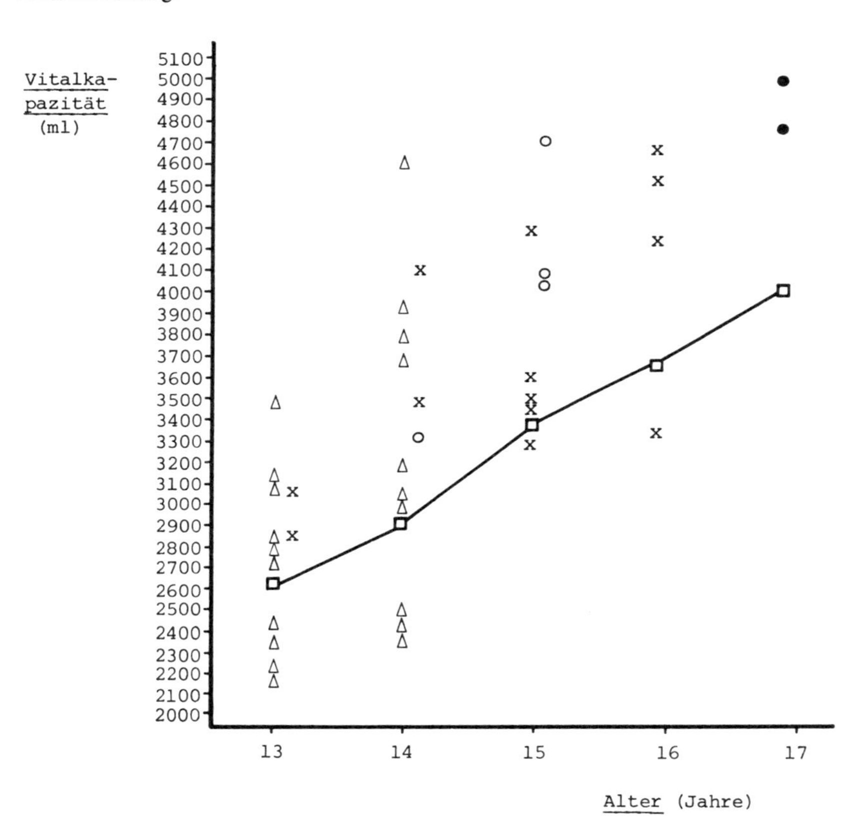

× = Gruppe A (13 Junioren)
○ = Gruppe B (8 Leistungsturner)
● = Gruppe C (15 Turner der Nationalmannschaft)
△ = Gruppe J (20 Sekundarschüler als Vergleichsprobanden)
□-□ = Normalwerte aus den Wiss. Tab. Ciba-Geigy

9. *Dynamometrie*

Um Einblick in die Kraftverhältnisse jugendlicher Leistungsturner zu erhalten, wurden Messwerte mit einem Handdynamometer nach Stoelting erarbeitet.

Abbildung 13: Sportmedizinisches Profil des Kunstturners, Schweiz.
Handdynamometrie, Verhältnisse zwischen Körpergewicht und Durchschnittswert der zwei Messungen an den beiden Händen bei Leistungsturnern und Kontrollprobanden

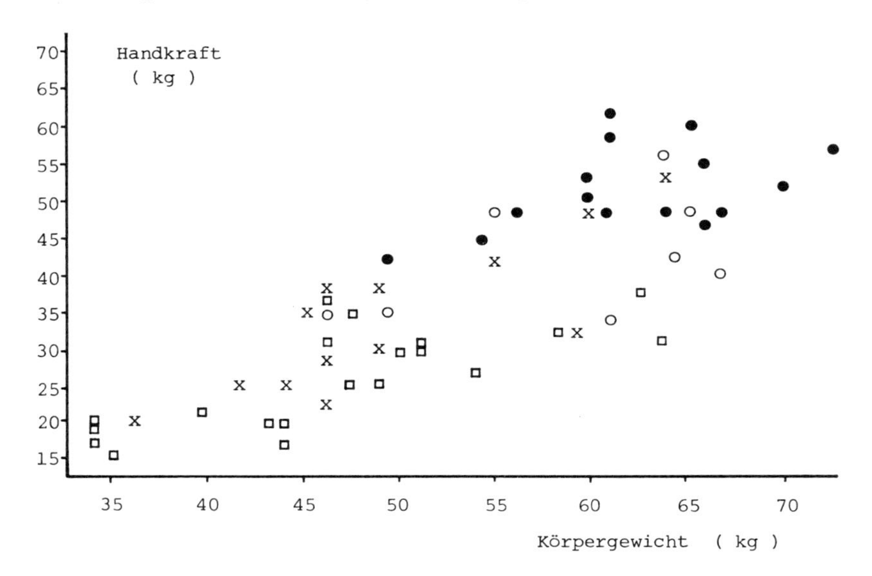

× = Gruppe A (13 Junioren), Durchschnittsalter 15 Jahre
○ = Gruppe B (8 Leistungsturner), Durchschnittsalter 19 Jahre
● = Gruppe C (15 Turner der Nationalmannschaft), Durchschnittsalter 20 Jahre
□ = Gruppe J (20 Sekundarschüler), Durchschnittsalter 13,5 Jahre

Tabelle 19: Sportmedizinisches Profil des Kunstturners, Schweiz.
Prüfung der Schultergürtelmuskelkraft bei Kunstturnern und Kontrollprobanden.

Gruppe/Durchschnittsalter (D)		0–9 sec.	10–19 sec.	20–29 sec.	30 u. m. sec.
Gruppe A	(13 Junioren) D 15 Jahre	0	0	4	9
Gruppe B	(8 Leistungsturner) D 19 Jahre	0	0	3	5
Gruppe C	(15 Turner der Nationalmannschaft) D 20 Jahre	0	0	2	13
Gruppe J	(20 Sekundarschüler) D 13,5 Jahre	7	8	3	2

Um die Schultergürtelmuskelkraft zu prüfen, wurden die Untersuchten aufgefordert, zwei Lasten (je 1/10 des eigenen Körpergewichtes schwer) mit gestreckten und horizontalen Armen (in Kreuzstellung) so lange wie möglich zu tragen. Die Dauer des Haltevermögens wurde mit einer Stoppuhr gemessen (Tab. 19).

Zur Prüfung der Kraft der Hüftgelenksbeugemuskulatur lehnte der stehend Untersuchte mit dem Rücken an der Wand und hob mit einem gestreckten Bein eine Last (1/10 des eigenen Körpergewichts), die an seinem Fuss aufgehängt wurde. Dabei sollte ein Winkel von mindestens 45° zwischen dem belasteten Bein und der Wand gehalten werden. Das Haltevermögen in dieser Stellung wurde mit einer Stoppuhr gemessen.

Tabelle 20: Sportmedizinisches Profil des Kunstturners, Schweiz.
Prüfung der Kraft der Hüftbeuger bei Kunstturnern und Kontrollprobanden.

Gruppe/Durchschnitts-alter (D)		0–9 sec.	10–19 sec.	20–29 sec.	30 u. m. sec.
Gruppe A	(13 Junioren) D 15 Jahre	0	1	4	8
Gruppe B	(8 Leistungsturner) D 19 Jahre	0	2	2	4
Gruppe C	(15 Turner der Nationalmannschaft) D 20 Jahre	0		1	14
Gruppe J	(20 Sekundarschüler) D 13,5 Jahre	8	7	4	1

Die Gruppen A und B (13 Junioren und 8 weitere Leistungsturner) konnten durchschnittlich 21 vollständige Liegestütze mit einer Last von 1/5 des eigenen Körpergewichts auf der Hals-Schulter-Gegend durchführen. Die Gruppe J (20 Sekundarschüler) konnte durchschnittlich 11 Liegestütze ohne irgendeine Last vollständig durchführen.

10. Haltung und Wirbelsäule

Eine inspektorische und palpatorische Beurteilung der Haltung bei ruhigem und bequemem Stehen, die auch durch eine seitliche und hintere fotografische Aufnahme der Turner mit dem Senkblei unterstützt wurde, ergab bei 16 Turnern (45%) eine normale bis eine fragliche krankhafte Haltung und bei 20 Turnern (55%) eine sicher schlechte Haltung in der sagittalen Ebene. Es fand sich kein Fall von Beckenschiefstand oder Skoliose und kein Fall von flachem Rücken. 3 Turner zeigten neben einer verstärkten thorakalen Kyphose auch eine Abflachung der lumbalen Lordose. Es handelte sich um eine vermehrte WS-Krümmung, die nur aus einer verstärkten thorakalen Kyphose bestand, in keinem Fall um fixierte Fehlformen. In 4 Fällen war eine gewisse Beweglichkeitseinschränkung eines WS-Abschnittes auffällig nachweisbar, z. B. beim Bodenturnen, bei der Berührung des Teppichs mit der Brust im Sitzen mit auseinandergespreizten Beinen.

Tabelle 21: Sportmedizinisches Profil des Kunstturners, Schweiz.
Brust-Boden-Abstand bei Vornüberbeugung im Spreizsitz bei 13–17jährigen Kunstturnern.

	0 cm	0–10 cm	11–20 cm	20 cm	
Gruppe A	2	5	4	2	Turner
Gruppe B	0	4	3	1	Turner
Gruppe C	12	3	0	0	Turner
Gruppe J	0	6	7	7	Jungen

Das Schobersche Zeichen wurde an der LWS (Hautmarke über dem Dornfortsatz S_1 und eine zweite 10 cm weiter kranial) und an der BWS (Hautmarke über dem Dornfortsatz C_7 und 30 cm weiter kaudal) gemessen.
Die Durchschnittswerte der Messungen zeigt folgende Tabelle:

Tabelle 22: Sportmedizinisches Profil des Kunstturners, Schweiz.
Beweglichkeit der Wirbelsäule (Schobersches Zeichen) bei Kunstturnern.

Gruppe/Durchschnittsalter (D)	lumbaler Schober	thorakaler Schober
Gruppe A (13 Junioren) D 15 Jahre	10/13,8	30/38,5
Gruppe B (8 Leistungsturner) D 19 Jahre	10/14,4	30/37,8
Gruppe C (15 Turner der Nationalmannschaft) D 20 Jahre	10/14,5	30/38,3

Die 3 kleinsten Werte des thorakalen Schober wurden bei einem Turner der Gruppe A mit 30/37,0 und bei zwei Turnern der Gruppe C mit je 30/36,5 gemessen, was erkennen lässt, dass kein Turner eine bedeutende WS-Beweglichkeitseinschränkung aufweist.

11. Biochemische Befunde

Der Urin der Turner der Gruppe A und B (13 Junioren und 8 weitere Leistungsturner) wurde quantitativ auf Zucker und Eiweiss untersucht. Der Zucker-Test war in allen Fällen negativ, während der Eiweiss-Test in 3 Fällen leicht positiv war (Spur Eiweiss). Diese 3 positiven Eiweiss-Teste sind möglicherweise mit dem unmittelbar vorausgegangenen harten Training in Verbindung zu bringen.

12. Sportspezifischer Kreislaufregulationstest

In einem speziellen Test wurde der Untersuchte nach Messung des Ruheblutdruckes aufgefordert, während 30–45 sec. je nach Befinden einen Handstand gegen die Wand zu halten. Bei den Turnern handelte es sich um eine unbedeutende muskuläre Belastung; die Sekundarschüler (Gruppe J) wurden dagegen durch Hilfspersonal an den Unterschenkeln hochgehoben. Es folgte eine zweite Blutdruckmessung zwischen der 10. und der 20. Sekunde nach dem Handstand. Die Ergebnisse besagen, dass bei den Turnern der Nationalmannschaft (Gruppe C) sich der systolische und diastolische Blutdruckwert nach dem Handstand fast gar nicht änderte, bei den Sekundarschülern und bei den Junioren jedoch im Mittel um 25 systolisch und 20 diastolisch absank.

Tabelle 23: Sportmedizinisches Profil des Kunstturners, Schweiz. Kreislaufregulation. Blutdruckverhalten nach Handstand gegen die Wand bei verschiedenen Kollektiven, Beispielprobanden.

	Ruhe-BD	BD nach dem Handstand	systolisch	diastolisch	Amplitude
Gruppe A	120/80	100/60	−20	−20	0
(Junioren)	130/60	110/80	−20	+20	−40
	115/80	75/55	−40	−25	−15
	115/85	105/75	−10	−10	0
	110/60	90/80	−20	+20	−40
	120/90	90/70	−30	−20	−10
Gruppe C	120/90	100/85	−20	− 5	−15
Turner der	135/80	110/80	−25	0	−25
National-	120/80	110/65	−10	−15	+ 5
mannschaft	120/70	130/80	+10	+10	0
	125/85	140/85	+15	0	+15
	130/75	120/70	−10	− 5	− 5

Fortsetzung der Tabelle nächste Seite

	Ruhe-BD	BD nach dem Handstand	systolisch	diastolisch	Amplitude
Gruppe J	130/80	105/80	−25	0	−25
(Sekundar-	130/90	80/55	−50	−35	−15
schüler)	115/95	95/75	−20	−20	0
	110/75	90/70	−20	− 5	−15
	120/85	105/75	−15	−10	− 5

13. Raumorientierungstest

Ein weiterer Versuch galt der Raumorientierung der Probanden. Die Untersuchten wurden aufgefordert, stehend auf dem Platz drei Drehungen nach einer Seite und dann wiederum drei Drehungen zurück mit dicht abgedeckten Augen in ungefähr 15 Sekunden durchzuführen.

Um jede akustische oder visuelle Orientierungsmöglichkeit auszuschliessen, wurde der Test in einem Raum mit zentraler Lichtquelle durchgeführt, während der Untersuchende mit einem laut spielenden Transistorgerät um den Untersuchten herumging. Drei Drehungen mit drei kompletten Zurückdrehungen wurden mit 0° bezeichnet. Eine Endstellung dagegen, die nicht mit der Ausgangsstellung übereinstimmte, wurde mit dem entsprechenden Fehlerwinkel angegeben. Nach diesem Kriterium konnten so regelmässige, kontrollierte und bewusste Bewegungen, auch wenn sie geometrisch einer Drehung von 3 × 360° – 3 × 360° nicht genau entsprachen, von komplett desorientierten Bewegungen unterschieden werden. Die Resultate sind in folgender Tabelle enthalten.

Tabelle 24: Sportmedizinisches Profil des Kunstturners, Schweiz.
Prüfung der Raumorientierung bei verschiedenen Kollektiven durch Drehungen 3 × 360° und zurück. Abweichung in Winkelgraden.

Gruppe		0°	5°–30°	35°–60°	65°–95°	95°
Gruppe A	(13 Junioren)	2	4	4	2	1
Gruppe B	(8 Leistungsturner)	1	2	2	3	0
Gruppe C	(15 Turner der Nationalmannschaft)	5	4	2	3	1
Gruppe J	(20 Sekundarschüler)	1	4	5	6	4

46% der 200 befragten Turner gaben an, sie hätten sich ernsthaft beim Turnen verletzt. Die gezielte medizinische Anamnese über körperliche Schäden, welche aber nicht unbedingt dem Geräteturnen angelastet werden können, zeigt folgende Tabelle.

Tabelle 25: Sportmedizinisches Profil des Kunstturners, Schweiz. Gezielte medizinische Anamnese über körperliche Schäden, die aber nicht unbedingt dem Geräteturnen angelastet werden dürfen (n = 200 befragte Turner).

	oft	selten	nie
Rücken- oder Kreuzschmerzen	16%	55%	29%
Schulterschmerzen	9%	38%	53%
Knieschmerzen	15%	37%	48%
Fussschmerzen	11%	36%	53%
Kopfschmerzen	8%	47%	45%
Magenbeschwerden	5%	26%	69%

Für das wichtige Problem der Wirbelsäulenschäden wird auf das nächste Kapitel verwiesen.

In einer ausführlichen Arbeit zusammen mit *Villiger* (1976) hatten wir 376 in den letzten Jahren erfolgte Turnsportunfälle analysiert, welche bei der Schweizer Unfallversicherung gemeldet worden waren. Gemäss einer Arbeit von *Howald und Mitarbeitern* (1973) hatten 8% der Turnunfälle am Kopf, 7% am Rumpf, 51% an der oberen und 34% an der unteren Extremität einen Schaden bewirkt. In der französischen Studie von *Thiebault* (1972) waren 12% der Verletzungen am Kopf, 7% am Rumpf, 41% an den Beinen und 40% an den Armen lokalisiert; bei Fussballsportunfällen waren in 11% der Kopf, in 5% der Rumpf, in 65% die Beine und in 19% die Arme betroffen.

15. Präventivmedizinische Probleme, Unfallverhütung

Die 200 befragten Turner tragen folgendermassen Schutzleder: 97% am Reck, 86% an den Ringen, 43% an den Barren, 4% am Pferd.

Die Befragung über die Pflege der Hände zur Vermeidung von Hohlhandverletzungen ergab, dass 44% der Turner eine fettige bis fettarme Creme benützen, die regelmässig nach dem Training oder abends auf die sauberen Hände eingerieben wird. Gebraucht werden gewöhnliche Handcremen für den Haushalt oder Melkfett oder auch Fusscremen, Vaseline, Balsamcreme, essigsaure Tonerde, sogar Steroidsalben und Salicylsäure-Creme. 18% der Turner empfehlen eine Entfernung der Schwielen. Um die «harte Hornhaut» wegzufeilen oder wegzuschneiden, werden verschiedene, zuweilen bedenkliche Mittel verwendet, auch Bimsstein oder Sandstein. Die Handreinigung erfolgt meist mit warmem bis heissem Wasser mit Seife sowie danach Pflege mit Alkohol, desinfizierendem Puder oder einfachem Puder. 13% der Turner geben an, sie führten überhaupt keine Handpflege ausser Schutzleder durch. Man soll nach Urteil der meisten Turner Magnesium über Leder und Hände dick streichen. Die richtige Einteilung des Trainings sei wichtig; hohlhandbelastende Geräte sollen mit den übrigen abwechseln. Man soll früh genug mit einem Gerätetraining aufhören, wenn Hohlhandverletzungen drohen.

Miez (1972) fasst die ganze Problematik des Kunstturnens in vier Punkten zusammen: «1. Die ungelöste Mattenfrage. Alte Matten müssen verschwinden, ebenso die Spalten von zusammengelegten Matten. 2. Das Hilfestehen. Auffangen des Kunstturners bei misslungenen Niedersprüngen, namentlich bei Übungen mit ‹unsinnigen› Drehungen. 3. Vorsicht bei Übermüdung. 4. Das Fehlen einer klaren Einstellung für die Ausübung von Elitesport.» Er greift zwei Punkte energisch an: 1. Die unsinnige Steigerung der Schwierigkeiten und deren Wertung. 2. Das unnatürliche «Stillestehen» beim Abgang vom Gerät.

Günthard (1973) schreibt: «Gerade auf die Ärzte müssen sich Trainer und Athleten zur Hauptsache verlassen können, denn sie sollten in erster Linie überblicken können, wo die Gefahrenschwelle liegt. Ganz sachlich betrachtet, darf ich sagen, Spitzensport muss nicht, kann aber gefährlich sein. Sehr viel hängt davon ab, wie eng der ärztliche Ratgeber eingesetzt werden kann.»

Nach *Rossi, Silvi* und *Luccarelli* (1962) könnten röntgenologische Kontrollen bei allen Kunstturnern sehr nützlich für die Prävention von Unfällen an der WS sein, die periodisch und unabhängig vom Auftreten von Schmerzen durchgeführt werden sollten.

Spirig (1974) hatte mittels Erschütterungsmessungen gezeigt, dass beim Kunstturnen der Rumpf den grössten Teil der Absorptions- und Dämpfungsarbeit beim Aufsprung leisten muss.

Nach *Jäger* (1962) ist es Aufgabe der sportärztlichen Betreuung und vor allem der richtigen Diagnosestellung vor Aufnahme des Leistungssports, junge Menschen mit anlagemässiger Leistungsminderung des Achsenorgans von vornherein vom Leistungssport – nicht jedoch von der Körpererziehung – auszuschliessen, um sie vor zusätzlichen Schädigungen zu schützen, welche nur – oft unberechtigterweise – später dem Sport zur Last gelegt werden.

Immer wieder kann man Turner sehen, die mit eingebundenen Fussgelenken trainieren. Neben den fussgelenkschonenden Übungen soll während der Entlastungszeit dort, wo eine Unterbrechung des Trainings indiziert ist, eine richtige Verbandstechnik verwendet werden, um akute oder rezidivierende Distorsionen zu vermeiden. Nachdem die Schwellung abgeklungen ist, soll nach *Ryan* (1973) ein nicht elastischer adhäsiver Verband angebracht werden. Der rasierte Fuss soll dabei in leicht dorsal flektierter Stellung stehen, ein weiches Polster über der Achillessehne und über dem Fussrücken soll eine Läsion der Haut beim Laufen verhüten. Ein erster Längsverband soll den Calcaneus nach oben stützen und das Fussgelenk in der lateralen Ebene stabilisieren, ein zweiter 8förmig angelegter Verband soll die Gabel des oberen Sprunggelenks zusammenhalten.

Meniskusverletzungen werden bei den Leistungsturnern immer häufiger beobachtet. Als einzige wirksame präventivmedizinische Massnahme muss die Einschränkung des Turnens am Boden, der Pferdsprünge sowie riskanter Abgänge von den Geräten angesehen werden.

Von besonderem präventivem Interesse ist schliesslich die Frage, wie man ein Training beim Kunstturnen aufbauen soll. Wichtige Aspekte der Trainingshygiene und damit einer Unfallverhütung sind:

- das Einlaufen
- die Vorübungen
- das Abwechseln der Stütz- und Hanggeräte
- das zeitliche Fernhalten des Reckturnens vom Ringturnen wegen der Hautreizung an den Händen
- die Verteilung der Schwung- und Kraftübungen
- die Haltungsübungen am Ende des Trainings
- die Muskellockerungsübungen
- die lockernden «Achillessehnenübungen»
- sowie die Befriedigung der Bevorzugungen von Übungen der Turner.

Ein geschicktes Programmieren des Trainings und ein richtiges Einsetzen der Pausen kann hinsichtlich der Verhütung von Unfällen und von einer Überforderung des Bewegungsapparates entscheidend sein.

16. Zusammenfassung

Insgesamt wurden 200 aktive Kunstturner aus der Schweiz mittels Fragebogen auf ihre Lebensgewohnheiten sowie auf ihre sporthygienischen Probleme hin befragt. Diese Athleten waren zwischen 14 und 30 Jahre alt, im Mittel 17 Jahre. In 38% handelte es sich um Schüler. Insgesamt 43% der Sportler wurden durch Freunde, 30% durch die Eltern und 7% durch die Schule zum Geräteturnen animiert. Weiterhin wurden 36 Hochleistungsturner anthropometrisch, ergometrisch, spirometrisch und dynamometrisch untersucht. Die Vitalkapazität dieser Sportler lag im Bereich von 4050 bis 6100 ccm. Die maximale Sauerstoffaufnahme wurde nomogrammatisch im Mittel mit 34 ml/kg × min. errechnet. Aufschlussreiche Werte erbrachten dynamometrische Messungen der Handkraft, Prüfungen der Schulter- und Hüftmuskulatur, Beweglichkeitstests der Wirbelsäule, ein sportspezifischer Kreislauf- sowie ein Raumorientierungstest. Erhebungen über Sportschäden mit präventivmedizinischen Hinweisen beschliessen die Arbeit.

Sportmedizinisches Profil der Kunstturnerin

1. Einleitung, Material

Über die Ergebnisse der Untersuchungen an 10 Turnerinnen der Schweizer Nationalmannschaft sowie an 20 gleichaltrigen Tessiner Sekundarschülerinnen als Kontrollprobandinnen soll nachstehend berichtet werden. Es soll die Erhebung von *Bausenwein, Haas, Heck, Luther* und *Meythaler* (1971) bei Leistungsturnerinnen in der Deutschen Bundesrepublik mit zusätzlichen Gesichtspunkten ergänzt werden.

2. Gegenwärtige Probleme des Frauenkunstturnens

Immer jünger sind in den letzten Jahren die Leistungsturnerinnen geworden. Die Rumänin Nadia Comaneci wurde in Montreal als 14jährige bejubelt. Waren die Turnerinnen von Montreal im Durchschnitt etwas über 18 Jahre alt, 165 cm gross und wogen fast 47,5 kg, so ergaben sich in Moskau mit einem Durchschnittsalter von 16,8 Jahren, einer Durchschnittsgrösse von 152 cm und einem mittleren Gewicht von 42,4 kg schon bedenklich geringere Werte. Mit 136 cm Körperhöhe trat Martha Filabowa (SU) in Montreal als kleinste Turnerin an, in Moskau waren mit je 135 cm die Nordkoreanerin Myong Hui Choe sowie die Tschechoslowakin Jana Labakova die kleinsten. Dabei soll die Koreanerin 25 kg gewogen haben, die tschechische Turnerin immerhin 34 kg. Kleiner als 150 cm waren in Montreal nur 2 Turnerinnen, in Moskau aber 29. Dass insgesamt 58 von 71 Turnerinnen in Moskau keine 160 cm massen, dass 64 unter einem Zentner wogen und 32 noch keine 16 Jahre alt waren, macht die Problematik dieser «Kinderolympiade» deutlich. Immerhin ist beschlossen worden, dass schon ab 1981 bei den Weltmeisterschaften in Mexico City bis 14jährige Turnerinnen nicht antreten durften; es dürfen nur noch Sportlerinnen eingesetzt werden, die mindestens 15 Jahre alt sind. Die Tabelle auf Seite 74 zeigt die offiziellen Angaben über die Körpermasse der 12 besten Turnerinnen bei den Olympischen Spielen 1980 in Moskau.

Über die Problematik des Leistungssports im Kindesalter ist auf dem 19. Magglinger Symposium ausführlich diskutiert worden (*Howald* und *Hahn* 1982). Auf der einen Seite kann das leistungssportliche Engagement wertvolle soziale Erfahrungen erschliessen, auf der anderen Seite sind Belastungen mit der Gefahr von Spätschäden zu vermeiden (*Kunz* 1982).

Tabelle 26: Sportmedizinisches Profil von Leistungsturnerinnen.
Alter, Grösse und Gewicht der zwölf besten Turnerinnen, Olympiade Moskau 1980.

Name	Geburts-jahrgang	Grösse	Gewicht
1. Elena Dawydowa (SU)	1961	148 cm	45 kg
2. Maxi Gnauck (DDR)	1964	148 cm	33 kg
3. Nadia Comaneci (Ru)	1961	162 cm	45 kg
4. Nat. Schaposchnikowa (SU)	1961	148 cm	46 kg
5. Nelly Kim (SU)	1957	152 cm	51 kg
6. Emilia Eberle (Ru)	1964	153 cm	40 kg
7. Rodica Dunca (Ru)	1965	158 cm	43 kg
8. Steffi Kräker (DDR)	1960	160 cm	49 kg
9. Katharina Rensch (DDR)	1964	159 cm	45 kg
10. Radka Zemanova (CSSR)	1963	145 cm	41 kg
11. Jana Labakova (CSSR)	1966	135 cm	34 kg
12. Eva Mareckova (CSSR)	1964	142 cm	40 kg

3. Probandenzahl, Altersverteilung

Die Altersverteilung in unserem Schweizer Turnerinnenkollektiv betrug im Mittel 15 Jahre. Damit ist schon deutlich, in welch jungen Jahren die Höchstleistungen der Turnerinnen heute erzielt werden; diese Tatsache wirft die Frage auf, welche Schäden bei dieser Belastung drohen. Die jüngste dieser 10 Nationalturnerinnen war 12 Jahre alt, drei weitere waren 13 Jahre, eine 15 Jahre, drei 16 Jahre sowie zwei 17 Jahre. Fünf von diesen Sportlerinnen hatten bereits ihre Regelblutung, zwei davon noch unregelmässig; im allgemeinen lag die Menarche später, als den Mittelwerten in der Bevölkerung entsprachen (*Biener* 1976). Das Alter, in denen diese Turnerinnen ernsthaft mit dem Training angefangen hatten, war 7, 8, 8, 9, 10, 11, 11, 11, 12 und 13 Jahre. Durchschnittlich waren diese Hochleistungssportlerinnen seit drei bis vier Jahren Mitglieder im Nationalkader.

Das Training wurde im Mittel 18 bis 19 Stunden pro Woche durchgeführt. Bevorzugte Geräte waren Balken, Pferdsprung, Stufenbarren, Boden. Als Zusatzsportart bzw. als Ausgleichssport wurde in 9 Fällen Schwimmen, in 6 Skifahren und in je einem Fall Tennis und Reiten angegeben. Alle Turnerinnen sind Rechtshänderinnen.

4. Gesundheitszustand

Aufschlussreich waren die Erhebungen über den gegenwärtigen Gesundheitszustand. Manchmal über Rückenschmerzen klagten drei Turnerinnen, selten ebenfalls drei und die vier restlichen nie. Knieschmerzen hatten drei manchmal und sieben nie. Zuweilen Fussschmerzen als Aufsprung- bzw. als statische Belastungsbeschwerden bemerkten vier, weitere fünf nie; eine Turnerin klagte oftmals über Achillodynien.

Als anamnestische Verletzungen imponierten bei diesem Kollektiv ein Unfall mit Rückenverletzung, eine starke Bizepszerrung, ein Bruch des Metatarsale II li, Ellbogen- und Handverletzungen in zwei Fällen mit ärztlicher Behandlung. Bei einer Sportlerin wurde eine Meniskusoperation, bei einer weiteren eine Sprunggelenkoperation notwendig. Nur drei dieser 10 Turnerinnen hatten noch keine ernsthaften Verletzungen mit ärztlicher Behandlung durchgemacht.

Die sportärztliche Betreuung war noch nicht in allen Fällen geregelt; zwei Turnerinnen waren einmal bei einem Sportarzt zur Untersuchung. Drei Turnerinnen wurden bereits einmal von einem Gelenkspezialisten behandelt. Sechs Turnerinnen wurden regelmässig vom Hausarzt betreut.

Die meisten Turnerinnen wurden bei auftretenden Schmerzen vom Trainer direkt massiert. Eine regelmässige Vorbereitungs-, Wettkampf- und/oder Entmüdungsmassage erfolgte nur selten.

Die meisten Turnerinnen wiesen bei unserer Untersuchung deutliche Hyperkeratosen der Hohlhand («Turnerschwielen») auf; sieben Turnerinnen trugen Schutzleder beim Üben an den Stufenbarren, drei hingegen nie.

5. Sportmedizinische Untersuchung

In der sportärztlichen Untersuchung wurden wie bei den männlichen Turnern anthropometrische, spirographische, ergometrische, dynamometrische und biochemische Daten erfasst. Als Kontrollpersonen wurden 20 Mädchen (Gruppe M) aus der 2. Klasse der Sekundarschule von Ascona (Tessin) untersucht, da ein grosser Teil der Nationalturnerinnen selbst aus dem Tessin stammte, das Durchschnittsalter dieser Gruppe war ebenfalls 13 bis 14 Jahre.

Die Messungen wurden mit geeichten Instrumenten des Instituts für Sozial- und Präventivmedizin in Zürich durchgeführt, und zwar die Spirometrie mit dem Sphygmomanometer 01 B, die Handkraft mit dem Dynamometer der Firma Stoelting (Chicago), die Messung der Fettpolster mit dem Gerät der Firma John Bull (England).

Als Vergleichswerte werden neben den Tabellen Ciba-Geigy auch die Angaben von *Pool und Mitarbeitern* verwendet. Sinnvoll ist es auch, manche Werte von Turnerinnen mit denjenigen der Turner zu vergleichen.

Bei jeder Turnerin wurde eine seitliche und hintere Fotografie mit dem Senkblei aufgenommen, die für die Haltungsbeurteilung benutzt wurden.

Abbildung 14: Sportmedizinisches Profil von Kunstturnerinnen, Schweiz. Körpergewicht, altersspezifisch.

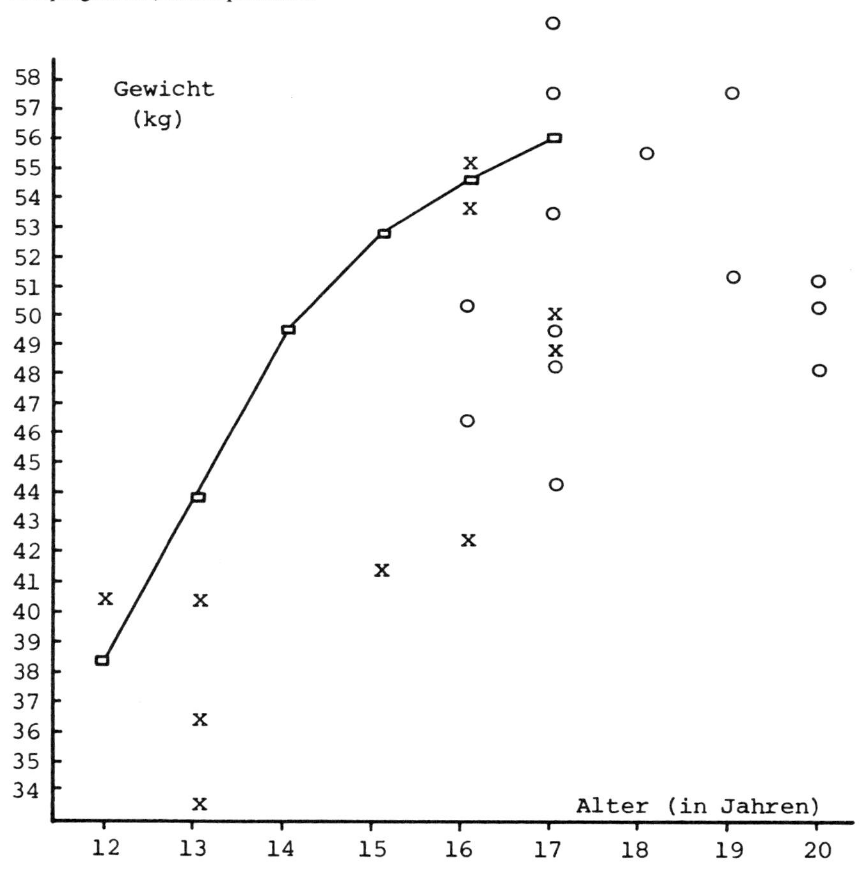

x = 10 Turnerinnen der Schweizer Nationalmannschaft
○ = 14 junge Turnerinnen der Europa-Meisterschaft in Moderner Gymnastik 1969 (*Pool* 1969)
□ = Normalwerte von *Heimendinger* (Wiss. Tab. Ciba-Geigy)

6. Anthropometrie

Über die Körperhöhe, das Körpergewicht sowie über das bei den Turnerinnen aufschlussreiche Mass der Beckenbreite orientieren die vorangegangene und die folgenden graphischen Darstellungen (Abb. 14, 15, 16). Es ist auffällig, dass die Werte unserer Probandinnen hinsichtlich des Körpergewichts deutlich unter den Mittelwerten der Heimendinger-Tabelle (1971) liegen; ebenso fällt auf, dass das Alter der Turnerinnen an der Europameisterschaft 1969 wesentlich höher lag.

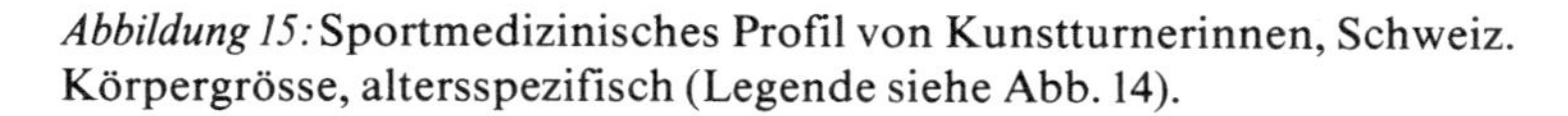

Abbildung 15: Sportmedizinisches Profil von Kunstturnerinnen, Schweiz. Körpergrösse, altersspezifisch (Legende siehe Abb. 14).

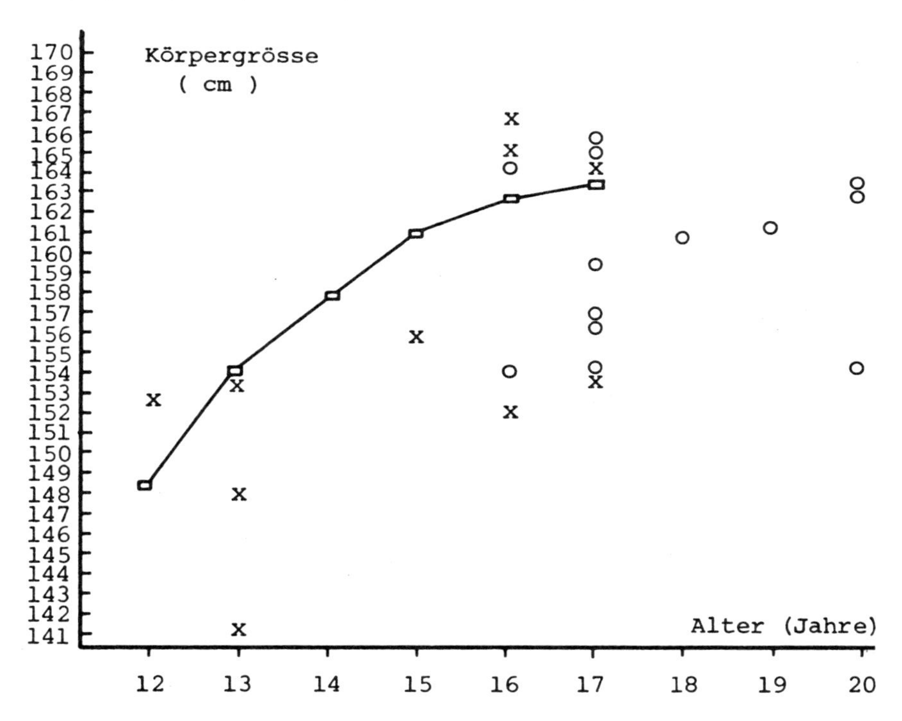

7. Flexibilität

Die Beweglichkeit des Schultergelenks wurde im «Schnur-Versuch» erfasst, d.h. mit der Messung des minimalen Abstandes zwischen den Händen, die gerade noch eine Kreisbewegung der gestreckten Arme von vorne

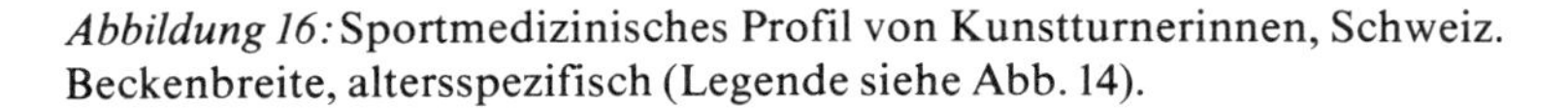

Abbildung 16: Sportmedizinisches Profil von Kunstturnerinnen, Schweiz. Beckenbreite, altersspezifisch (Legende siehe Abb. 14).

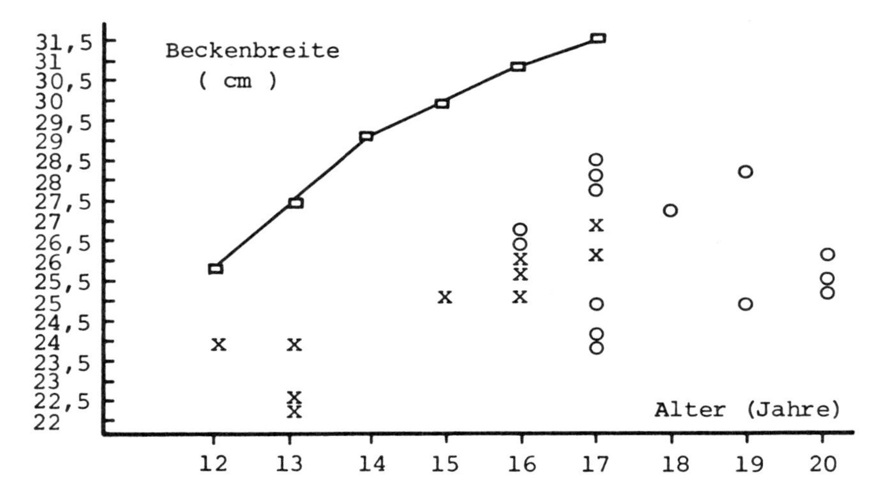

bis hinten zum Kreuzbein und zurück ermöglichte. Es ergaben sich folgende Durchschnittswerte:

Gruppe D (10 Turnerinnen der Nationalmannschaft) = 49,2 cm
Gruppe M (20 Mädchen der Sekundarschule) = 72,0 cm

Die Messungen des Fingerspitzen-Boden-Abstandes, der ein Mass der Beweglichkeit des Rumpfes nach vorwärts ist, ergaben bei der Gruppe D einen Mittelwert von 23,0 cm und bei der Gruppe M 9,1 cm.

Alle Turnerinnen konnten sitzend nach vorn geneigt den Boden mit der Brust erreichen; sie hatten diese anteriore Flexibilität aus dem Hüftgelenk heraus ohne Kyphosierung der Wirbelsäule ermöglicht (Tab. 27).

Tabelle 27: Sportmedizinisches Profil von Kunstturnerinnen, Schweiz. Minimaler Brust-Boden-Abstand, bei gespreizten und gestreckten Beinen im Sitzen.
Gruppe D = 10 Turnerinnen der Nationalmannschaft
Gruppe M = 20 Mädchen einer Sekundarschule Ascona TI als Kontrollgruppe

	0 cm	1–10 cm	11–20 cm	20 cm
Gruppe D	10	–	–	–
Gruppe M	2	4	7	7

Hinsichtlich der Wirbelsäulenbeurteilung zeigten die vier ältesten Turnerinnen, bei denen ständig eine verstärkte thorakale Kyphosierung vorhanden war, eine schlechte Haltung (Turnerbuckel), während die übrigen eine normale bis fraglich schlechte Haltung aufwiesen. Durch Beuge- und Streckpositionen zeigten sich keine fixierten Fehlformen, obwohl in zwei Fällen eine Beweglichkeitseinschränkung eines bestimmten WS-Abschnittes nicht auszuschliessen war.

8. Spirometrie

Die Spirometriewerte wurden nach den Wiss. Tab. Ciba-Geigy (8. Auflage 1980) je nach den verschiedenen Temperatur-, Druck- und Feuchtigkeitsverhältnissen der Luft auf Lungenwerte umgerechnet (Abb. 17, nächste Seite). Es zeigt sich, dass die jungen Turnerinnen im Gegensatz zu den Normalwerten von Heimendinger, aber auch gegenüber den meisten Kontrollprobandinnen aus unserer Vergleichsgruppe doch eine bessere Vitalkapazität aufweisen. Der Tiffeneau-Test ergab folgende Werte:

Gruppe D (10 Turnerinnen der Nationalmannschaft) = 83 %
Gruppe M (20 Mädchen der Sekundarschule) = 78 %

9. Ergometrie

Zur Beurteilung der Funktionsfähigkeit des Kreislaufes wurden die beiden Gruppen D und M aufgefordert, 15 tiefe Kniebeugen in 30 Sekunden auszuführen. Im Gegensatz zur Lorenzschen Funktionsprüfung wurde hier nur eine Pulsmessung zwischen der 0. und der 15. Sekunde der Erholungsperiode und eine Blutdruckmessung zwischen der 15. und der 30. Sekunde durchgeführt.

Die Abbildung auf Seite 81 wurde absichtlich nicht zu Regressionslinien umgewandelt, da diese Graphiken zeigen sollen, wie unterschiedlich die Anpassung des Herz-Kreislaufsystems der Turnerinnen bei einer bestimmten Belastung ist.

Die 10 Turnerinnen zeigen sehr verschiedene Belastungsadaptionen, die hauptsächlich von der Konstitution und vom Betreiben anderer Sportarten abhängig sind. Es besteht keine Beziehung, weder zwischen Leistung im Kunstturnen und den Ergebnissen dieser Funktionsprüfung noch zwischen älteren und jüngeren Turnerinnen.

Abbildung 17: Sportmedizinisches Profil von Kunstturnerinnen, Schweiz. Vitalkapazität, altersspezifisch.

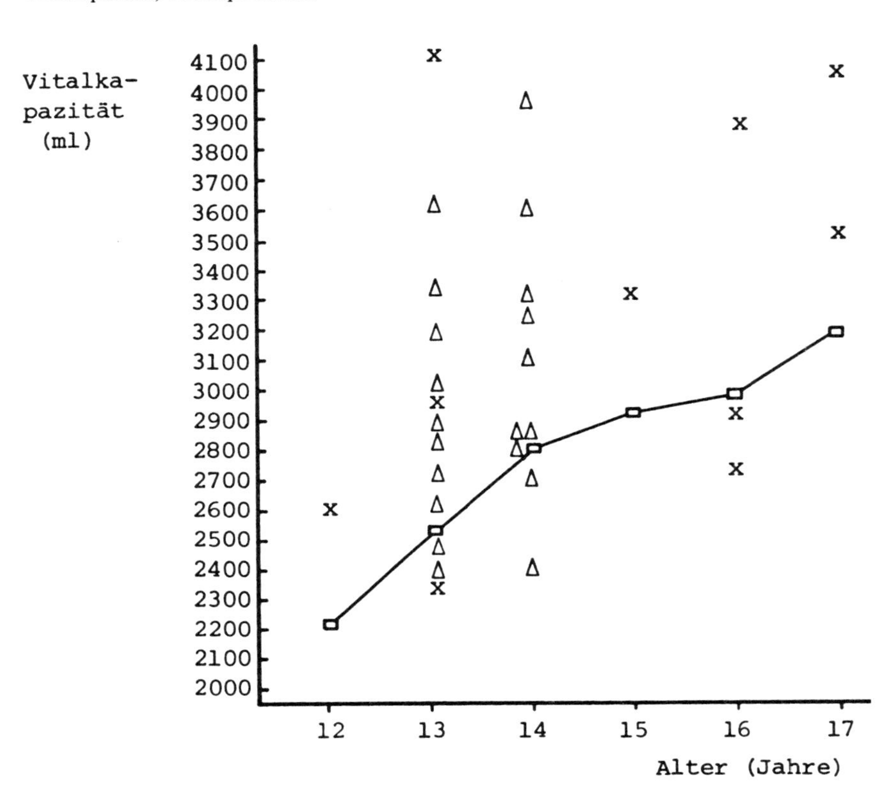

× = Gruppe D (10 Turnerinnen der Nationalmannschaft)
△ = Gruppe M (20 Mädchen der Sekundarschule)
□ = Normalwerte aus den Wiss. Tab. Ciba-Geigy

10. Dynamometrie

Schliesslich wurde noch die Handdruckkraft gemessen und in Beziehung zum Körpergewicht gesetzt (Abb. 19 auf Seite 82).

Abbildung 18: Sportmedizinisches Profil von Kunstturnerinnen, Schweiz. Puls- und Blutdruckregistrierung vor und nach 15 tiefen Kniebeugen. s = systolisch, d = diastolisch.

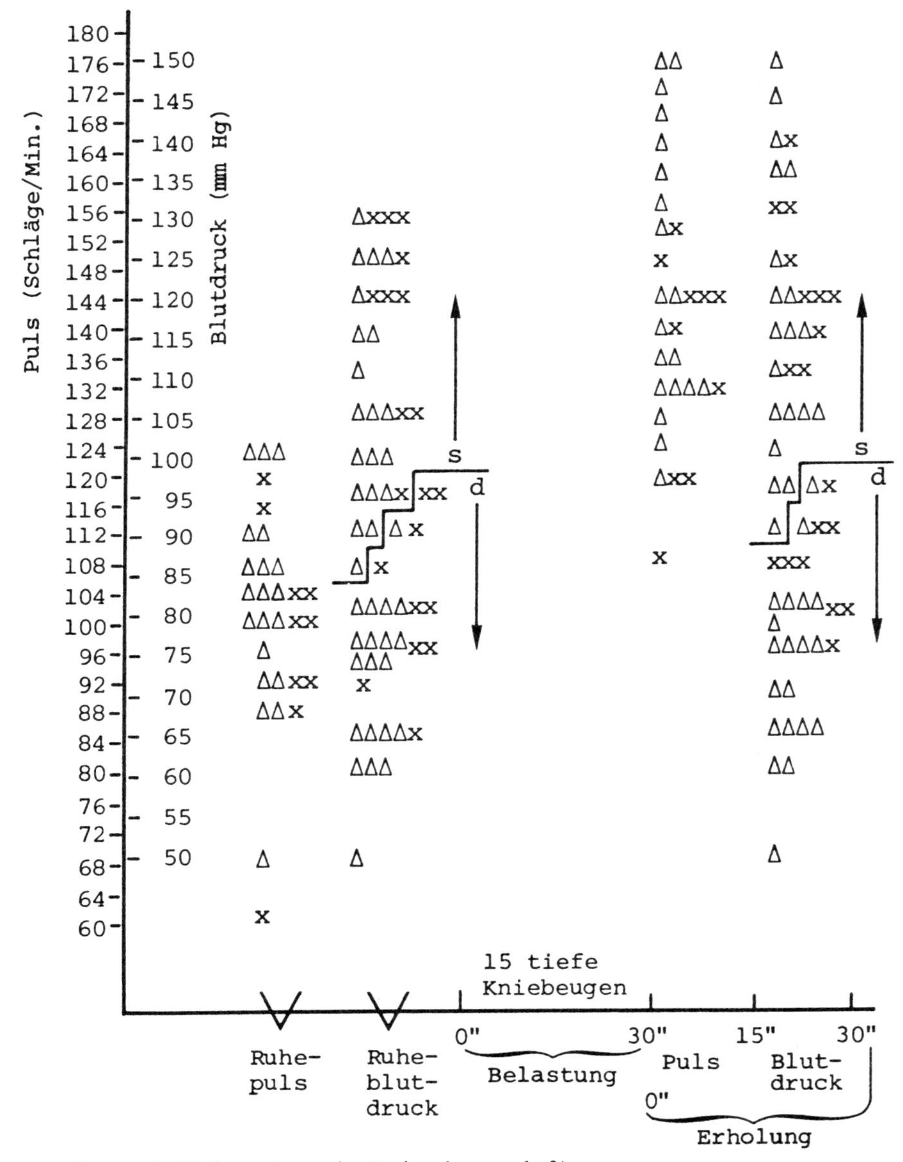

x = Gruppe D (10 Turnerinnen der Nationalmannschaft)
△ = Gruppe M (20 Mädchen der Sekundarschule Ascona/TI)

Abbildung 19: Sportmedizinisches Profil von Kunstturnerinnen, Schweiz. Handdynamometrie. Verhältnisse zwischen Körpergewicht und Durchschnittswert der zwei Messungen an den beiden Händen.

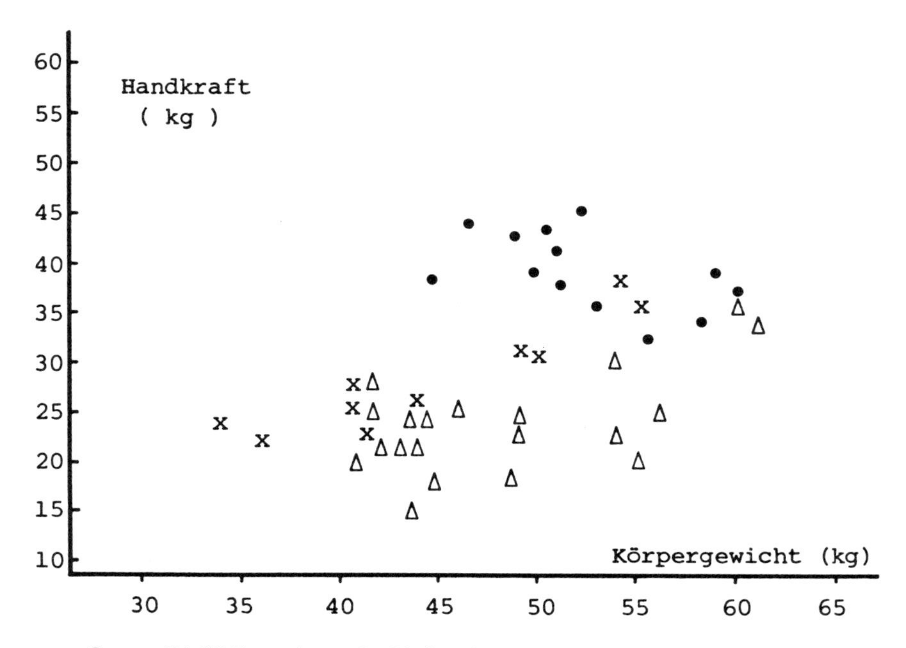

× = Gruppe D* (10 Turnerinnen der Nationalmannschaft)
△ = Gruppe M* (20 Mädchen der Sekundarschule)
● = 14 junge Turnerinnen der Europa-Meisterschaft in Moderner Gymnastik 1969 (*Pool,* 1969) **.

* = Handergometer der Firma Stoelting Co. Chicago
** = Bettendorf Dynamometer

Die Durchschnittswerte von 38 Kunstturnerinnen der Europa-Meisterschaft 1967 in Amsterdam (*Pool* 1967) betrugen:

Alter = 20,5 Jahre, Gewicht = 52,6 kg, Handkraft re = 45 kg, Handkraft li = 38 kg

11. Neurophysiologischer Test: Raumorientierung

Zwei von einigen speziellen Untersuchungen, die auf der Suche nach eventuellen Förderungen von neurophysiologischen Mechanismen durchgeführt wurden, sollen hier noch genannt werden; es handelt sich um dieselben zwei Untersuchungen, die bei den Turnern erfolgt sind. Hinsichtlich der Raumorientierung wurden die Untersuchten aufgefordert, stehend auf dem Platz drei Drehungen nach einer Seite und dann wiederum drei Drehungen zurück mit dicht abgedeckten Augen in ungefähr 15 Sekunden durchzuführen. Mit weiteren Massnahmen wurde jede akustische oder visuelle Orientierungsmöglichkeit ausgeschlossen. Die Fehlerwinkel zwischen Ausgangsstellung und Endstellung wurden gemessen; sie sind in der folgenden Tabelle enthalten.

Tabelle 28: Sportmedizinisches Profil von Kunstturnerinnen, Schweiz.
Raumorientierung. Verfahren und Bemerkungen: siehe Text.
Gruppe D = 10 Turnerinnen der Nationalmannschaft
Gruppe M = 20 Mädchen der Sekundarschule Ascona/TI

	0°	5°–30°	35°–60°	65°–90°	95° u.m.
Gruppe D	4	0	1	4	1
Gruppe M	3	6	4	3	4

12. Sportspezifischer Kreislaufregulationstest

Zur Testung der Kreislaufregulation wurden die Untersuchten aufgefordert, einen Handstand gegen die Wand während 30–45 Sekunden zu halten. Turnerinnen und Schülerinnen wurden durch Hilfspersonen an den Unterschenkeln hochgezogen. Die markantesten Resultate sind in der Tabelle 29 auf Seite 84 festgehalten.

13. Diskussion

Alle diese Ergebnisse besagen, dass die junge Kunstturnerin wohl hinsichtlich der Flexibilität den gleichaltrigen Kontrollprobandinnen eindeutig überlegen ist, nicht jedoch hinsichtlich der Kreislauffunktion sowie der Vitalkapazität. Allerdings zeigt sich bei ihnen ein Trend zu ökonomischeren Werten.

Die Erhebungen von *Bausenwein u. a.* (1971) an 41 Kunstturnerinnen mit einem Durchschnittsalter von 17,8 Jahren (bei einer Altersstreubreite von 12 bis 29 Jahren) haben eine Durchschnittsgrösse von 159,3 cm und ein Durchschnittsgewicht von 50,6 kg ergeben. Die mittlere Vitalkapazität ist mit 3000 ccm gemessen worden, der Ruheblutdruckwert mit 118/71 mmHg. Die Turnerinnen haben bei einer durchschnittlichen Leistung von 125 Watt

Tabelle 29: Sportmedizinisches Profil von Kunstturnerinnen, Schweiz. Kreislaufregulation. Verfahren und Bemerkungen: siehe Text.
Gruppe D = 10 Turnerinnen der Nationalmannschaft
Gruppe M = 20 Mädchen der Sekundarschule Ascona/TI

	Ruhe-BD	BD nach dem Handstand	systolisch	diastolisch	Amplitude
Gruppe D	120/100	125/95	+05	−05	+10
	130/90	100/75	−30	−15	−15
	140/70	140/80	0	+10	−10
	125/65	115/85	−10	+20	−30
	105/75	120/80	+15	+05	+10
	120/80	100/70	−20	−10	−10
	95/75	110/85	+15	+10	+05
	105/85	120/90	+15	+05	+10
	130/85	120/90	−10	+05	−15
	120/95	115/80	−05	−15	+10
Gruppe M	130/80	95/70	−35	−10	−25
	125/80	105/75	−20	−05	−15
	115/75	90/60	−25	−15	−10
	105/75	95/70	−10	−05	−05
	100/65	105/75	+05	+10	−05
	95/65	80/70	−15	+05	−20
	90/75	80/50	−10	−25	+15
	125/90	140/100	+15	+10	+05
	115/70	100/70	−15	0	−15
	95/75	90/50	−05	−25	+20
	100/75	85/70	−15	−05	−10
	90/60	80/20	−10	−40	+30
	95/65	80/70	−15	+05	−20
	110/50	85/65	−25	+25	−40

eine maximale O_2-Aufnahme von 1,8 Litern erreicht, der mittlere Sauerstoffpuls ist mit 8,7 errechnet worden. Auch diese Werte entsprechen lediglich einer durchschnittlichen Leistungsfunktion; Geräteturnen fördert die Beweglichkeit, nicht jedoch die Ausdauerleistungsfähigkeit. Zweifellos sind jene Turner und Turnerinnen im Vorteil, welche sich durch Zusatz- bzw. Ausgleichssportarten auch in diesem Bereich der Allgemein- und Kraftausdauer qualifizieren, ohne dadurch ihre Schnellkraftleistungsfähigkeit zu beeinträchtigen. *Macha u. a.* (1968) haben mittels Pulstelemetrie bei sieben 12- bis 14jährigen Turnerinnen während des Trainings gerade bei den weniger leistungsfähigen Turnerinnen Herzfrequenzen über 190 pro Minute gemessen. *Waterloh u. a.* (1968) haben die gleichen Aussagen bei Fechterinnen messmethodisch bestätigen können.

Die sportmedizinischen Hauptprobleme junger Turnerinnen liegen jedoch nicht in der Herz-Kreislauffunktion, sondern im sportorthopädischen Bereich. Viele dieser Athletinnen leiden unter schmerzhaftem Hartspann vor allem der Schulter- und Rückenmuskulatur. Ein Drittel der von *Bausenwein u. a.* (1971) untersuchten Turnerinnen klagten über Kreuzschmerzen; in einem Drittel der Fälle wurden in beiden Turnerinnengruppen Skoliosen sichtbar; *Jäger* (1969) hat bei je 12 männlichen und weiblichen Olympiakandidaten im Kunstturnen in einem Viertel (Männer) bzw. ebenfalls bei einem Drittel (Frauen) röntgenologische echte Skoliosen diagnostiziert. Zweifellos sind diese Fehlhaltungen nicht ausschliesslich durch den Leistungssport bedingt, doch ist ein hartes Training über Jahre hinweg als verstärkender Faktor einer derartigen Haltungsschädigung nicht zu leugnen. Regelmässige sportärztliche Kontrolle und gemeinsame Beratung mit dem Trainer sind unerlässlich, um vor konsekutiven, irreversiblen Dauerschäden zu bewahren.

14. Zusammenfassung

In einer Studie an 10 Hochleistungsturnerinnen der Schweizer Nationalmannschaft sowie an 20 gleichaltrigen Tessiner Sekundarschülerinnen als Kontrollprobandinnen wurden die Lebensgewohnheiten sowie das sportmedizinische Leistungsprofil untersucht. Immer jüngere Kunstturnerinnen haben in den letzten Jahren Goldmedaillen erworben; die Rumänin Nadja Comaneci wurde in Montreal als 14jährige bejubelt. In Moskau 1980 waren 58 von 71 Turnerinnen noch unter 160 cm gross und 64 leichter als ein Zentner. Unsere untersuchten Turnerinnen waren im Mittel 15 Jahre alt. Im Mittel wurden pro Woche 18 bis 19 Stunden Training absolviert. Die anthropometrischen, ergometrischen und spirometrischen Untersuchungswerte ergaben aufschlussreiche Vergleichswerte gegenüber den Kontrollprobandinnen. Beispielsweise war im Flexibilitätstest der Fingerbodenabstand mit +23 cm bei den Turnerinnen wesentlich grösser als bei den Schülerinnen mit +7 cm. Auch im neurophysiologischen Test (Raumorientierung) sowie in der Kreislaufregulation (Handstand gegen die Wand während 30 Sekunden) zeigten die Turnerinnen bessere Werte. In der Diskussion werden vor allem die sportorthopädischen Probleme im Bereich der Wirbelsäule erörtert.

Sportmedizinische Probleme im Schulturnen

1. Einleitung, Material, Auswertung

Die Förderung und Verbesserung des Turnunterrichts ist nicht nur ein pädagogisches, sondern auch ein wichtiges präventivmedizinisches Anliegen. Besondere Bedeutung kommt dabei sporthygienischen Überlegungen zu. Was sagen die Sportlehrer selbst zu derartigen Problemen? Wünschen sie eine tägliche Turnstunde pro Woche? Welche Geräte stehen zur Verfügung? Wie steht es mit der ökonomischen Auslastung der Turnstunden, mit den Sportbefreiungen, mit der Freude der Schüler am Turnunterricht? Bei welcher Sportart entstehen die meisten Unfälle? Verunfallen mehr Knaben oder Mädchen? Was sollen schliesslich Sportlehrer über sporthygienische Fragen erfahren? Aus eigener fünfjähriger pädagogischer Praxiserfahrung auch im Schulturnunterricht in einer Landschule sowie aus weiterer zehnjähriger medizinischer Erfahrung als leitender Schularzt in einer Grossstadt waren die verschiedenen Sorgen und Schwierigkeiten bekannt. Um diesen Problemen nachzugehen, haben wir auf einer Turnlehrerkonferenz im Kanton Zürich bei insgesamt 65 Sportpädagogen, und zwar bei 22 Damen und 43 Herren, vor einem Vortrag über sportmedizinische Probleme des Schulturnens entsprechende Erhebungen im Gruppeninterview durchgeführt und dabei jede Frage auf Aussagegehalt und Zumutbarkeit hin gemeinsam vorberaten. Die Antworten brachten teilweise sehr aufschlussreiche Ergebnisse; die Aussagen der weiblichen Lehrkräfte stimmten anteilmässig weitgehend mit denen ihrer männlichen Kollegen überein, so dass wir das Material zwar getrennt auswerteten, aber geschlossen betrachten konnten. Auf spezielle geschlechtsspezifische Unterschiede in den Antworten weisen wir im Text hin.

2. Tägliche Sportstunde

Die tägliche Sportstunde wird immer wieder von Pädagogen und Ärzten gefordert. Schon *Virchow* hat angedeutet, vormittags die Kinder geistig und nachmittags körperlich zu erziehen. Im Vordergrund stehen dabei nicht nur medizinische Überlegungen zur Prophylaxe von Haltungsschäden, sondern auch zur Förderung der optimalen Entwicklung des jungen Organismus. Zumindest wird die tägliche Bewegungshalbstunde angestrebt. Gerade aber die Stoffülle des Gesamtlehrplans zwingt immer wieder zu Reduktionen;

man verweist auf Freizeit und ausserschulischen Sport. Wie urteilen die Sportlehrer selbst über diese Fragen? Ein Drittel dieser Lehrer tritt für die tägliche Turnstunde ein (Tabelle 30).

Tabelle 30: Erwünschte Turnstundenzahl pro Woche, Sportlehrer Zürich (n = 65).

Wöchentlich 3 Turnstunden wünschen	9 Sportlehrer
Wöchentlich 4 Turnstunden wünschen	21 Sportlehrer
Wöchentlich 5 Turnstunden wünschen	11 Sportlehrer
Täglich eine Turnstunde wünschen	23 Sportlehrer
keine Antwort	1 Sportlehrer

In diesem Zusammenhang werden auch Überlegungen angestellt, ob eine tägliche körperliche Tätigkeit die geistigen Leistungen des Schülers positiv beeinflusst. 13 Probanden vermuten keine Verbesserung der geistigen Leistungen bei täglicher Turnstunde, 13 eine gleiche bis bessere Leistung, 38 eine eindeutig bessere Leistung, und 1 Proband gibt keine Antwort.

3. Aktive Stundenauslastung

Eine wichtige Aufgabe ist die weitgehende zeitlich ökonomische Stundenauslastung beispielsweise durch Üben «im Strom», durch Circuittraining, durch Gruppenaufteilung, durch variable Leistungsriegen. Überprüfungen von Turnstunden haben oft noch keine optimale Ausnützung der Zeit durch körperliche Übungen ergeben; es besteht zuweilen das Problem der Unterforderung bzw. der Unterlastung. In einer deutschen Grossstadt waren hundert untersuchte Schulturnstunden nur zu 24% intensiv ausgelastet, die Schüler waren pro Turnstunde im Mittel nur 593 Sekunden in Bewegung (*Biener* 1972). *Klimt* und *Falk* (1970) haben die körperliche Belastung mittels radiotelemetrischer EKG-Registrierungen bei 147 zwölf- bis fünfzehnjährigen Schülern während eines schulsportlichen Übungszyklus gemessen und daraus gefolgert, dass die Pausenlängen je nach Belastungsintensität der Einzelübungen anzusetzen sind. Wieweit ihre Turnstunden von dem Zürcher Sportlehrerkollektiv als ausgelastet erachtet werden, zeigt Tabelle 31.

Tabelle 31: Geschätzte Turnstundenauslastung, Sportlehrer Zürich (n=65).

Eine aktive Auslastung ihrer Schüler

zu 20–35% schätzen 4 Lehrer,	zu 60% schätzen 11 Lehrer,
zu 40% schätzen 11 Lehrer,	zu 65–80% schätzen 12 Lehrer.
zu 50% schätzen 21 Lehrer,	

Die weiblichen Lehrkräfte haben dabei im Mittel etwas höhere Auslastungsprozentwerte angegeben als die männlichen. *Makkar* (1967) hat Untersuchungen zur Erarbeitung eines Normensystems für die optimale Belastung von Schülern der 5. Klasse vorgelegt; sie hat dabei auf die Demoralisierung bei Unter-, teilweise schwerer Schäden bei Überbelastung hingewiesen. *Klimt* et al. (1974) haben die Atem- und Herzschlagfrequenz sowie biochemische Parameter (Glukose, PO_2) bei 80 acht- bis elfjährigen Schülern mit aktiver Erholung durch Umhergehen mit rund 4 km/h und vergleichsweise mit passiver Erholung durch Sitzruhe nach 60-, 200- und 800-m-Läufen untersucht und günstigere Werte bei aktiver Erholung mitgeteilt.

4. Sportbefreiung

Ein international vielfach diskutiertes Problem sind die Sportbefreiungen. Über die medizinischen Begründungen ist eine umfangreiche Literatur vorhanden (*Bürger* 1962, *Klaus* 1964, *Hoske* 1964, *Rosenkranz* und *Uhlenbrück* 1971). *Bürger* (1962) teilt mit, dass 42% aller Sportbefreiungen in der sportärztlichen Hauptberatung wegen Herz-/Kreislaufschäden, 31% wegen chirurgisch-orthopädischer Leiden und der Rest wegen sonstiger Krankheiten erfolgt sind. Von *Franke* (1962) ist seinerzeit für Frankfurt/O. ein Prozentsatz an Vollbefreiungen von 5,8%, an Teilbefreiungen von 2,3% und für Leipzig 8,9% bzw. 5,8% sowie für Berlin 12,0% bzw. 7,1% angegeben worden.

Die prozentualen Befreiungsquoten bei ihren Schülern werden von den Zürcher Sportlehrern in Tabelle 32 angegeben.

Tabelle 32: Partielle und totale Schulsportbefreiung der Schüler Zürich (n = 65).

	teilweise befreit	vollständig befreit
Zurzeit keine Schüler befreit	bei 4 Lehrern	bei 8 Lehrern
Zurzeit 0,5%–2% der Schüler	bei 17 Lehrern	bei 21 Lehrern
Zurzeit 3%–6% der Schüler	bei 14 Lehrern	bei 3 Lehrern
Zurzeit 10% und mehr	bei 6 Lehrern	bei 4 Lehrern
Keine Angaben	6 Lehrkräfte	

5. Sportfreudigkeit

Freude am Schulturnen ist ein wesentlicher Faktor des Unterrichtserfolges. Zweifellos ist das lustbetonte Moment didaktisch oft nicht einfach zu erarbeiten. Auf die Frage, wieviel Prozent ihrer Schüler keine Freude am Schulsport hätten, schätzten 16 Lehrer bis 9% der Schüler, 16 Lehrer 10% der Schüler, weitere 25 Lehrer 15%–30% der Schüler und 3 Lehrer die Hälfte und mehr Schüler entsprechend als lustlos ein. Drei Lehrkräfte schätzten alle ihre Schüler als sportfreudig ein, 5 gaben keine Antwort.

6. Sportgeräte

Die weiteren Fragen waren darauf gerichtet, welche Sportgeräte für ihren Turnunterricht und welche Verbesserungen an Einrichtungen und Räumen für ihren Sportbetrieb erwünscht und angestrebt werden. Die Angaben waren sporthygienisch recht aufschlussreich. Am häufigsten mit 40 Angaben wurde der Wunsch nach einem Lehrschwimmbecken laut, und zwar von 26 Lehrern und 14 Lehrerinnen, also fast von zwei Dritteln dieses Pädagogenkollektivs. Die Sportlehrerinnen wünschten sich weiterhin Grünanlagen (5), Bälle (3), Bodenmatten (3), Laufbahnen, Sprungbrett, Schwebebalken, Stufenbarren, Turnhalle (je 2 Angaben), Hürden, Langlaufski, Minitrampolin, Videorecorder, Fanggerät (je 1). Die Sportlehrer erstrebten Fitnessräume (13 Angaben), Finnenbahn, Laufbahn, Musikspieler (je 4), Ergometer, Turnhalle, Grünanlagen (je 3), Bälle, Bodenmatten, LAS-Geräte, Minitrampolin, Tennisplätze (je 2), Eisfeld, Fanggerät, Hürden, Sprungbrett, Duschraum, Videorecorder (je 1). 2 Lehrerinnen und 5 Lehrer gaben keine Antwort.

7. Unfälle im Schulsport – Epidemiologie

Von insgesamt 2682 im Berichtsjahr registrierten Schülerunfällen in der Stadt Zürich ereigneten sich 38% während der eigentlichen lehrplanmässigen Turnstunden; wir errechneten auf 38,5 Schüler einen Unfall im Schulturnen, also 2,6 Schulturnunfälle auf 100 Schüler im Jahr (*Biener* und *Laetsch* 1970). Bei den 33 556 Schülern liess sich ein Unfall auf rund 5000 Turnstunden errechnen, und zwar auf 4870 Stunden bei den Knaben und 5200 bei den Mädchen. *Johansen* (1955) hat in Norwegen bei 186 Unfällen im Schulsport eine Unfallhäufigkeit von 1,47% bei den Jungen und von 0,76% bei den Mädchen gesehen.

Unser Sportlehrerkollektiv weiss ebenfalls in der Mehrzahl, dass die Knaben häufiger Schulsportunfälle verursachen; am meisten werden Schulsportunfälle beim Spiel vermutet, danach beim Fussball und beim Geräteturnen. In der Tat sind bei den Schulturnunfällen in Zürich 36% beim Ballspiel, 25% beim Geräteturnen, 11% bei Laufübungen, 7% bei Hoch- und Weitsprung und 6% beim Spiel ohne Ball, der Rest bei sonstigen Sportarten erfolgt. Wie die Pädagogen diese Frage genauer einschätzen, zeigt Tabelle 33.

Tabelle 33: Geschlechter- und sportspezifische Schülerunfälle, Sportlehrer Zürich (n = 65).

Mehr Knaben haben Schulsportunfälle	sagen	50 Lehrkräfte
Mehr Mädchen haben Schulsportunfälle	sagen	9 Lehrkräfte
Beide Geschlechter gleich viele	sagen	5 Lehrkräfte
Keine Antwort	gibt	1 Lehrkraft
Die meisten Unfälle geschehen		
beim Spiel,	sagen	25 Lehrkräfte
beim Fussball,	sagen	13 Lehrkräfte
beim Handball,	sagen	5 Lehrkräfte
beim Basketball,	sagt	1 Lehrkraft
beim Eishockey,	sagt	1 Lehrkraft
		45
beim Geräteturnen,	sagen	9 Lehrkräfte
am Pferd,	sagen	4 Lehrkräfte
an den Ringen,	sagen	4 Lehrkräfte
am Reck,	sagen	3 Lehrkräfte
		20

Ein gutes Wissen der Turnlehrer um die Unfallzusammenhänge ist eine wichtige Voraussetzung der Prävention. Eine entsprechende Turnpraxis in der Primarschule (*Herwanger* und *Geiger* 1980) sowie in der Sekundarschule (*Knirsch* 1980) hat diese Probleme zu beachten.

8. Unfälle im Schulsport – Lehrerurteile

Dass Knaben mehr Sportunfälle haben, begründen die Lehrer mit grösserer Risikofreude, mehr Kraftspielen, mehr Bewegungsdrang, grösserer Unvorsichtigkeit und Leistungssport der Knaben; diejenigen Lehrer, die mehr Mädchen in Schulsportunfälle verwickelt glauben, vermuten den grösseren Ehrgeiz oder einen häufigeren Arztbesuch der Mädchen dahinter. Fragt man gezielt, an welchen Geräten wohl die meisten Unfälle geschehen, so werden in 30 Fällen das Pferd, in 17 die Ringe, in 10 der Barren und in 8 das Reck angegeben. In Wirklichkeit waren in unserem Untersuchungsmaterial von 167 Geräteunfällen 23% an den Ringen, 20% am Bock/Pferd, 13% am Reck, 9% am Barren und 35% an sonstigen Geräten entstanden.

9. Informationsinteresse an Sportmedizin

Fragt man abschliessend, welche Probleme der Sportmedizin diese Turnlehrer interessieren, so werden von den Männern folgende Bereiche, der Häufigkeit nach geordnet, genannt: «Sportmedizin allgemein – Belastungsfähigkeit des Jugendlichen – Vorschläge für Präventivübungen – Unfallverhütung – Gesundheitsschädigung im Sport – Ursachen von Zivilisationsschäden – medizinische Grundregeln für Leistungssport – warum fehlt für 17- bis 18jährige der Sportbetrieb – warum Geräteturnen statt Aufbautraining – wichtigste Teilgebiete des Turnunterrichts aus ärztlicher Sicht.» Die Frauen in diesem Kollektiv interessiert die Belastbarkeit Jugendlicher, Sportmedizin und Menstruation, spezielle Fragen des Frauensports, Präventionsmassnahmen im Sport, Trainierbarkeit in verschiedenen Altersstufen, sozialmedizinische Belange des Sports, Sport und Gesellschaft, Sport und Ethik, Unfallschutz. Auch Wünsche nach einer sportmedizinischen Weiterbildung in ihrem Beruf werden laut.

10. Zusammenfassung

An 65 Zürcher Sportlehrern werden Erhebungen über sporthygienische Fragen durchgeführt. Für eine tägliche Turnstunde treten 23 dieser Pädagogen ein. Die Stundenauslastung durch aktive Tätigkeit der Schüler wird von einem Viertel der Lehrer mit unter 50%, von einem Drittel mit 50% und von einem Drittel mit über 50% angegeben. Bei den meisten Lehrern sind zurzeit 0,5% bis 2% der Schüler vom Turnunterricht teilweise oder ganz befreit. Die Verbesserungswünsche des Turnunterrichts zielen bei einem Drittel der Lehrer auf die Benützung bzw. Einrichtung von Lehrschwimmbecken hinaus, auch auf spezielle Geräte oder Anlagen. Das Wissen dieses Lehrerkollektivs über Sportunfälle ist sehr gut; über drei Viertel vermuten mit Recht, dass Knaben häufiger Schulsportunfälle erleiden und die meisten derartigen Unfälle beim Spiel bzw. Ballspiel entstehen. Diese Vermutungen werden durch Faktenzahlen aus der Unfallstatistik von 2682 Schülerunfällen mit 38% Turnstundenunfällen im Berichtsjahr in Zürich bestätigt.

Das sportmedizinische Profil des Landhockeyspielers

1. Geschichte

Bereits im Altertum gab es Spiele mit Stock und Ball, die einen hockeyähnlichen Charakter hatten. Die ältesten historischen Urkunden eines Spiels mit Stock und Ball stammen aus Persien und datieren einige Zeit vor Christi Geburt, wie auch aus dem klassischen Griechenland, wo es auch auf Vasenmalerei verewigt wurde. Bis heute ist jedoch nicht bekannt, wie die Spiele abliefen. Verschiedene Überlieferungen berichten von unterschiedlichen Gliederungen und Grundgedanken des Spiels, das aber grundsätzlich mit gekrümmten Stöcken und verschiedenen Arten von Bällen betrieben und dazu noch als ältestes und populärstes Spiel bezeichnet wurde.

Bei Völkern, die besonders eng mit dem Pferd verbunden waren, übte man sich schon damals für die bessere Gewandtheit im Kriege in einem Spiel mit Stock und Ball zu Pferd. In Tibet entstand daraus schliesslich das Polospiel, das heute noch in einigen Ländern gespielt wird. Historische Überlieferungen von Spielen mit Stock und Ball wurden ausser bei den asiatischen Völkern auch bei den Griechen, bei den Römern, Kelten und Indianern Nord- und Südamerikas gefunden.

Die Ursprünge des modernen Hockeys sind in Irland zu suchen, wo aus der keltischen Überlieferung das Hurling entstand; es wird heute noch gespielt und zeigt eine eher kampfbetonte Handlung, der Stock hat noch die waffenartige Keulenform beibehalten.

Hurling breitete sich aus und wurde im 17. Jahrhundert in Schottland unter dem Namen Shinty und in England unter dem Namen Kappan gespielt. Etwas später verlegten die Engländer ihr Kappanspiel auch auf das Eis und nannten es Bandy. Es war eher eine Anpassung an die winterlichen Gegebenheiten. Noch heute ist es in ganz Nordeuropa und Russland beliebt. Eine Formvariante davon entstand später wiederum in England und entwickelte sich zum heute weltweit verbreiteten Eishockey.

Im Zuge der geschichtlichen Umwandlungsprozesse der Stockballspiele Hurling, Kappan und Bandy in England setzte sich gegen Ende des letzten Jahrhunderts die Bezeichnung Hockey durch, das unter diesem Namen 1875 seine ersten schriftlichen Regeln bekam. Wie Fussball und Rugby brachten die Engländer Hockey mit festen Regeln in eine zeitgemässe Form.

In der neuen Art verbreitete sich das Hockey wieder in Schottland, Irland und in den Commonwealth-Ländern, um 1900 auch im kontinentalen

Europa. Als man anfing, internationale Begegnungen abzuhalten, wurde ein International Hockey Board (IHB) gegründet, der auf internationaler Ebene über die Regeln wachte und später auch die Kompetenz hatte, diese Regeln den Bedürfnissen der Entwicklung anzupassen.

In der Periode vor dem Ersten Weltkrieg galt England als Lehrmeister und beste Nation im Hockey. Diese Tatsache änderte sich drastisch, als nach dem Krieg die ersten Begegnungen mit den Indern stattfanden. Diese hatten die Form des Stockes etwas verfeinert und spielten auf gut geebneten und relativ harten Plätzen, ausserdem konnten sie wegen des günstigen Klimas das ganze Jahr lang trainieren. Die stocktechnische und läuferische Überlegenheit der Inder und später auch der Pakistaner dauerte bis in die achtziger Jahre an. Die indische Stockform setzte sich in Europa durch. Um die Wintermonate zu überbrücken, begann man während der kalten Monate in Sporthallen zu spielen; diese Entwicklung führte zum Hallenhockey, einem eher stocktechnisch betonten Spiel, das sich als Winter-Hockey-Form in ganz Europa etabliert hat.

Die Spielregeln des Hockeys wurden seit der Gründung des IHB (jetzt FIH) verschiedentlich geändert, besonders um den Spielfluss zu erhöhen, ohne gleichzeitig eine höhere Gefährdung der einzelnen Spieler in Kauf nehmen zu müssen. Diese Entwicklung ist bis heute noch nicht ganz abgeschlossen, da es noch immer Spielsituationen gibt, die nicht ganz zufriedenstellend geregelt sind.

2. Geräte, Technik, Regeln

Der Stock entspricht der durch die Inder eingeführten Form. Er zeichnet sich durch einen harten, aber elastischen Schaft aus, der im allgemeinen mit Stoff-, Frottee- oder Lederband umwickelt ist, sowie eine kurze, eng gebogene Hartholzkeule, die immer auf der gleichen Seite eine flache respektive eine runde Seite hat. Die Länge des Stocks beträgt etwa 36–37 Zoll (91–93 cm). Das Gewicht muss zwischen 12 und 28 Unzen (340–794 g) liegen. Die Keule darf nicht breiter sein, als dass sie durch einen Ring mit 5,1 cm Innendurchmesser geschoben werden kann.

Der Ball weist ein Gewicht von 156–163 g und einen Umfang von 22,4–23,5 cm (∅ 7,3 cm) auf. Er besteht aus einem harten Kern aus Holz oder Kork-Hartgummi-Gemisch und einer derben Aussenschicht aus Leder oder Plastik. Leichte Schienbeinschoner sind im allgemeinen der einzige Schutz, den die Feldspieler tragen. Der Torwart hingegen ist verpflichtet, einen Gesichtsschutz zu tragen; ausserdem ist er mit überkniehohen Schienbeinschonern, Fussschonern zum Ballkicken, Tiefschutz, gepolsterten Handschuhen, Brustpanzer und evtl. gepolsterten Hosen ausgerüstet.

Beim Feldhockey hat das Spielfeld eine Länge von 91,4 m und eine Breite von 55 m. Die Tore messen 3,66 × 2,14 m. Um die Tore ist im Abstand von 14,63 m vom nächsten Punkt der Torlinie ein Halbkreis gezogen, der sogenannte Schusskreis.

Das Hallenfeld entspricht samt den Toren dem Hallenhandballfeld. Die wichtigsten Unterschiede sind der Schusskreis im Abstand von 9 m und die 10 cm hohe Bande, die entlang der Seitenauslinie läuft.

Der Hallenstock ist leichter und hat eine etwas kürzere Keule; der Ball ist nahtlos und aus Kunststoff.

Die Feldmannschaft besteht aus 11 Spielern, davon ein Torwart. In der Halle spielen 5 Feldspieler, ein Torwart und maximal 6 Auswechselspieler.

Die Spielzeit beträgt 2mal 35 Minuten brutto, d. h., dass insgesamt nur etwa 30–35 Minuten gespielt werden; der zeitliche Rest besteht aus Unterbrüchen, die durch das strenge und komplizierte Regelwerk den Intervallcharakter des Spiels prägen. Das Spiel wird durch zwei Schiedsrichter, die sich gegenseitig unterstützen, geleitet.

Die Regeln versuchen die für den Spielfluss notwendige, feine Technik und den Spieler zu schützen. Der harte und oft sehr schnelle Ball sowie der handliche und sehr dynamisch eingesetzte Stock bergen ein hohes Verletzungspotential in sich, weshalb der Ball nur mit dem Stock gespielt werden darf. Der Ball darf nur in Ausnahmen hoch und nur mit der flachen Seite des Stocks gespielt werden. Die Berührung von Mann zu Mann ist prinzipiell verboten; ebenso sind Körperdrehungen untersagt, die dem Gegner ein Erreichen des Balls verunmöglichen («Sperren»). Der Torschuss ist nur innerhalb des Schusskreises möglich. Durch diese starken Einschränkungen besteht beim Spieler eine hohe Anforderung an Selbstdisziplin und Aufmerksamkeit. Hingegen wird dadurch das Hockey zu einer der wenigen Mannschaftskampfsportarten, die keine Körperaggressionen wie z. B. das Basketballspiel kennt. Trotz des harten Balls und des Stocks sinkt dadurch das Gefahrenpotential.

3. Ziel der Arbeit

Die Arbeit, die aus einer sozialmedizinischen Umfrage, einer spirometrischen sowie ergometrischen und einer anthropometrischen Untersuchung besteht, sollte ein möglichst umfassendes sport- und sozialmedizinisches Profil des Landhockeyspielers geben.

Bei der Umfrage wurden Daten über Körper, Person, Lebensgewohnheiten, Freizeitgestaltung, Beruf, gesundheitlichen Zustand, Sport- und Trainingshygiene, psychische Probleme und sportspezifische Verletzungen der Hockeyspieler gesammelt, wobei die Fragebogen auch an Frauen verschickt wurden, um gewisse Vergleichsmöglichkeiten zu haben. Die Untersuchungen hingegen wurden nur bei männlichen Spielern vorgenommen.

Hockey ist ein relativ selten praktizierter Sport in der Schweiz. Er wird in der nächsten Zeit wegen seiner geringen Publikumsattraktivität kaum einen grossen Zuwachs erhalten, weshalb er nicht von grosser sozialmedizinischer Bedeutung sein wird, besonders in bezug auf Unfallhäufigkeit. Doch soll die vorliegende Arbeit dieser Sportart selber dienlich sein, indem sie die wichtigsten Seiten zu beleuchten versucht und Vergleichsmöglichkeiten mit anderen ähnlichen Sportarten schafft. Landläufige Laienmeinungen werden diesem Sport nämlich kaum gerecht, besonders wenn man die erzieherischen Werte wie Eingliederungsfähigkeit, Selbstdisziplin und geistige Aufmerksamkeit betrachtet.

4. Methodik der Umfrage

Die Fragebogen mit 97 Fragen wurden von den jeweiligen Trainern an die einzelnen Spielerinnen und Spieler verteilt. Der Fragebogen war in die Abschnitte Personalien, Physiologie, Ausbildung/Beruf, Training, Freizeit und Hobbies, Familie, Lebensgewohnheiten, Gesundheit/Unfälle und Selbsteinschätzung unterteilt. Die Frauen hatten noch einen speziellen Abschnitt zu beantworten.

5. Probanden

Erfasst wurden 102 Männer und 51 Frauen, also insgesamt 153 Spieler.

Im folgenden werden die Antworten der Männer besprochen und die entsprechenden Zahlen, die die Frauen betreffen, dahinter in Klammern gesetzt und in besonderen Fragen erwähnt.

91 von 102 (47 von 51) Spielern waren Schweizer, drei Italiener (1), zwei Österreicher (1), ein Brite, ein Tschechoslowake. 4 Spieler machten keine Nationalitätsangaben; unter den Damen befand sich noch je eine Deutsche und eine Holländerin. Das durchschnittliche Alter der Spieler betrug 24,5 (23,9) Jahre. Der jüngste Spieler war 13, der älteste 62 Jahre alt (12 und 40), wobei die meisten Spieler zwischen 15 und 25 Jahre alt waren.

Befragt wurden 12 Klubs (7) der deutschsprachigen Schweiz, die die meisten Mannschaften in allen Spielklassen (Nationalliga A, B, 1. und 2. Liga, Junioren) in diesem Raume stellen. Aufgeschlüsselt nach Spielposition waren es 12 (6) Torhüter, 32 (17) Verteidiger, 33 (15) Aufbauspieler und 25 (13) Stürmer.

24 (10) Spieler waren im Kader der Nationalmannschaft, 18 (12) waren früher einmal dabei gewesen. Insgesamt handelte es sich um 41 (27) «A»-Spieler, 35 (25) «B»-, 11 (1) 1.-Liga-, 9 2.-Liga-, 13 (2) Juniorenspieler sowie

um einen Senior. Damit erfasst die Umfrage nicht nur den Spitzensport, sondern das gesamte Spektrum des Hockeys in der Schweiz.

Militärdiensttauglich waren 62%, hilfsdiensttauglich 3%, untauglich 7%. Die übrigen 28% waren noch nicht ausgehoben oder Ausländer. Die häufigsten Ursachen für eine Dispensation waren Rückenschäden, im übrigen handelte es sich um Krankheiten an Abdomen und Thorax, um einen Diabetes mellitus, um Gehörstörungen, um Blindheit an einem Auge und spezielle Verletzungen.

6. Physiologische Hinweise

Nach ihren eigenen Angaben betrug die Körperhöhe der Spieler im Mittel 177,3 (164,4) cm. Der kleinste Spieler war 150 (150) cm, der grösste 192 (176) cm hoch. Das Gewicht betrug im Mittel 70,5 (57,1) kg; es variierte zwischen 50 (46) und 89 (75) kg.

Während des Spiels trugen 11 (8)% eine Brille, dagegen ausserhalb des Spiels 23 (29)%. Kontaktschalenträger gab es nur 4 (6)%.

Schuheinlagen benützten während der Spiele nur einer, ausserhalb der Spiele hingegen vier Athleten.

Gelenkstützen verwendeten 10 (10)% der Spieler, und zwar für Handgelenke 1 (2)%, für Knie 2 (2)% und für Knöchel 7 (6)%. Da der Stock ausschliesslich auf eine Art geführt wird, und zwar mit der linken Hand am oberen Ende und die Rechte etwas mehr in der Mitte des Stockes, damit die Keule beim Vorhandschlag rechts vom Körper zu liegen kommt, war es interessant zu wissen, ob dadurch eine Händigkeit begünstigt und selektioniert würde. Mit 86 (84)% Rechtshändern und 6 (2)% Linkshändern sowie 10 (14)% Beidhändern scheint die Verteilung aber unauffällig zu sein.

7. Ausbildung und Beruf

Nach der Primarschule besuchten 71 (80)% der Hockeyaner die Sekundarschule, und 63 (41)% gingen in eine Berufsschule. Die Mittelschule absolvierten 28 (16)% der Spieler, eine Hochschule besuchten 7%, ein Technikum 7%, ein Seminar 4 (4)%, eine Handelsschule 4%. Dazu wurden noch Real-, Berufswahl-, Buchhalter-, Verkaufs- und Sprachschulen durchlaufen. 31 (33)% meinten, dass die Schule eine fördernde Wirkung auf ihre sportliche Tätigkeit hatte, 9 (2)% empfanden sie eher behindernd, und 60 (65)% fanden, dass sie gar keine Auswirkung auf ihre sportliche Entfaltung hatte.

Die Tabelle 34 gibt Auskunft über die Berufe und deren Verteilung bei den Hockeyspielern und deren Eltern.

Tabelle 34: Sportmedizinisches Profil des Landhockeyspielers. Schweiz (n = 102 Männer, 51 Frauen). Berufsverteilung der Spieler und deren Eltern.

	Spieler	*Vater*	*Mutter*
Gelernter Arbeiter/Angestellter	58 (41)%	63 (70)%	22 (23)%
Hausfrau	– (14)%	– (–)%	68 (72)%
Lehrberuf	2 (4)%	1 (2)%	4 (–)%
Schüler	15 (25)%	– (–)%	– (–)%
Akademiker/Student	9 (–)%	4 (4)%	– (–)%
Leitende Stellen	14 (10)%	21 (14)%	2 (–)%
Sonstige (Künstler etc.)	2 (6)%	11 (10)%	4 (5)%

Auf die Frage, wie die Eltern gegenüber dem Landhockeyspielen ihrer Kinder eingestellt waren, antworteten 33 (27)% der Spieler mit sehr gut, 45 (55)% mit positiv, 18 (12)% mit gleichgültig, 3 (2)% mit negativ und 1% sogar mit hinderlich. Man gewinnt Zeit für den Sport durch kompensationsfreie Arbeitstage, kurze Arbeitszeit, Turnstunden in der Schule, frei für Spiele in der Nationalmannschaft. Niemand gab an, finanziell oder sonst auf wirtschaftliche Art unterstützt zu werden. Ebenso zeigten die Vorgesetzten der Spieler in 42 (46)% mittleres Verständnis für ihren Sport, in 14 (7)% sehr viel, in 23 (27)% viel, in 18 (16)% wenig und 3 (4)% kein Verständnis für diese sportliche Tätigkeit. Nach der Belastung bei der Arbeit gefragt, gaben 22 (8)% an, stehend schwer, 24 (33)% stehend leicht und 54 (59)% sitzend zu arbeiten.

Nur 16 (6)% der Athleten wären bereit, ihren Beruf oder ihre Ausbildung zu kürzen bzw. zu verzögern für das Landhockeyspielen, 84 (94)% wären nicht dazu bereit.

8. Motivation zum Landhockeyspielen

Da Landhockey ein relativ selten praktizierter Sport ist, ist die Frage besonders interessant, weshalb diese Leute Hockey spielen. Damit sollen besondere psychische, technische oder sonstige Eigenheiten erfasst werden, ebenso Aussagen über die Motivation zum Hockey. Diese Motivationsbefragung kann eventuell Hinweise auf Werbung für den Nachwuchs und für eine Popularisierung des Sports bringen. Hockey verdient wegen seines hohen erzieherischen Wertes eine grössere Verbreitung, besonders wenn Jugendliche nach einer positiven Lenkung ihrer Aktionsbedürfnisse suchen. Weshalb sie Hockey spielen, beantworteten die Athleten folgendermassen:

Tabelle 35: Sportmedizinisches Profil des Landhockeyspielers. Schweiz (n = 102 Männer, 51 Frauen). Motivation zum Hockeyspiel.

Angaben in Prozent, Männer (in Klammern: Frauen)

1. Frage: «Warum spielen Sie Hockey?» (Mehrfachantworten)

Gesundheit	45 (43)%	Abwechslung	3 (4)%
Freude am Spiel	81 (84)%	Fitness/Bewegung	2 (2)%
Kameradschaft	53 (65)%	anderes	2 (3)%
Wettkampf	48 (33)%		

2. Frage: «Wer hat Sie zum Hockeyspielen motiviert?»

Freunde	66 (63)%	Feriensportkurs	3 (3)%
Eltern	15 (14)%	nahe Verwandte	4 (14)%
Schule	7 (2)%	Vereinswerbung	1 (–)%
Massenmedien	– (–)%	andere	1 (4)%
Nachbarschaft	3 (–)%		

Die befragten Sportler spielten im Schnitt schon seit 12,3 (8,7) Jahren Hockey, seit 10,7 (7,7) Jahren wettkämpfmässig.

Die Spieler meinten, man sollte etwa im Alter von 9,1 (10,2) Jahren anfangen, Hockey zu spielen, obwohl sie alle im Durchschnitt 3,8 (5,4) Jahre später angefangen hatten.

9. Trainingshygiene

Die Entwicklung des Hallenhockeys im Winter brachte einerseits eine neue Entfaltung der Technik und eine Steigerung der Leistung, andererseits auch grössere Belastungen und Unfallgefahren auf den Hallenböden mit sich. Drei Viertel der Hockeyaner spielen und trainieren sowohl auf dem Feld wie auch in der Halle, und ein Viertel spielt und trainiert vorwiegend auf dem Feldplatz. Dass diese Verteilung zum Teil durch die beschränkten Möglichkeiten beeinflusst wird, könnte dadurch angedeutet sein, dass nur 40 (33)% beide Spielarten gleichermassen lieben, 40 (53)% das Feld vorziehen und immerhin 20 (14)% lieber in der Halle spielen. Das Feld bevorzugt man, weil es mehr Raum bietet, wegen der Freiluftsituation, weil keine Halle zur Verfügung steht oder aus gesundheitlichen Gründen. Die Halle wird hauptsächlich wegen des technisch anspruchsvolleren Spiels, wegen des besseren Trainings und der grösseren Spielrasse vorgezogen.

9.1 Trainingsdauer

Im Mittel wurde etwa 10 (10,3) Monate im Jahr trainiert, am häufigsten zwischen 9 und 12 Monaten. In der Saisonvorbereitung wurden im Mittel 4,0 (2,4) Stunden pro Woche, während der Saison 4,3 (2,5) Stunden und in der Trainingspause 1,6 (1,5) Stunden pro Woche trainiert.

Von dieser aufgewendeten Zeit waren nach Meinung der Befragten im Schnitt 76% (77)% dem effektiven Training gewidmet. Der gute Wille, etwas mehr zu leisten, scheint sich bei der Frage nach den Stunden, die man bereit wäre, pro Woche ins Training zu stecken, zu zeigen, indem man mit 6,5 (4,1) Stunden im Schnitt etwa zwei Stunden pro Woche mehr trainieren möchte.

9.2 Trainingsbedingungen

Nur etwa die Hälfte der Spieler war mit ihren Trainingsbedingungen soweit zufrieden, dass sie sie als gut bezeichneten, nämlich 50 (57)%. 44 (35)% fanden sie befriedigend, und 6 (8)% meinten, sie seien schlecht. Es wurden u. a. folgende Punkte der Reihenfolge nach am meisten bemängelt: das Terrain, die schlechten Trainer, die Hinderung durch den Beruf oder die Schule, die schlechte Beleuchtung der Plätze. Entsprechend der geringen Verbreitung des Landhockeys sind auch nicht genug ausgebildete Trainer zu finden, weshalb 38 (51)% der Spieler von einem unausgebildeten Mitspieler trainiert werden. Unter solchen Umständen wird eine gewisse Unzufriedenheit verständlich, da ein Mitspieler sicher nicht immer genügend kompetent ist, den Anforderungen eines Trainers gerecht zu werden. Von einem guten Trainer erwarteten die Hockeyaner folgende Eigenschaften: 21 (24)% eine gewisse Härte, 19 (31)% Fairness und Gerechtigkeit, 19 (14)% Ausbildung und fachliche Kompetenz, 17 (10)% Kameradschaftlichkeit, 14 (8)% Vorbild sein, Konsequenz und Entschlossenheit 12 (18)%, natürliche Respektpersonen und Autorität 12 (12)%, psychologisch gewandt 11 (12)%, technisch gut 9 (18)%, verständnisvoll und Dialog fördernd 7 (4)%. Weiterhin wurden noch Ruhe, Geduld, taktische Gewandtheit, gute Motivation und Leistung verlangt.

9.3 Trainingsaufbau

Im Trainingsaufbau lag erwartungsgemäss der Schwerpunkt beim Lauf- und Techniktraining. Krafttraining hat im Hockey hingegen eine geringe Bedeutung, weil das Spiel körperlos ist und auch die Ballführung und die

Ballbehandlung kaum ein Übermass an Kraft erfordern. Die Werte für die genaue Aufgliederung des Trainings sind in Tabelle 36 zusammengestellt.

Tabelle 36: Sportmedizinisches Profil des Landhockeyspielers. Schweiz (n = 102 Männer, 51 Frauen). Trainingsaufbau.

Angaben in Prozent, Männer (in Klammern: Frauen)	*Vorbereitung*	*Saison*	*Pause*
Einlaufen	13 (18)%	13 (15)%	14 (14)%
Kondition und Lauftraining	28 (21)%	21 (18)%	24 (22)%
Krafttraining	9 (6)%	5 (5)%	8 (7)%
Stocktechnik und -übungen	28 (30)%	32 (30)%	17 (27)%
Taktik	11 (21)%	16 (22)%	5 (17)%
Anderes	11 (4)%	13 (10)%	32 (13)%

Dabei meinten die Spieler, dass folgende Trainingsteile zu stark in den Vordergrund gerückt würden: Einlaufen 7 (8)%, Kondition 7 (2)%, Krafttraining –(6)%, Stocktechnik 9 (6)%, Taktik 9 (9)%, anderes 22 (10)%. Zufrieden waren mit dem Trainingsaufbau 42 (66)%. Hingegen würde zuwenig Zeit aufgewendet für: Einlaufen 3 (3)%, Kondition 16 (19)%, Krafttraining 14 (14)%, Stocktechnik 24 (14)%, Taktik 31 (16)%, anderes 16 (7)%.

9.4 Zusatztraining

Neben diesem gemeinsamen Aufwand wurde auch noch nach den weiteren persönlichen Bemühungen für die Fitness gefragt. Die Werte sind der Tabelle 37 zu entnehmen.

Tabelle 37: Sportmedizinisches Profil des Landhockeyspielers. Schweiz (n = 102 Männer, 51 Frauen). Zusatztraining.

Angaben in Prozent, Männer (in Klammern: Frauen)	*Wöchentlich*	*Selten*	*Nie*
Finnenbahn	11 (6)%	26 (12)%	63 (82)%
Vita-Parcours	24 (26)%	41 (39)%	35 (35)%
Andere Sportarten	55 (41)%	11 (10)%	34 (49)%

Die Tabelle zeigt, dass doch immerhin ein Drittel dieser Sportler und Sportlerinnen auf den Fitnessbahnen zusätzliche Konditionsschulung neben dem spezifischen Trainingsaufwand durchführt. Reichlich die Hälfte der Hockeyspieler und zwei Fünftel der Hockeyspielerinnen pflegen in der

Freizeit noch weitere Ausgleichssportarten, und zwar meist Schwimmen, dann Langlauf, Tennis, Rudern, Leichtathletik und Radfahren.

9.5 Sauna und Massage

In die Sauna gehen regelmässig 5 (2)%, gelegentlich 47 (31)% und nie 48 (67)% der Hockeyaner, in die Massage regelmässig niemand, gelegentlich 20 (16)% und nie 80 (84)%.

10. Spielbelastung, Klubwechsel

Die Spielbelastung der einzelnen Hockeyaner ist ziemlich unterschiedlich. Sie hängt von der Initiative des Klubs und der Ligazugehörigkeit ab. Im Schnitt werden von den Herren 26 Spiele, von den Damen 17 Spiele im Jahr bestritten, wenn man Feld- und Hallenspiele zusammenzählt.

Von den befragten Spielern haben 23 (12)% schon einmal oder mehrere Male den Klub gewechselt. Im Mittel haben diese Spieler 1,8mal einen neuen Klub gesucht, was über alle Befragte gemittelt, 0,4 Wechsel pro Spieler macht.

11. Gerätehygiene

Als Stock bevorzugen 62 (76)% der Spieler einen mit mittelweichem Schaft, 35 (14)% mit hartem, 3 (10)% mit weichem Schaft. Im Mittel wurden Stöcke von 20,0 (18,5) Unzen (1 Unze = 28, 35 Gramm) verwendet, wobei am häufigsten Stöcke mit 18 Unzen zum Einsatz kommen. In 40 (36)% der Fälle wählen die Spieler einen Griffüberzug aus oben Frottee und unten Tuch, in 37 (40)% nur aus Frottee, in 12 (10)% oben aus Leder und unten aus Tuch sowie in 7 (8)% nur aus Tuch und in 8 (6)% nur aus Leder.

11.1 Sportplatzhygiene

Für gutes Hockeyspielen ist ein gut gepflegter und geeigneter Rasenplatz von Bedeutung. Nach dem Zustand ihrer Spielplätze gefragt, antworten 26 (29)% mit gut, 26 (28)% mit recht, 34 (39)% mit mässig und 14 (4)% mit schlecht. Bei den Hallen scheinen die Bedingungen auch nicht günstiger zu sein, denn 31 (14)% beurteilen ihre Halle mit gut, 24 (16)% mit recht, 19 (21)% mit mässig, 19 (35)% mit schlecht.

12. *Schutzkleidung, Schuhwerk*

Gefahr für Verletzungen, die durch körperlichen Einfluss des Gegners entsteht, gibt es kaum. Der harte Stock und der Ball stellen jedoch ein gewisses Risiko dar, weshalb auch 76 (71)% der Spieler sich mit einem leichten Schienbeinschoner schützen, ferner tragen 19% einen Tiefschutz, 7 (4)% Handschuhe und 11 (8)% die Torwartausrüstung. 16 (24)% der Hockeyaner spielen ohne jeglichen Schutz.

Beim Schuhwerk bevorzugen 82 (78)% lederne, 9 (14)% aus Stoff gefertigte und 19 (16)% aus Kunstleder hergestellte Schuhe. Dabei benutzen 52 (51)% Nockenschuhe und/oder 70 (49)% solche mit Stollen, 1 (10)% verwenden andere Arten von Sohlen auf dem Feld, während in der Halle mit 82 (90)% hauptsächlich niedrige Turnschuhe beliebt sind und nur 9 (4)% hohe Schuhe benutzen.

13. *Gefahrenbeurteilung*

In der Beurteilung der Gefährlichkeit seiner eigenen Sportart ist sicher mancher Spieler grosszügiger als gegenüber anderen Sportarten. Er wird die Risiken eher etwas bagatellisieren. Eine solche Umfrage ergibt jedoch einen guten Hinweis über die Risikoeinschätzung dieser Hockeyspieler, wenn man die Verletzungshäufigkeit unter dem Blickwinkel der Risikobelastung daneben betrachtet. 81 (84)% der Spieler waren der Meinung, dass Landhockey ein gesunder Sport sei, 4 (16)% hielten es doch relativ für gefährlich, 6 (4)% für zu hart, 9 (0)% für zu wenig hart. Es würden 90 (94)% der Spieler ihren Kindern raten, Hockey zu spielen, 10 (6)% würden es

Tabelle 38: Sportmedizinisches Profil des Landhockeyspielers, Schweiz (n = 102 Männer, 51 Frauen). Einschätzung als gesündeste Sportart.

Angaben in Prozent, Männer (in Klammern: Frauen)			
Schwimmen	41 (45)%	Turnen	6 (8)%
Langlauf	13 (15)%	Leichtathletik	4 (0)%
Wandern	5 (4)%	Radfahren	3 (0)%
Tennis	4 (2)%	Skilaufen	3 (0)%
Rudern	4 (0)%	Landhockey	0 (6)%
		Andere	17 (20)%

nicht raten. Von den letzteren meinten 5 (2)%, dass Hockey zu wenig bekannt sei, 4 (4)%, dass die Kinder selber zu entscheiden hätten, und nur 1 (0)%, dass der Sport zu gefährlich sei. Bei den Befürwortern gab es die folgenden Begründungen: Kameradschaft und Mannschaftssport, weil gesund, weil schöner Sport, weil fair und streng geregelt. Auf die Frage, welche Sportart sie als die gesündeste erachten, wurde das Schwimmen an erster Stelle genannt (Tabelle 38).

14. Freizeitgestaltung

Die Angaben über die Freizeitgestaltung dieser Sportler sind erwartungsgemäss sehr variant. Immerhin werden zusätzliche Sportarten als häufigstes Hobby genannt.

Tabelle 39: Sportmedizinisches Profil des Landhockeyspielers, Schweiz (n = 102 Männer, 51 Frauen). Bevorzugte Freizeitgestaltung (Mehrfachnennungen).

Angaben in Prozent, Männer (in Klammern: Frauen)			
Andere Sportarten	34 (31)%	Faulenzen	11 (18)%
Lesen	22 (25)%	Familie	6 (2)%
Musik	19 (11)%	Wandern	4 (4)%
Tanzen	6 (12)%	Briefmarken	4 (0)%
Fotografieren	6 (0)%	Theater/Film	3 (2)%
Basteln und Handarbeit	5 (29)%	Malen	3 (6)%
Reisen	5 (2)%	Kunst	4 (0)%
		andere	29 (27)%

Das Fernsehen hat auch bei den Sportlern eine grosse Bedeutung innerhalb der Freizeitgestaltung erlangt; gezielt befragt, antworteten 84 (80)%, dass sie regelmässig ins Fernsehgerät schauten, und zwar im Schnitt 1,5 (1,3) Stunden pro Tag, 6 (8)% selten und 10 (12)% nie. Von allen Befragten werden im Mittel 1,3 (1,0) Stunden pro Tag ferngesehen. Auch der Schlaf hat seine Bedeutung für die Leistungsfähigkeit einer Person; die Hockeyaner schlafen etwa 7–8 Stunden pro Nacht, im Mittel 7,6 (7,9) Stunden.

Gezielt befragt, welcher Ausgleichssport betrieben wird, antworteten die meisten dieser Landhockeyspieler «Fussball», die Spielerinnen «Schwimmen». Es ist jedoch auffällig, dass auch relativ viele Hockeydamen Fussball spielen.

Tabelle 40: Sportmedizinisches Profil des Landhockeyspielers, Schweiz (n = 102 Männer, 51 Frauen). Ausgleichssport, zusätzlicher Wettkampfsport.

Angaben in Prozent, Männer (in Klammern: Frauen). Mehrfachnennungen.

A *Als Ausgleichssport betreiben*			
Fussball	41 (24)%	Wandern	4 (0)%
Tennis	27 (14)%	Squash	4 (2)%
Schwimmen	25 (47)%	Basketball	4 (0)%
Skilaufen	26 (43)%	Golf	4 (0)%
Eishockey	9 (0)%	Badminton	3 (0)%
Radfahren	9 (12)%	Bergsteigen	2 (6)%
Tischtennis	9 (4)%	Reiten	0 (10)%
Handball	8 (4)%	Turnen	1 (10)%
Volleyball	7 (2)%	Korbball	1 (6)%
Leichtathletik	5 (4)%	andere Sportarten	13 (12)%
Langlauf	4 (4)%	keinen Sport	19 (16)%
B *Als zusätzliche Wettkampfsportarten betreiben*			
Fussball	5 (2)%	Korbball	1 (4)%
Tennis	3 (6)%	Leichtathletik	1 (2)%
Skilaufen	2 (4)%	Schiessen	1 (2)%
Eishockey	2 (0)%	andere	6 (8)%
Schwimmen	0 (4)%		

15. Familienverhältnisse

68 (61)% der LH-Spieler waren ledig, 30 (21)% verheiratet, 2 (8)% geschieden. Es wohnten nur noch 56 (59)% bei den Eltern. Von den Verheirateten 30 (21)% hatten schon 25 (14)% Kinder. Die Kinder der Spieler hatten im Mittel ein Alter von 14,5 (10,8) Jahren.

Von den Ehepartnern der Befragten waren auch 23 (82)% Sportler, jedoch spielten nur 3 (27)% der Partner Landhockey.

Die Ehepartner zeigten zu 35 (64)% sehr viel Verständnis für die sportliche Aktivität ihres Gatten (ihrer Gattin), 33 (18)% viel und 32 (18)% nur mittleres Verständnis. Zu den Spielen kommen die Partner als Besucher regelmässig in 26 (46)% der Fälle und gelegentlich 68 (36)%; 6 (18)% gehen nie als Zuschauer zu den Spielen ihrer Gatten (ihrer Gattinnen).

Den Einfluss ihrer sportlichen Tätigkeit auf ihre Ehe beurteilen 27

(55)% der Athleten positiv und 10 (0)% negativ. 63 (45)% meinten, der Sport hätte keinen Einfluss auf ihre eheliche Beziehung. 3 (10)% sind der Ansicht, dass Kinder ein Grund seien, ihre LH-Tätigkeit aufzugeben, 86 (55)% sagten nein, 5 (27)% plädierten nur für eine vorübergehende Spielaufgabe, und 6 (8)% dachten, man müsse die Belastung anpassen durch geringeren Einsatz und Aufwand.

Von den Ledigen besassen 25 (53)% eine Freundin (Freund), welche(r) auch einen Sport betrieb, 36 (15)% der Partner betrieben keinen Sport. 39 (32)% der Befragten gaben an, zurzeit keine Partner zu haben. Nur 19 (21)% der Partner waren auch aktive LH-Spieler(-innen). Trotzdem zeigten 33 (32)% sehr viel Verständnis für den Sport des Partners, 41 (39)% viel, 19 (18)% mittel, hingegen zeigten nur 5 (4)% wenig und 2 (7)% gar kein Verständnis für den Sport des Partners. 50 (61)% meinten auch, dass das Landhockey eine positive Wirkung auf ihre Beziehung habe, 14 (4)% hingegen hatten eine negative Einwirkung ihres Sportes auf ihre Beziehung beobachtet, der Rest enthielt sich der Stimme.

Dass sie einmal heiraten möchten, äusserten 64 (67)% der Spieler. Sie begründeten diesen Wunsch der Häufigkeit nach mit : «Kindern – Familie – Partner – ruhiges Leben – gesellschaftlich üblich». Hingegen nicht heiraten wollten 6 (15)%, und zwar weil sie frei sein möchten, schlechte Erfahrungen gemacht hätten, homosexuell seien. Daneben waren sich noch 30 (18)% im unklaren, ob sie einmal heiraten wollten oder nicht. Bei den Begründungen ist zu beachten, dass einige Sportler keine Antwort gaben, und viele Heiratswillige nicht wussten, wieso sie heiraten wollten; bei denjenigen, welche nicht heiraten wollten, wurde hingegen regelmässig eine Begründung abgegeben!

Dass sie nach der Heirat weiter Landhockey spielen würden, bekundeten 71 (67)% der Athleten; aufhören wollten 1 (5)%, und 28 (28)% antworteten indifferent. Von den Befragten wollten 75 (84)% Kinder haben, die Anzahl variierte von 1–4 (1–4) und gab im Mittel maximal 2,36 (2,12) Kinder pro Spieler, zu 54 (49)% Knaben und zu 46 (51)% Mädchen.

16. Sporternährung

Von den befragten Spielern wurde von 77 (76)% das Mittagessen als Hauptmahlzeit eingenommen, 18 (10)% betrachteten das Abendessen als Hauptmahlzeit, 4 (8)% das Frühstück, und 1 (6)% betrachteten alle drei als Hauptmahlzeiten. Es nehmen 56 (57)% die konventionellen drei Mahlzeiten pro Tag zu sich, 26 (31)% essen zweimal pro Tag, 9 (6)% nehmen vier Mahlzeiten zu sich. Die übrigen nehmen eine oder fünf oder sechs Mahlzeiten zu sich, im Durchschnitt also 2,9 (2,8) Mahlzeiten pro Tag.

Die Essgewohnheiten der Sportler werden durch das Landhockeyspielen in 72 (59)% der Fälle kaum beeinflusst, 9 (12)% bemerken eine Zunahme des Appetits und der Menge, die sie essen. 6 (6)% essen nur wenig und leichte Kost vor einem LH-Spiel, im allgemeinen bemüht man sich, «gesunde» Nahrung aufzunehmen, namentlich Fleisch, Obst und Salat.

Nach einem Spiel oder einem Training verhalten sich die Spieler bezüglich der Nahrungsaufnahme sehr unterschiedlich: wenig und leichtes Essen konsumieren 26 (14)%, Fleisch 22 (16)%, Salat 12 (24)%, Obst 7 (16)%, ebenso auch Kohlehydrate, Gemüse, Milchprodukte. 20 (8)% meinten, dass sie nach einer körperlichen Anstrengung normal essen würden, 19 (22)% essen hinterher überhaupt nichts.

17. Genussmittel. Drogen, Medikamente

Dem Zigarettenrauchen sind unter den Befragten trotz des Sports Männer und Frauen etwa gleichermassen mit 33 (37)% noch verfallen. 67 (63)% sind Nichtraucher. Bevorzugt werden bei den Männern Select 26%, Brunette 13%, Parisienne, Muratti, Gauloises und Marocaine Super, bei den Frauen Muratti 26%, Marlboro 9%, Brunette und Mary Long.

Von den zugehörigen Partnern rauchen bei den Männern 45%, bei den Frauen 40%. Im weiteren wurde auch nach dem Alkoholkonsum gefragt: bei den Landhockeyspielern trinken 6 (8)% täglich alkoholische Getränke, 2–3mal wöchentlich 34 (12)%, am Wochenende 11 (6)%, selten 38 (60)%. Auf Alkohol verzichten nur 11 (14)%. Es wurden Wein 37 (26)% und Bier 32 (6)% weitaus am meisten bevorzugt, 6 (8)% konsumierten am liebsten Spirituosen und ähnliches. Die restlichen Befragten wollten ihren bevorzugten Konsum nicht genauer spezifizieren.

6% respektive 14% der Befragten mussten regelmässig ein Medikament einnehmen, wobei es sich bei den Männern in 2 Fällen um Blutdruckmittel, im weiteren um Insulinpräparate, Antidepressiva, Antacida und Antiallergica handelte. Bei den Frauen wurden u. a. in 2 Fällen Eisenpräparate, in weiteren 2 Fällen Hormonpräparate, in je einem Fall Antiepileptika und Laxantien eingenommen.

Beim Drogenkonsum ging es in der Befragung mehr um die allgemeine Einstellung als um genaue Werte, da solche Fragen kaum mit grosser Ehrlichkeit beantwortet werden. Eine Droge versuchen würden 9 (2)%, vielleicht versuchen 13 (10)%, die übrigen würden nicht versuchen oder gaben in 1 (4)% keine Antwort. Das grösste Interesse galt dabei dem Haschisch 9 (4)%, im übrigen dem Kokain oder dem LSD. Gelegenheit, eine Droge zu bekommen, hatten 29 (24)%.

18. Blutspenden/Blutgruppen

Erstaunlich hoch ist der Unterschied in der Anzahl der Blutspender zwischen Männern und Frauen, wobei 42% der Männer meist im Militärdienst zu Blutspenden bewogen worden sind. Demgegenüber stehen 8% Blutspenderinnen bei den Hockeyspielerinnen. Bei den Spendern ergaben sich im Schnitt 7,5 (6) Spenden pro Person.

Über die Verteilung der Blutgruppen bei den LH-Spielern gibt Tabelle 41 Auskunft.

Tabelle 41: Sportmedizinisches Profil des Landhockeyspielers, Schweiz (n = 102 Männer, 51 Frauen). Blutgruppenverteilung.

Angaben in Prozent, Männer (in Klammern: Frauen)

Rhesus/Gruppe	*negativ*	*positiv*	*unbekannt*
0/Null	5% (2%)	15% (22%)	3% (4%)
AB	–	–	–
A	4% (2%)	25% (23%)	3% (0%)
B	1% (0%)	2% (2%)	–
Blutgruppe unbekannt	–	1% (0%)	41% (45%)

19. Spezielle Probleme der Hockeyspielerin

Im Mittel hatten die Frauen ihre Menarche mit 13,0 Jahren. Bei 76% waren die Zyklen zurzeit regelmässig, 20% hatten nur unregelmässige Zyklen, 4% noch keine Menarche. Menstruelle Beschwerden gaben 24% der Befragten an, 6% hatten nur ab und zu Beschwerden.

Am häufigsten wurden von jeder vierten Sportlerin Unterleibskrämpfe während bzw. vor der Menstruation angegeben, an zweiter Stelle Übelkeit und Rückenschmerzen.

Ausser den 4% Frauen, welche keine Angaben machten, betrieben alle Sportlerinnen ihren Sport auch während der Menstruation, allerdings empfanden doch 37% eine gewisse Leistungsverminderung dabei.

Von den befragten Frauen nahmen zurzeit 27% Ovaluationshemmer ein; 14 hatten früher derartige Schwangerschaftsverhütungsmittel benützt. Eine Sportlerin war unterbunden.

20. Gesundheitliche Probleme

In der Befragung gaben nur 6 (6)% der Spieler einen gegenwärtigen Schaden vom Hockeyspielen an, wobei es sich bei den Männern einmal um

Kniebeschwerden, einmal um Rückenschmerzen, einmal um «verkürzte Sehnen» an einer Zehe, um lockere Bänder und in zwei Fällen um Narben handelte.

Insgesamt scheinen jedoch nicht allzu schwere Benachteiligungen durch das Hockeyspielen entstanden zu sein.

Sonstige, vom Sport unabhängige Schäden hatten doch immerhin 22 (27)% geäussert, und zwar u. a. in 11 (10)% im Rücken und in 2 (4)% am Knie; weiterhin wurden der Häufigkeit nach über Wachstumsstörungen, über hohen Blutdruck, Heuschnupfen, Hüft-, Bein-, Fuss-, Schulterbeschwerden, Blockwirbelbildung, Nierenschmerzen, eine Hiatushernie, über Blutmangel u. a. geklagt.

20.1 Bisherige Operationen

Insgesamt hatten sich 52 (57)% der Spieler einem oder mehreren chirurgischen Eingriffen unterziehen müssen. Insgesamt handelte es sich dabei um 82 (44) Operationen, also 0,80 (0,86) Operationen pro befragtem Spieler bzw. 1,58 (1,52) Operationen pro operiertem Patienten. Weiterhin hatten bisher 75 (76)% der Befragten Krankheiten durchgemacht, die mehr als 3 Tage Arbeitsunfähigkeit bewirkten. Im Schnitt ergaben sich 1,19 (1,53) Krankheitsfälle pro befragten Spieler bzw. 1,57 (2,00) Erkrankungen pro erkranktem Patienten.

Tabelle 42: Sportmedizinisches Profil des Landhockeyspielers, Schweiz (n = 102 Männer, 51 Frauen). Operationsanamnesen.

A. *Männer* (n = 83 Fälle bei 102 Spielern)		B. *Frauen* (n = 46 Fälle bei 51 Spielerinnen)	
Tonsillektomie	19 Fälle	Tonsillektomie	17 Fälle
Appendektomie	12 Fälle	Blinddarm	4 Fälle
Herniotomie	6 Fälle	Meniskusoperationen	4 Fälle
Meniskektomien	5 Fälle	Knieoperation	2 Fälle
Frakturen/Unterschenkel	6 Fälle	Frakturen/Unterschenkel	3 Fälle
Nabelbruch	3 Fälle	Bänderriss, Luxation	2 Fälle
Nasenbein-Fraktur	4 Fälle	Darmoperation	2 Fälle
Oberarm/Ellbogen-Fraktur	4 Fälle	Gynäkolog. Unterleibsop.	3 Fälle
Luxationen	2 Fälle	Brustoperation	2 Fälle
Septumoperation	3 Fälle	Kaiserschnitt	1 Fall
Bänderrisse	2 Fälle	Sterilisation	1 Fall
Gelenksganglion	2 Fälle	Sonstige Operationen	5 Fälle
Ohroperation	2 Fälle		
Sonstige Operationen	13 Fälle		

20.2 Bisherige Krankheiten

Die Krankheitsanamnesen haben gegenüber Operations- und Unfallanamnesen nur geringen morbiditätsstatistischen Wert, da die Aussagen besonders bezüglich Kinderkrankheiten unklar sind. Es hatten angeblich bisher 75 (76)% der Befragten irgendwelche Krankheiten durchgemacht, die mehr als 3 Tage Arbeitsunfähigkeit bewirkten.

Tabelle 43: Sportmedizinisches Profil des Landhockeyspielers, Schweiz (n = 102 Männer, 51 Frauen). Krankheitsanamnesen.

A. *Männer* (n = 121 Fälle bei 102 Spielern)		B. *Frauen* (n = 78 Fälle bei 51 Spielerinnen)	
Kinderkrankheiten	41 Fälle (34%)	Kinderkrankheiten	29 Fälle (35%)
Grippe	29 Fälle (24%)	Grippe	18 Fälle (23%)
Angina	16 Fälle (13%)	Angina	13 Fälle (17%)
Lungenentzündung	7 Fälle	Pyelonephritis	3 Fälle
Sinusitis	3 Fälle	Allergien	2 Fälle
Otitis Media	3 Fälle	Gelbsucht	2 Fälle
Pyelonephritis	3 Fälle	Sonstiges (u. a. Asthma, Lungenentzündung, Sepsis, Vagusparese, Meningitis, Analprolaps, Otitis media)	11 Fälle (15%)
Bronchitis	3 Fälle		
Meningitis	2 Fälle		
Sonstiges (u. a. Gelbsucht, Diabetes, Herpes Zooster, Morbus Pfeiffer, Morbus Scheuermann, Pleuritis)	14 Fälle (12%)		

21. Unfallanamnese im Landhockey

Anamnestisch wurden die sportspezifischen Landhockeyunfälle aus einer mittleren Anamneseperiode von 12 Jahren (Herren) bzw. 9 Jahren (Damen) eruiert. Insgesamt wurden in dieser Zeit 110 Verletzungen von den 102 Spielern sowie 48 Verletzungen von den 51 Spielerinnen mitgeteilt; erfasst und beschrieben wurde pro Unfall nur die Hauptverletzung. Auffallend bei den Verletzungen ist der Unterschied zwischen den männlichen und den weiblichen Spielern in den Verletzungstypen. Während bei den Männern Rissquetschwunden, Distorsionen und Frakturen mit je 22% am meisten und gleich häufig vorkommen – besonders an Kopf und Händen –, so finden wir bei den Frauen ein Überwiegen der Kontusionen mit 32%, gefolgt von den Distorsionen mit 27%, den Frakturen mit 21% und den Wunden mit 10%. Distorsionen an Händen und Füssen sind bei beiden Geschlechtern etwa gleich häufig verteilt. Wunden und Frakturen überwiegen bei den Männern, bei den Frauen hingegen als Folge der leichteren Form einer Krafteinwirkung, die Kontusionen. Auch ist die Prävalenz der Verletzungen bei den Frauen mehr an die distalen Körperteile verlagert, während bei den Männern der Kopf zusammen mit Armen und Beinen etwa gleich häufig betroffen sind.

Für diese Häufigkeit ist sicher die anfangs erwähnte Dynamik des Stocks und des Balls verantwortlich zu machen, wobei man vergleichend sehen kann, dass z. B. der Stock beim Mann kräftiger geführt wird als bei der Frau. Was bei den Spielerinnen zu einer Prellung führt, bewirkt bei den Spielern bereits eine Wunde, und der vermehrte Schwung des Stocks lässt diesen eher in Kopfhöhe geraten, was diese Verletzungslokalisation der Männer betont. Genaue Werte zeigt Tabelle 44.

Tabelle 44: Sportmedizinisches Profil des Landhockeyspielers, (n = 102 Männer, 51 Frauen). Landhockeyunfälle, anamnestisch.

Männer (110 Verletzungen)			*Frauen* (48 Verletzungen)	
Riss-, Quetschwunden	22%		10%	
am Kopf		16%		4%
Distorsionen	22%		27%	
Fuss		11%		13%
Finger/Hand		8%		10%
Frakturen	22%		21%	
Nase/Zähne		9%		8%
Hand/Finger		8%		4%
Kontusionen	16%		32%	
Hoden		4%		–
Muskelzerrungen	8%		2%	
Meniskus	2%		4%	
Sonstiges	8%		4%	
(Achillessehne, Auge, Commotio Cerebri)				

21.1 Unfall-Lokalisation

Aufschlussreich war die topographische Verteilung der Unfälle. Wie erwartet, waren die Kopfverletzungen bei den Männern fast doppelt so häufig wie bei den Frauen (Tabelle 45).

Tabelle 45: Sportmedizinisches Profil des Landhockeyspielers, (n = 102 Männer, 51 Frauen). Unfalltopographie.

	Männer	*Frauen*		*Männer*	*Frauen*
Kopf	*29%*	*15%*	*Rumpf*	*13%*	*2%*
Arme	*30%*	*35%*	*Beine*	*28%*	*48%*

21.2 Unfälle nach Spielerklassen

Gliedert man die Unfälle nach Spielerklassen, also Nationalliga A, B, 1. Liga und Junioren auf, so ergeben sich ebenfalls bemerkenswerte Hinweise.

Der Q = Quotient zwischen den Prozentsätzen der Spieler und den Verletzungen pro Liga oder pro Position drückt die Verletzungshäufigkeit eines Spielers in der betreffenden Spielklasse oder Position aus. Dabei bedeutet

Q unter 1 Verletzungshäufigkeit ist kleiner als der Durchschnitt
Q = 1 Verletzungshäufigkeit ist durchschnittlich
Q über 1 Verletzungshäufigkeit ist grösser als der Durchschnitt.

Tabelle 46: Sportmedizinisches Profil des Landhockeyspielers, (n = 102 Männer, 51 Frauen). Unfälle nach Spielerklassen.

Frauen			
Verletzungen pro Liga		Anteil der Spieler pro Liga	Verletzungs-quotient Q
Nat.-Liga A	59%	49%	0,83
Nat.-Liga B	39%	45%	1,15
1. Liga	2%	2%	1,00
Junioren	0%	4%	
Männer			
Verletzungen pro Liga		Anteil der Spieler pro Liga	Verletzungs-quotient Q
Nat.-Liga A	52%	37%	0,71
Nat.-Liga B	28%	32%	1,14
1. Liga	12%	10%	0,83
2. Liga	6%	8%	1,33
Junioren	2%	12%	
Senioren	0%	1%	

21.3 Unfälle nach Spielerpositionen

Hinsichtlich der Spielerpositionen scheint die Verletzungshäufigkeit bei den Torwarten erhöht zu sein. Am zweithäufigsten scheinen die Aufbauspieler in ihrer spieltaktisch wichtigsten, anspruchsvollsten und deswegen bestbesetzten Position betroffen zu sein. Bei den Verteidigern zeigt sich kein deutlicher Unterschied. Deutlich heben sich dagegen die Stürmer ab, die die geringsten Unfälle aufweisen.

Tabelle 47: Sportmedizinisches Profil des Landhockeyspielers, (n = 102 Männer, 51 Frauen). Unfälle nach Spielerpositionen.

	Tor	Verteidigung	Aufbau	Sturm
A *Frauen*				
Spieler in % (n = 51)	12	33	29	26
Verletzungen in % (n = 48)	14	35	29	22
Quotient	0,86	0,94	1,0	1,18
B. *Männer*				
Spieler in % (n = 102)	12	31	32	25
Verletzungen in % (n = 110)	18	29	36	17
Quotient	0,67	1,07	0,89	1,47

21.4 Behandlungsdauer, Trainingsausfall

Verschiedene komplizierte Frakturen erforderten die längsten Behandlungszeiten (78 Wochen/28 Wochen); sie verursachten auch die längsten Trainingsausfälle (78 Wochen/39 Wochen). Die 110/48 Verletzungen bewirkten in 70/31 Fällen einen Trainingsausfall und bedurften in 59/36 Fällen der ärztlichen Behandlung. Im Schnitt ergeben sich somit bei den Männern sechs bzw. bei den Frauen neun Wochen Trainingsausfall pro Verletzten, oder insgesamt 3,8 Wochen/6 Wochen Trainingsausfall pro befragtem Spieler. Im Mittel wurde während 6,7/6,2 Wochen von den Verletzten eine ärztliche Behandlung benötigt, d.h. 3,6/4,6 pro Spieler über durchschnittlich 12 (9) Jahre Spielzeit. Abschliessend kann man vergleichend sagen, dass die Männer durch den höheren Einsatz von Kraft schlimmere Verletzungen erleiden als die Frauen.

22. Unfallprävention

Erstaunlicherweise betrachteten viele Spieler ihre Verletzungen als mit der Sportart in Kauf genommene Schicksalsschläge, die unvermeidbar schienen. Befragt nach den Gründen ihres Unfalls und nach der Vermeidbarkeit, hielten die meisten Spieler vermehrte Vorsicht und weniger kopflosen Einsatz für die beste Prävention. Daneben wurde auch häufig ein besseres Einlaufen erwähnt, Schiedsrichterfehler, mangelhafte Ausrüstung oder Spielplatzmangel, Trainingsmangel und/oder schlechtes Konzentrationsvermögen im Moment des Unfalls.

Aus einer Analyse der gemachten Verletzungsangaben und aus den Berichten von Spielern und Trainern sind folgende Vorschläge für eine künftige bessere Unfallprävention abzuleiten.

Es gehört zu den Grundgedanken des Hockeyspielens, den Körper des Gegners zu respektieren; es ist Aufgabe des Trainers, den Anfängern diese Grundhaltung beizubringen und ihnen das Gefahrenpotential des Stocks – besonders des hochgehaltenen Stocks und des hohen Balls – zu verdeutlichen. Im weiteren gehört es zu einer guten Hockeyausbildung, Technik und Taktik des korrekten Angriffs auf einen ballführenden Gegner zu erlernen. Überhaupt gilt es, die technischen Belange stark zu fördern und dem Gegner nicht reinen Körpereinsatz und «Stockgewalt» entgegenzusetzen. Ebenfalls müssen im Training gefährliche Situationen wie kurze Ecke, hohe Bälle, Direktabnahme u.a. eingeübt werden, um sich in solchen Momenten richtig zu verhalten.

Vor jedem Spiel und vor allem auch vor jedem Training sollte man sich je nach Witterung länger oder kurzfristiger aufwärmen und lockern, um Bänder- und Muskelverletzungen zu vermeiden.

Die Torwartausrüstung sollte vor und nach jedem Spiel sorgfältig überprüft und immer vollständig getragen werden. Sie soll auch individuell angepasst werden.

Dem Feldspieler wird grundsätzlich empfohlen, Schienbeinschoner zu tragen. Handgelenksbandagen und andere Gelenkstützen sind an schwachen Stellen und besonders stark beanspruchten Gelenken zu tragen. Das Schuhwerk, besonders in der Halle, sollte sorgfältig ausgewählt sein und falls nötig mit orthopädischen Einlagen versehen werden (*Nigg* 1979, *Segesser* und *Nigg* 1980).

Im allgemeinen scheinen die Spielplätze nicht immer in einem befriedigenden Zustand zu sein. Bei Rasenplätzen sind Unebenheiten und das feuchte Klima die grössten Probleme. Beim Bau sollten deswegen gute Drainage, zweckmässige Unterlage und Rasenart sowie Umzäunung durch mit Hockey vertrauten Experten mit englischem Know-how zur Verfügung stehen, ebenso zur Pflege der Plätze. Rasenplätze bringen nach *Nigg* u.a. (1978) gegenüber Hartplätzen und Hallenböden viel schonendere Eigenschaften für die Belastung des Bewegungsapparats der Spieler mit sich; sie wären deswegen vorzuziehen, obwohl sie wesentlich pflegeintensiver sind. Wie sich hier die neu aufkommenden «Kunstrasen»-Plätze einreihen werden, muss noch abgewartet werden. Hallenböden bringen besonders für Fuss- und Kniegelenke stark erhöhte Belastungen (*Nigg* und *Denoth* 1980). Ob sich im Landhockey seit dem zunehmenden Hallenbetrieb die diesbezüglichen Verletzungen vermehrt haben, ist noch nicht gesichert abgeklärt worden. Die geringsten Belastungen treten bei Holzschwingböden auf, wobei auch dem Schuhwerk eine wichtige Rolle zukommt.

Dass Spieler oft mit den Schiedsrichterleistungen unzufrieden sind, ist üblich; sie sollen aber nicht über die Unparteilichen richten. Die Tatsache aber, dass sogar an Meisterschaftsspielen einer der Schiedsrichter fehlt und durch einen Laien ersetzt wird, spricht für die personell prekäre Lage im Verband; es kommt auch dazu, dass Schiedsrichter für gewisse Spielstufen eingesetzt werden müssen, denen sie gar nicht gewachsen sind. Solche Situationen können zuweilen zu einer Verminderung der Spielqualität und einer Erhöhung der Verletzungsgefahr führen.

23. Sportmedizinische Untersuchung

Die sportärztliche Untersuchung wurde an 40 Landhockeyspielern aus den Kantonen Zürich und Aargau durchgeführt. Es handelte sich dabei um 9 Spieler aus der Nationalliga A, 15 aus der Nationalliga B, 6 aus der zweiten Liga und 10 Junioren A. Das durchschnittliche Alter der untersuchten Spieler betrug 19,6 Jahre, wobei die A-Junioren im Schnitt 15,7 Jahre alt waren, die Spieler der zweiten Liga 19,8 Jahre, die der Nationalliga B 22,3 Jahre und die der Nationalliga A 20,8 Jahre. Nach Kontaktaufnahme mit dem Trainer wurden die Athleten anlässlich eines Trainings untersucht.

Spiroergometrische Daten sollten eine Aussage über Leistungsfähigkeit und Trainingszustand der Spieler ermöglichen. Die Sauerstoffaufnahme wurde indirekt nomogrammatisch errechnet. Weiterhin wurden anthropometrische Angaben der Landhockeyspieler festgehalten. Ein Kraft- und Konditionstest sollte die muskuläre Leistungsfähigkeit erkennen lassen. Weiterhin wurde eine Hb-Bestimmung vorgenommen und eine Urinuntersuchung durchgeführt. Zur Untersuchung wurden ein Fahrradergometer Typ Monark sowie ein Vitalographapparat Typ Garbur benutzt. Der Urin wurde mittels Albustix R untersucht, die Hb-Bestimmung erfolgte mit einem Spencer-Hb-Meter.

24. Spirometrie

Durchschnittlich herrschten bei den spirometrischen Untersuchungen folgende atmosphärische Bedingungen: Raumtemperatur 24,4 °C, Luftdruck 772,6 Torr, relative Luftfeuchtigkeit 66%.

Bei diesen Bedingungen wurde eine durchschnittliche Vitalkapazität von 4963 ml und ein Tiffeneauwert von 88,9% (prozentuale Sekundenkapazität) gemessen. Diese Werte scheinen leicht über den Durchschnittswerten der Bevölkerung zu liegen. Bei der Umrechnung auf Lungenwerte (BTPS) ergaben sich 5345 ml (vergleiche wissenschaftliche Tabellen Ciba-Geigy), bei der Umrechnung auf Normalbedingungen (STPD) bei 760 Torr, 0 °C und 0% rel. Feuchtigkeit ein durchschnittlicher Vitalkapazitätswert von 4489 ml.

Ein Vergleich zwischen einzelnen Ligen ist in Tabelle 48 zusammengestellt.

Tabelle 48: Sportmedizinisches Profil des Landhockeyspielers, Schweiz (n = 40). Spirometrie.

A. *Spirometriewerte nach Spielklassen*

	Vitalkapazität BTPS	Tiffeneau	Grösse
Nat.-Liga A	5900 ml	88,4%	182,1 cm
Nat.-Liga B	5423 ml	89,1 %	175,5 cm
2. Liga	5357 ml	93,2%	177,7 cm
Junioren A	4728 ml	88,6%	173,7 cm
Total n = 40	5345 ml (4489 ml STPD)	88,9%	176,8 cm

B. *Spirometriewerte nach Spielposition, ohne Junioren (n = 30).*

	24,2 °C/773 Torr Vitalkap. ATPS	Tiffeneau	Vitalkap. BTPS
Tor	4733	89,4%	5104 ml
Verteidiger	5230	88,5%	5640 ml
Mittelfeld	5288	89,1%	5702 ml
Sturm	5044	90,3%	5439 ml

Die Vitalkapazität nimmt von Spielklasse zu Spielklasse ab, wobei bezeichnend ist, dass die Nationalliga-A-Spieler im Mittel auch die grösste Körperlänge besitzen. Der Unterschied von fast 500 ml zwischen Nationalliga-A- und -B-Spielern ist trotzdem beachtlich. In der relativen Sekundenkapazität (Tiffeneau) gibt es hingegen nur unbedeutende Schwankungen.

Bei den Spielpositionen erstaunt nicht, dass die Torwarte die geringsten Vitalkapazitäten aufweisen und die grosse Laufpensen bewältigenden Mittelfeldspieler die grössten. Auch hier bestehen keine bedeutenden Unterschiede in den Tiffeneauwerten.

25. Ergometrie

Die Spieler mussten während 5 Minuten eine Leistung von 4 Watt/kg Körpergewicht vollbringen, währenddessen Puls und Blutdruck jede Minute registriert wurden. Danach wurde in der folgenden Erholungszeit die Messung in der 1., 2., 3., 4., 5. und 10. Minute weiter aufgezeichnet. Die Belastung wurde im allgemeinen gut verkraftet, ausser von 2 Probanden, die die Messungen in der Erholungsphase wegen Schwindel und Übelkeit unterbrechen mussten. Die Erscheinungen gingen mit einem rapiden Blutdruckabfall (auf 110/50) in der 2. bis 3. Erholungsminute einher und waren höchstwahrscheinlich, da es sich in beiden Fällen um Junioren handelte, einer Überbelastung zuzuschreiben, der eine vegetative Labilität mit anfänglich beobachteter, starker Nervosität Vorschub leistete. Die beiden Junioren erholten sich rasch in den nächsten drei Minuten.

Der Puls betrug 76 Schläge pro Minute; er stieg auf maximal 176 Schläge in der fünften Minute an bei einer maximalen Pulszunahme von 78% des gesamten Anstiegs in der ersten Minute. Während der Erholung erfolgte der grösste Pulsabfall ebenfalls in der ersten Minute mit 49% des gesamten Pulsabfalls der beobachteten zehn Erholungsminuten. In der zehnten Erholungsminute betrug die Herzfrequenz noch 100/min, lag also noch 32% über dem Ausgangswert.

In den oben beschriebenen Ruhebedingungen betrug der mittlere Blutdruck 124/86 mm Hg. Bei Belastung stieg der systolische Druck in der fünften Minute auf 167 mm Hg an, während der diastolische Druck auf 48 mm Hg absank. Der höchste Anstieg der Blutdruckamplitude fand erwartungsgemäss in der ersten Minute statt und betrug 81% des gesamten Amplitudenzuwachses, wobei die anfängliche Blutdruckamplitude 38 mm Hg, nach 5 Minuten Belastung 119 mm Hg war. Vergleicht man die Werte der einzelnen Spielklassen untereinander, so unterscheiden sich diese doch an einigen Stellen, obwohl sie in Ruhe alle etwa die gleichen Werte zeigten. Den höchsten Pulswert erreichten die 2.-Liga-Spieler (183), den niedrigsten die B-Spieler (170). Der Anstieg war etwa bei allen der gleiche, hingegen zeigten die Spieler der 2. Liga mit 133 Pulsen nach zwei Minuten länger anhaltende höhere Werte in der Erholung als die übrigen Spieler mit 122 bis 125 Pulsen.

Den höchsten systolischen Blutdruck zeigten die A-Spieler mit 176 mm Hg, weitaus den tiefsten die 2.-Liga-Spieler mit 154 mmHg, die übrigen Werte lagen etwa in der Mitte. Ebenfalls beim diastolischen BD erreichten die A-Spieler die grösste Senkung, kamen sie doch auf 39 mm Hg. Hier lagen die übrigen alle um 50 mm Hg. Eindrücklich ist dieser Unterschied im Verlauf der Blutdruck-Amplituden zu sehen, wo anfänglich zwar die Junioren die höchsten Ruheamplituden zeigten, in der Belastung jedoch die A-Spieler mit 137 mm Hg Blutdruckamplitude die übrigen (B: 119, Junioren: 114, 2. Liga: 101) deutlich übertreffen.

Sucht man eine Interpretation dieser Werte, so kann man sagen, dass das Blutdruckverhalten der A-Spieler für den weitaus besten Trainingszustand spricht, was nicht erstaunt, obwohl mit 4 bis 6 Stunden pro Woche und Spiel der Trainingsaufwand kaum grösser gewesen ist als jener der B- oder Juniorenspieler. Der Unterschied liegt hier sicher in der Intensität des Trainings.

Genaue Werte zeigt die folgende Tabelle:

Tabelle 49: Sportmedizinisches Profil des Landhockeyspielers, Schweiz (n = 40). Ergometrie.

A. *Ergometrie, alle Spieler zusammen (n = 40)*	Puls	BDs	BDd	BDs-d
Vor Belastung	76	124	86	38
1. Min. Belastung	154	163	59	104
2. Min. Belastung	164	165	55	110
3. Min. Belastung	168	166	53	113
4. Min. Belastung	172	168	51	117
5. Min. Belastung	176	167	48	119
1. Min. Erholung	139	166	55	111
2. Min. Erholung	125	157	63	94
3. Min. Erholung	116	146	70	76
4. Min. Erholung	109	138	75	63
5. Min. Erholung	107	133	80	53
10. Min. Erholung	100	125	83	42

B. *Ergometrie der Nationalliga-A-Spieler (n = 9)*	Puls	BDs	BDd	BDs-d
Ruhe	80	124	87	37
1. Min. Belastung	144	173	49	124
2. Min. Belastung	166	173	44	129
3. Min. Belastung	170	176	44	132
4. Min. Belastung	174	177	43	134
5. Min. Belastung	176	174	41	133
1. Min. Erholung	139	176	39	137
2. Min. Erholung	122	163	54	109
3. Min. Erholung	118	156	62	94
4. Min. Erholung	111	144	69	75
5. Min. Erholung	108	142	75	67
10. Min. Erholung	101	126	82	44

C. *Ergometrie der Nationalliga-B-Spieler (n = 15)*	Puls	BDs	BDd	BDs-d
Ruhe	68	123	85	38
1. Min. Belastung	148	159	62	97
2. Min. Belastung	157	164	59	105
3. Min. Belastung	163	166	57	109
4. Min. Belastung	167	167	54	113
5. Min. Belastung	170	169	50	119

Fortsetzung der Tabelle auf den nächsten Seiten

C. *Ergometrie der Nationalliga-B-Spieler (n = 15) (Fortsetzung)*

1. Min. Erholung	134	165	60	105
2. Min. Erholung	120	157	68	89
3. Min. Erholung	111	145	74	71
4. Min. Erholung	105	137	79	58
5. Min. Erholung	103	130	82	48
10. Min. Erholung	94	124	86	38

D. *Ergometrie der Junioren A (n = 10)*

	Puls	BDs	BDd	BDs-d
Ruhe	75	127	88	45
1. Min. Belastung	155	166	61	105
2. Min. Belastung	166	165	56	109
3. Min. Belastung	171	164	53	111
4. Min. Belastung	176	166	52	114
5. Min. Belastung	180	163	49	114
1. Min. Erholung	139	165	60	105
2. Min. Erholung	124	158	67	91
3. Min. Erholung	117	145	74	71
4. Min. Erholung	113	137	77	60
5. Min. Erholung	112	131	81	50
10. Min. Erholung	105	128	81	48

E. *Ergometrie der 2.-Liga-Spieler (n = 6)*

	Puls	BDs	BDd	BDs-d
Ruhe	77	122	86	36
1. Min. Belastung	153	151	61	90
2. Min. Belastung	166	154	58	96
3. Min. Belastung	172	155	54	101
4. Min. Belastung	176	156	56	100
5. Min. Belastung	183	154	53	101
1. Min. Erholung	154	152	61	91
2. Min. Erholung	133	151	60	91
3. Min. Erholung	126	136	66	70
4. Min. Erholung	110	132	73	59
5. Min. Erholung	109	126	79	51
10. Min. Erholung	102	118	82	36

F. *Ergometrie, alle Spieler: Prozentualanstieg pro Minute, bezogen auf den Gesamtanstieg für Puls- und Blutdruckamplitude (n = 40)*

	Puls %	BDs-d %
1. Min. Belastung	78	81
2. Min. Belastung	10	7
3. Min. Belastung	4	4
4. Min. Belastung	4	5
5. Min. Belastung	4	3
1. Min. Erholung	49	10
2. Min. Erholung	18	22
3. Min. Erholung	12	23
4. Min. Erholung	9	18
5. Min. Erholung	3	13
10. Min. Erholung	9	14

Dass zwischen den Werten der Junioren und denen der Nationalliga-B-Spieler nur geringe Unterschiede bestanden, ist einleuchtend, da sie den gleichen Trainer besassen und grösstenteils auch das gleiche Training absolvierten. Die hohen Pulszahlen entsprechen dem Altersunterschied. Die Zweitliga-Spieler zeigten die geringste Anpassung an hohe Leistungen, wiesen sie doch eindeutig die geringste BD-Amplitude mit der deutlich höchsten Pulszahl auf.

26. Anthropometrie

Die Messungen wurden nach den im Bulletin des Offiziellen Organs der Schweizerischen Arbeitsgemeinschaft für Osteosynthesefragen (*Debrunner* 1971) beschriebenen Methoden durchgeführt.

Die Instrumente stammten aus dem Institut für Sozial- und Präventivmedizin der Universität Zürich. Es handelte sich um Waage, Messband, Winkelmesser, gynäkologischen Tastzirkel, Messstab, Hautfaltenmesser, Faustkraftschlussmesser (Stoelting). Die gesammelten Mittelwerte sind in den Tabellen 51 und 52 zusammengestellt.

Die Spieler der Nationalliga A waren deutlich grösser (182,1 cm) als der Durchschnitt (176,8 cm) und auch schwerer (75,8 kg gegenüber 66,6 kg). Im übrigen entsprachen die Mittelwerte denen der Bevölkerung, wobei die Junioren hier das Bild etwas nach unten verzerrten.

Die Bevorzugung des rechten Arms im Spiel als Führungsarm zeigt sich in einem etwas grösseren Umfang als die des linken Arms. Hingegen scheint das linke Bein im allgemeinen das stärkere zu sein, besonders im

Oberschenkelbereich (vergleiche auch die Sprungwerte im Abschnitt «Kraft und Kondition»).

Tabelle 50: Sportmedizinisches Profil des Landhockeyspielers, Schweiz (n = 40). Anthropometrie.

	Alle Spieler	*A*	*B*	*Jun. A.*	*2. Liga*
Grösse	176,8 cm	182,1	175,5	173,7	177,7
Gewicht	66,2 kg	75,8	66,7	57,8	64
Höhe Crista iliaca	109,1 cm				
Umfang Thorax inspiratorisch	95,8 cm				
Umfang Thorax exspiratorisch	85,8 cm				
Umfang Abdomen	75,8				
Umfang Oberarm links	26,4 cm				
Umfang Oberarm rechts	26,9 cm				
Maximaler Umfang Unterarm links	25,5 cm				
Maximaler Umfang Unterarm rechts	25,7 cm				
Minimaler Umfang Unterarm links	16,7 cm				
Minimaler Umfang Unterarm rechts	17,0 cm				
Umfang Hand links	20,5 cm				
Umfang Hand rechts	20,9 cm				
Umfang Oberschenkel links	47,5 cm				
Umfang Oberschenkel rechts	47,3 cm				
Max. Umfang Unterschenkel links	36,2 cm				
Max. Umfang Unterschenkel rechts	36,4 cm				
Min. Umfang Unterschenkel links	22,3 cm				
Min. Umfang Unterschenkel rechts	22,9 cm				
Armlänge	58,2 cm				
Handlänge	19,3 cm				
Breite Schultern	40,4 cm				
Breite Becken	27,5 cm				
Hautfalte Oberarm links	9,6 cm				
Hautfalte Hüfte	13,9 cm				
Hautfalte Rücken	8,6 cm				

27. Flexibilität

Der Kinn–Sternum-Abstand betrug nicht bei allen Spielern 0 cm, was aber kaum als pathologisch zu werten ist. Die Schoberwerte der LWS und BWS lagen beide im Normalbereich, ebenso die dorsale Reklination, gemessen am maximalen Kinn–Boden-Abstand in Bauchlage.

Der Rumpfbeugetest im Sitzen dient der Messung des Finger–Boden-Abstandes mit gestreckten Beinen. Mit den Fingern reicht man auf eine Skala, bei welcher mit 0 die Fussebene markiert ist, + reicht über diese Ebene hinaus. Erstaunlich war, dass doch recht viele Spieler (23%) einen negativen Finger–Boden-Abstand hatten und 5% knapp den Boden erreichten. Insgesamt wurde im Schnitt ein Wert von + 4,8 cm gemessen.

Abschliessend kann man sagen, dass die Beweglichkeit gut ist, aber im Sinne einer grösseren Flexibilität, eventuell auch zur besseren Verletzungsprophylaxe, im Training mehr beachtet werden sollte.

Tabelle 51: Sportmedizinisches Profil des Landhockeyspielers, Schweiz (n = 40). Beweglichkeitstests.

	Alle Spieler (n = 40)		*Alle Spieler* (n = 40)
Kinn–Sternum-Abstand	0,5 cm	Seitliche WS-Neigung	53,5 °
Schober BWS	2,1 cm	Rückenbeugung (auf dem Bauch liegend Kinn–Boden-Abstand)	34,2 cm
Schober LWS	4,2 cm	Rumpfbeugetest	+ 4,8 cm

28. *Kraft und Kondition*

Da Landhockey bei starker läuferischer Komponente eine eher technisch betonte Sportart ist, wurden einige Beinkraftwerte ermittelt sowie verschiedene Arm- und Rumpfkraftübungen als Test für die Leistung und Kraft durchgeführt.

Im Weitsprung aus dem Stand, wo der Absprung und die Landung auf beiden Füssen gleichzeitig zu erfolgen hatte, zeigten die grösseren und besser trainierten Nationalliga-A-Spieler einen deutlichen Vorsprung gegenüber allen übrigen (244,9 cm gegenüber dem Mittelwert von 219,2 cm). Dieser Vorteil zeigte sich auch in allen weiteren Sprungdisziplinen.

Beim Weitsprung auf einem Fuss musste mit dem gleichen Fuss abgesprungen und gelandet werden. Beim seitlichen Sprung aus dem Stand wurde erst mit dem linken, dann mit dem rechten Fuss abgesprungen. Weiterhin wurde seitwärts mit beiden Füssen gleichzeitig seitwärts abgesprungen und gelandet. Analog wurde auch beim Sprung rückwärts vorgegangen. Die Probanden hatten pro Sprungart 3 Versuche (beim Rückwärtsspringen 6) zur Verfügung, der beste wurde gewertet.

Bezüglich der Lateralität wurde gesamthaft ein kleiner Vorteil für das linke Bein sichtbar.

Der Hochsprung aus dem Stand wurde aus der tiefen Hocke mit beiden Füssen durchgeführt, wobei der Unterschied zwischen der höchsten Reichweite mit der bevorzugten Hand im Stehen und im Sprung gemessen wurde.

Die Sprungwerte der Spielklassen fielen genau nach ihrer Rangordnung ab, wobei die B-Spieler etwa dem Mittelwert entsprachen. Die Junioren A und die 2.-Liga-Spieler waren sich auch etwa ebenbürtig.

Im Faustschluss zeigten wiederum die Nationalliga-A-Spieler einen deutlichen Vorsprung gegenüber den anderen; hier schnitten die Junioren erwartungsgemäss am schwächsten ab.

In den Disziplinen Push-ups und Sit-ups gab es keine deutlichen Vorteile, was der Tatsache entsprechen könnte, dass die bei dieser Übung verwendeten Muskelgruppen beim Landhockeyspielen keine vorrangige Rolle haben. Hier sollte noch erwähnt werden, dass wegen der gebückten Haltung bei der Ballführung eine starke Beanspruchung der Rückenmuskulatur zustandekommt.

Genaue Werte zeigt die folgende Tabelle 52.

Tabelle 52: Sportmedizinisches Profil des Landhockeyspielers, Schweiz (n = 40). Konditions- und Krafttests.

	Alle Spieler	*A*	*B*	*J. A*	*2. L.*
Weitsprung aus dem Stand beide Beine	219,2	245	218	204	208
Weitsprung aus dem Stand rechtes Bein	199,9	212	202	194	185
Weitsprung aus dem Stand linkes Bein	199,7	209	201	193	189
Weitsprung aus dem Stand seitlich links	179,6	197	175	176	168
Weitsprung aus dem Stand seitlich rechts	181,1	196	178	178	175
Weitsprung aus dem Stand rückwärts	112,5	116	113	103	105
Kraft beim Faustschluss links	46,4	51,5	48,9	39,1	44,6
Kraft beim Faustschluss rechts	50,9	61,2	51,6	40,7	50,9
Push-ups	31,0	31,9	32,5	30,3	26,6
Hochsprung aus tiefer Hocke, gemessen an der Reichhöhe	41,8	45,8	42,3	37,2	42,2
Sit-ups	31,6	30,9	31,3	30,0	30,4

29. Laboratoriumsuntersuchungen

Die mittlere Hämoglobinkonzentration der Spieler betrug 15,6 mg%, bei den A-Spielern 15,8, bei den B-Spielern 15,5, bei den 2.-Liga-Spielern 16,1 sowie bei den Junioren 15,4 mg%.

Es gab keinen deutlichen Zusammenhang zwischen der Spielklasse und dem Hb-Wert.

In den Urinuntersuchungen zeigten sich meistens normale Werte (Hämostix-Teststreifen). Lediglich bei den Eiweisswerten gab es zweimal semiquantitative ++Werte, einmal +, und zweimal Spur. Den Spielern mit den Eiweiss++Werten wurde eine gelegentliche Kontrolle beim Hausarzt empfohlen.

30. Diskussion und Vergleich mit anderen Sportarten

Vergleicht man die Verletzungshäufigkeit von Landhockeyspielern mit solchen anderer Sportarten, so gelten einige generelle Aussagen. Die Verletzungen der Muskeln, Bänder, Gelenke und Knochen an den unteren Extremitäten sind bei läuferisch betonten Sportarten häufiger, jedoch kommt dem Einfluss des Gegners bei der Entstehung solcher Unfälle bei anderen Laufsportarten mehr Bedeutung zu (*Biener* 1982). Auch die Problematik des bespielten Belages (*Nigg* 1980) beeinflusst die Verletzungshäufigkeit beim Landhockey gegenüber anderen Kampfsportarten relativ gering (*Biener, Friedrich, Lüthi* 1981), sie bleibt auch gesamthaft niedrig, auch gegenüber den Werten von Sportarten, die keinen Kampfcharakter haben wie z.B. Tennis oder Tischtennis (*Caluori, Oechslin* 1981).

Definiert man als potentiell frühinvalidisierende Verletzungen solche, die gemäss Erfahrung früher als altersgemäss üblich zu Beschwerden führen können und teil- oder ganz invalidisierend z. B. im Sinne einer posttraumatischen Arthrose, einer Gelenkskontraktur mit einer Einbusse der Beweglichkeit oder einer Gelenkversteifung wirken, so ist diese Gefahr bei Landhockeyspielern, verglichen mit anderen, sehr gering. Um so häufiger sind dafür Bagatellverletzungen wie Prellungen und Schürfungen.

Spiroergometrische Untersuchungen an Landhockeyspielern sind an der ETS Magglingen sowie von *Mader* (1976) und *Budinger* (1980) in der deutschen Bundesrepublik durchgeführt worden. Die von *Mader* und *Budinger* durchgeführten Untersuchungen zeigten eine relativ hohe Ausdauerleistungsfähigkeit des deutschen Landhockey-Nationalmannschaftskaders z. B. im Vergleich mit Spitzenfussballern sowie mit international aktiven Langstreckenläufern und Radrennfahrern. Bei ähnlichen Untersuchungen an der ETS Magglingen über das Landhockey-Nationalmannschaftskader der Schweiz zeigten sich nicht so hohe spiroergometrische Werte (VO_2 max. betrug 54 ml/kg, bei Pulsen von 193 die maximale Belastung etwa 4,6 Watt/kg; die Spieler erreichten dabei eine Blut-pH von ca. 7,21). Diese Werte waren auch gegenüber den Werten von Angehörigen anderer schweizerischer Nationalmannschaften noch relativ niedrig.

Verglichen mit diesen Angaben zeigte sich, dass die in unserer Arbeit untersuchten Spieler bei einer Belastung von 4 Watt/kg und Pulswerten von 176 eine errechnete maximale Sauerstoffaufnahme von 62,1 ml/kg min zeigten. Allerdings sind diese nomogrammatisch errechneten Werte nicht unbedingt relevant; die direkt ermittelten Werte lagen tiefer (Howald).

Diese Werte entsprechen auch den mittleren, in internationalen Begegnungen erreichten Leistungen. Sie sollten andererseits nicht entmutigen, denn in der Umfrage wie auch in persönlichen Gesprächen mit Spielern wurde deutlich, dass für die meisten Beteiligten das Landhockey nur eine zweit- oder drittrangige Bedeutung hat. Nur wenige Spieler waren bereit, sich unter anderen Umständen im Landhockey intensiver im Sinne eines Professionalismus zu engagieren. In dieser Hinsicht ist der Schweizer Hokkeyspieler noch ein echter Amateur, der sich bei einem maximalen Trainingsaufwand von 6 Stunden und im Mittel von etwa 4 Stunden pro Woche in nächster Zeit international kaum in der Spitzenklasse wird durchsetzen können.

Bei diesen Betrachtungen wurde allerdings die wichtige technische Komponente des Landhockeyspielens ausser acht gelassen; diese kann zwar in der Rangierung einige Plätze ausmachen, aber der limitierende Faktor wird vorläufig die Leistungsfähigkeit bleiben. Der technischen Entfaltung der Spieler ist auch dann eine Grenze gesetzt, wenn die benutzten Rasenplätze in einem schlechten Zustand und so uneben sind, dass die menschlichen Fähigkeiten bald überfordert sind und Verletzungsgefahren bestehen.

In dieser Hinsicht ist die Förderung des winterlichen Hallenhockeys sicher als positiv zu betrachten; die flachen Böden erlauben eine viel bessere Stocktechnik und Ballführung. Die negative Seite dieser Böden ist aber die vermehrte Strapazierung des Stützapparats, besonders der Fuss- und Kniegelenke sowie des Rückens. Deshalb kommt der Auswahl der geeigneten Belagsart sowie des Schuhwerks, insbesondere der Form des Schuhbetts, für die Verletzungsprävention in der Halle eine wesentliche Bedeutung zu (*Segesser* und *Nigg* 1980).

Rasenplätze zeigten in Arbeiten von *Nigg* und *Segesser* immer noch die besten präventiven Eigenschaften bezüglich Verletzungs- respektive Überlastungsgefährdung des Körpers. Es bestehen also gute Gründe, den Rasenspielbetrieb beizubehalten, ja sogar zu fördern. Will man aber dadurch nicht eine Einbusse der technischen Qualität und Förderung der Spieler in Kauf nehmen, so müssen der Bau und die Pflege der Plätze wesentlich sorgfältiger und von fachlich ausgebildeten und erfahrenen Leuten angegangen und betrieben werden. Ein konventioneller Fussballrasen genügt den Anforderungen nicht.

31. Zusammenfassung

Die Arbeit umfasst 4 Kapitel, welche sich mit den Lebens- und Leistungsverhältnissen von Rasenhockeyspielern befassen.

Im ersten Kapitel wurden mittels Fragebogen 98 Fragen von 102 Hockeyspielern und 51 Spielerinnen aus 6 Spielklassen und 6 Kantonen beantwortet. Dieses Kapitel befasste sich mit den Themen Physiologie, Ausbildung und Beruf, Beziehung zum Hockey, Sporthygiene und Training, Freizeit und Hobbies, Familie, Ernährung, Genussmittel, Medikamente und Drogen, Sportpsychologie, gegenwärtige Gesundheitsprobleme, Operations- und Krankheitsanamnese sowie bisherige Unfälle (ausser Sportunfälle).

Im zweiten Kapitel finden sich Angaben über die beim Hockeyspielen erlittenen 110 Verletzungen der Männer und die 48 Verletzungen der Frauen, die anamnestisch über eine Zeitspanne von durchschnittlich 12 Jahren erhoben wurden. Die einzelnen Verletzungen zeigten zwischen Männern und Frauen deutliche Unterschiede hinsichtlich der Art und der Lokalisation am Körper. Bei beiden Geschlechtern waren die Torhüter die am meisten, die Stürmer die am wenigsten gefährdeten Spieler. Gegenüber anderen Kampfsportarten findet man eine relativ niedrige Verletzungsrate von 1,08 Verletzungen pro Spieler innerhalb von 12 Jahren. Die Verletzungen benötigten im Mittel eine ärztliche Pflege von rund sechseinhalb Wochen.

Diesem Kapitel sind Hinweise über die Möglichkeiten zur Verhütung von Unfällen beigefügt; es wurde dabei besonders auf die Verletzungsgefahr durch Stock, Bodenbeschaffenheit und Schuhmaterial geachtet.

Im dritten Kapitel wurden 40 Hockeyspieler aus 4 Spielklassen spirometrisch, ergometrisch, anthropometrisch und mit Labortests untersucht. Die Werte deuten auf eine Leistungsstärke, welche in der Schweiz auch in der höchsten Spielklasse noch nicht ganz der eines Spitzensportlers von internationalem Format entspricht.

Die A-Spieler zeigten noch die deutlichsten Vorteile, mit einer klaren Abstufung in den Spielklassen.

Im vierten Kapitel wurden einige einfache Kraft- und Konditionsparameter der 40 untersuchten Spieler aufgezeigt und verglichen. Anhand der Sprungkraft aus verschiedenen Positionen sowie der Hand- und Rumpfmuskelmessungen konnte gezeigt werden, dass die Spieler der A-Klasse den anderen Spielern nur in den für das Hockeyspielen spezifischen Belangen überlegen waren, in den übrigen Tests aber kein deutlicher Unterschied zu finden war.

Zuletzt werden die verschiedenen Untersuchungsergebnisse diskutiert und mit den Angaben aus der internationalen Literatur verglichen.

Sportmedizinisches Profil des Matchschützen

1. Einleitung und Ziel der Arbeit

Der Schiesssport weist besonders in der Schweiz eine grosse Tradition auf. Der Schweizerische Schützenverband zählt gegenwärtig 550 000 Mitglieder, also rund 10% der gesamten Bevölkerung. Ein Matchschütze, also ein Schütze mit internationalen Schiessprogrammen, ist jedoch nur jeder hundertste dieser Mitglieder des Schweizerischen Schützenverbandes. Diese Sportart hat besonders durch die Erfolge an den Weltmeisterschaften 1978 in der Schweiz immer mehr Beachtung gefunden. War früher die Meinung verbreitet, ein Schütze brauche nur Kraft, eine ruhige Hand und ein sicheres Auge, so soll das vorliegende Kapitel beweisen, dass Matchschützen Spitzensportler sind.

Welche sportmedizinischen, soziologischen, psychologischen, physiologischen Besonderheiten prägen den Matchschützen im Vergleich zu anderen Leistungssportlern? Wer wird Matchschütze? Welche Voraussetzungen erheischt dieser Sport? Da man im Schiesssport zwischen Gewehrschützen und Pistolenschützen differenzieren muss, wurde eine entsprechende Gliederung der erhobenen Daten vorgenommen. Ausserdem wurden auch Sportlerinnen dieser Disziplinen in die Studie einbezogen. Die Arbeit gliedert sich in 2 Teile, nämlich in die Fragebogenerhebungen bei 250 männlichen und weiblichen Schützen sowie in die sportmedizinischen Untersuchungen an 51 Probanden. Eine geschichtliche Übersicht soll dieser Arbeit vorangestellt werden. Ziel ist, neue sportmedizinische Daten über den Schiesssport zu erarbeiten und damit Trainern und Aktiven Hinweise für Trainingsverbesserung, für Schadensprophylaxe (Gehörschäden) sowie für die Wettkampfleistung zu geben.

2. Geschichte des Schweizer Schiesssportes

An den stürmischen Anfängen des Schweizerlandes steht eine Vielzahl von grossen Vorbildern und Heldengestalten. Der Name, den das Schweizervolk am tiefsten im Herzen trägt, der fast eine magische Bedeutung noch heute hat, ist der Name des kühnen Schützen Wilhelm Tell, den die Schweizerschützen zu ihrem Vorbild und Schutzhelden erkoren haben.

In der Innerschweiz entstanden schon sehr früh die sogenannten Kirchweihschiessen (Chilbi), die sich rasch zu grösseren Volksfesten entwickelten. Angehörige von befreundeten Städten trafen sich mehr oder weniger regelmässig zu friedlich-fröhlichem Schiesskampf. Auch in den zum Teil eben erst gegründeten Städten erwachte die Schiesslust. Das Schiessen galt schon damals als edler Sport.

In der zweiten Hälfte des 15. Jahrhunderts entstanden die ersten grossen Schützengesellschaften. Es war die Zeit der Burgunderkriege; die Beute an grossen und kleinen Schiessbüchsen war sehr gross. Auch bereits zu dieser Zeit wurde die Ausbildung von Jungschützen speziell gepflegt. In diesem Zusammenhang sei das heute noch sehr traditionsreiche Zürcher Knabenschiessen erwähnt. Es ist aus dem militärischen Vorunterricht früherer Zeiten hervorgegangen, als die Wehrgesetze der alten Eidgenossen im 15. Jahrhundert die Jugend vor ihrem Eintritt in die allgemeine Wehrpflicht zum Gebrauch der Waffen verpflichteten.

Das erste Eidgenössische Schützenfest fand 1378 in Solothurn statt. Es wurden die Schiessgesellschaften verschiedener eidgenössischer Orte eingeladen. Die Schiessdistanz betrug damals mit der Büchse zirka 700–800 Werkschuh, das entspricht ungefähr 195–220 Metern.

Im Jahre 1824 wurde der Schweizerische Schützenverein gegründet. Das war in einer Zeit, da in und um die Schweiz ein grosser politischer Wirrwarr infolge der Nachwirkungen der Französischen Revolution herrschte. Der Schweizerische Schützenverein erschien damals als Helfer in der Not. Er wurde zum eigentlichen Träger des neuen vaterländischen Gedankens. Das Eidgenössische Schützenfest wurde rasch zum vornehmsten aller Feste und erfreute sich immer grösserer Beliebtheit. Entsprechend rasch ist auch die Mitgliederzahl gestiegen. Kein anderes Land hat vaterländische Feste von solcher Kraft und Volkstümlichkeit aufzuweisen.

Bereits in den Schiessturnieren des Mittelalters verschönerte die Anwesenheit der Frau die Feste und gab ihnen die rechte Weihe. Von der ersten Hälfte des 19. Jahrhunderts an wurden auch immer mehr Frauen oder sogar Mädchen erwähnt, die sich durch besonders grosse Schiessfertigkeit auszeichneten und sich mit den Männern messen konnten. So entstanden zum Beispiel in den dreissiger Jahren des 19. Jahrhunderts die sogenannten Emmentalisch-Entlebuchischen Weiberschiessen. Die Übung im edlen Waffenkampf und die Pflege der Freundschaft waren Hauptzweck dieser Schiessen. An einem Gründelschiessen 1922 nahmen bereits über 100 Frauen teil. In der heutigen Zeit sind Frauen bzw. Mädchen mit ihrer Schiesskunst bereits soweit, dass sie den Männern kaum etwas nachstehen, weder was die Schiessresultate noch was die Vorbereitung anbelangt.

3. Internationale Schiesswettbewerbe

Der erste offizielle internationale Match fand 1897 in Lyon, Frankreich, durch private Initiative statt. Die Schützengesellschaft von Lyon wollte ihr 25-Jahr-Jubiläum durch ein Schiessen mit internationalem Charakter feiern. Aus diesem Anlass entwickelte sich sozusagen die erste Weltmeisterschaft im Schiessen. Teilnehmer waren Frankreich, Holland, Italien, Norwegen und die Schweiz. Die Schweizer siegten damals mit einem Vorsprung von 62 Punkten vor den Norwegern; ein Schweizer wurde ebenfalls erstmals Weltmeister im Gewehr-Dreistellungsmatch. Von diesem Zeitpunkt an wurden mehr oder weniger jährlich Schiessweltmeisterschaften durchgeführt. Bis 1914 blieb die Schweiz immer Sieger im Mannschaftswettkampf. Im Jahr 1900 wurde aus Anlass der Weltausstellung in Paris erstmals auch ein Revolvermatch geschossen (Distanz 50 Meter). Auch in dieser Disziplin wurde ein Schweizer erstmals Weltmeister. In den ersten Jahren dieses Jahrhunderts wurden dann zunehmend Pistolen für das sportliche Schiessen entwickelt.

1907 wurde beim Anlass des 39. Eidgenössischen Schützenfestes in Zürich der Internationale Schützenbund gegründet (UIT = Union internationale de Tir). Heute sind der UIT an die 100 Nationen angeschlossen. Sie hat ihren Sitz in Wiesbaden. Aufgabe der UIT ist die Setzung einheitlicher Massstäbe für den Ablauf schiesssportlicher Veranstaltungen unter Einhaltung einer möglichst gleichen Behandlung aller Schützen. Sie organisiert Welt- und Europameisterschaften und die Olympischen Spiele.

4. Technische Probleme

Bis in die Mitte des 19. Jahrhunderts wurden die Blockholz- oder Bretterscheiben verwendet. Sie wurden als feste Scheiben, als Quer- oder Drehscheiben konstruiert. Das Zielfeld der hölzernen Scheibe war ein rundes Schwarz von 18 Zoll (1 Zoll = 3 cm). Zwischen den Scheiben befand sich das Zeigerhäuschen. Mit der Einführung der Papierscheiben Mitte des 19. Jahrhunderts wurde der Zeigerdienst wesentlich vereinfacht. Das Schiessen auf freiem Felde wurde mehr und mehr in die Schiessstände verlegt. Bald entstanden auch die ersten Zugscheibenanlagen, was vor allem der Zeigermannschaft und dem Bedienungspersonal erhöhte Sicherheit gab. Dank den technischen Errungenschaften konnte der Schiessbetrieb stark rationalisiert werden. Früher konnten auf eine Scheibe pro Tag oft nur wenige Dutzend Schüsse abgegeben werden.

Die Schiessdistanz blieb bis Mitte des 19. Jahrhunderts zwischen 150 und 250 Metern, je nach Waffe (Musketen, Steinschlossgewehre, Vorderlader). Erst nach der Einführung des Hinterladergewehrs um 1870 stieg die Distanz auf 1000 Fuss (ca. 300 Meter), um von diesem Zeitpunkt an auf diesem Maximum zu verbleiben.

Pfeil und Bogen können auch in unsern Breitengraden bis ins 13. Jahrhundert als eifrig gebrauchte Waffe nachgewiesen werden. Die Armbrust, die in anderer Form schon den alten Römern bekannt war, war bis Mitte des 14. Jahrhunderts die Hauptwaffe sowohl als Kriegs- wie als Sportwaffe. Schon in dieser Zeit wurden spezielle Armbrustschützengesellschaften gegründet. Das Armbrustschiessen erfreut sich auch heute noch einer sehr grossen Beliebtheit. Die heutigen Waffen sind modernste Hochleistungspräzisionswaffen.

Die Entwicklung der Handfeuerwaffen begann Mitte des 14. Jahrhunderts. Man kann vier Perioden unterscheiden:

1. Periode: Büchsen, Flinten und Gewehre 1350–1830
2. Periode: Vorderladerpräzisionswaffen 1830–1865
3. Periode: Hinterladerwaffen (Einlader) 1865–1869
4. Periode: Repetier-(Magazin-)Gewehre 1869–Neuzeit

Die Faustfeuerwaffe ist so alt wie die Feuerwaffe selbst und machte parallel den ganzen Entwicklungsprozess der Langwaffe mit, vom Luntenschloss zum Radschloss, von der Feuersteinpistole zur Perkussionszündung. Die vielseitige Verwendung der Feuerwaffe, speziell unter den damaligen nicht ungefährlichen Reiseverhältnissen, gab den Waffenschmieden Anlass, sich der Herstellung dieser Art Waffen besonders anzunehmen. Als erstes einheitliches Modell in der Steinschlossepoche ist das Modell 1818 zu nennen, später dann die Perkussionspistole (Kavalleriemodell) von 1853. Im Jahre 1840 wurde in Amerika mit der Erfindung der sogenannten Revolverpistole durch Oberst Colt ein gewaltiger Schritt vorwärts gemacht, bald darauf folgte eine französische Erfindung auf die andere. 1887 traf man sich am Eidgenössischen Schiessen in Genf zum erstenmal mit den beiden Modellen 1878 und 1882 zu einem friedlichen Wettkampf. Von diesem Zeitpunkt an wurde auch das sportliche Revolverschiessen immer beliebter. Ende des 19. Jahrhunderts wurde die automatische Pistole, Parabellum mit Kaliber 7,65 mm, entwickelt. Kurze Zeit später wurden dann auch die kleinkalibrigen Matchpistolen entwickelt, die sich rasch einer sehr grossen Beliebtheit für das sportliche Schiessen erfreuten.

Bis in die heutige Zeit erfuhren die Waffen wohl keine grundlegende Veränderung mehr, wurden aber bezüglich Präzision, Visiervorrichtung, Abzugsvorrichtung etc. konstant weiterentwickelt, so dass heute in allen Waffenkategorien modernste Hochleistungspräzisionswaffen zur Verfügung stehen. Immer besser wurde auch die Munition, die einen wesentlichen Anteil an der Treffsicherheit hat. Als neue Waffenart wurde nach dem Zweiten Weltkrieg die Luftdruckwaffe (Luftpistole, Luftgewehr) zusätzlich entwickelt. Einer der Hauptgründe für deren Weiterführung war der Mangel an kriegstüchtiger Munition zu jener Zeit, der sich auch auf das sportliche Schiessen auswirkte. Man suchte deshalb nach einer Waffenart, die ohne Schiesspulver auskam, und fand dabei die ideale Lösung in den Luftdruckwaffen, die zum Teil CO_2 als Treibladung benötigten.

Heute werden wettkampfmässig benützt: Luftpistole, Freie Pistole (Matchpistole), Olympische Schnellfeuerpistole, Grosskaliberpistole, Standardpistole, Sportpistole, Gewehre (in Schiessstellung liegend, stehend, kniend) wie Luftgewehre, Kleinkaliberstandardgewehre, Freies Kleinkalibergewehr, Stutzer, Standardgewehr 300 Meter.

6. Forschungsergebnisse bei 256 Matchschützen

300 Fragebogen wurden an alle Matchschützen der National-, Regional- und Juniorenmannschaften der Schweiz sowie an die Schützen der kantonalen Matchgruppen verschickt. 256 Fragebogen kamen zurück; sie konnten statistisch ausgewertet werden. 226 stammten von Schützen, 30 von Schützinnen. Die Fragebogen waren in Zusammenarbeit mit den Schützentrainern, einigen Schützen selbst sowie mit den Verbandsfunktionären erarbeitet worden. Die Auswertung erfolgte mit dem Tischcomputersystem Hewlett-Packard 9830 A/9880 B.

Bei den bisher veröffentlichten Arbeiten über andere Sportarten war die statistische Auswertung der Fragebogen einfacher, da es sich immer um einen Sportlertyp handelte. Im Schiesssport gibt es Pistolen- und Gewehrschützen. Bei diesen gibt es wieder Sportler von ganz unterschiedlichem Profil. Ein grosser Unterschied besteht aber auch in der Intensität, mit der der Schiesssport betrieben wird. Angefangen von der Nationalmannschaft A bis zu den kantonalen Matchgruppen besteht ein grosses Leistungsgefälle. Ein weiteres Problem ist die grosse Altersstreuung. Der jüngste statistisch erfasste Schütze ist 17, der älteste 72 Jahre.

Die statistische Auswertung wurde in erster Linie aufgeteilt nach Pisto-

Tabelle 53: Sportmedizinisches Profil der Matchschützen, Schweiz (n = 256). Alter nach Leistungsklassen.

Durchschnittsalter	Pistole	Gewehr
Nationalmannschaft A	39,0 J.	33,8 J.
Nationalmannschaft B	35,6 J.	26,9 J.
Regionalgruppen	33,8 J.	28,6 J.
Junioren	18,6 J.	19,5 J.
Kantonale Matchgruppen	44,2 J.	32,5 J.
Frauen		32,5 J.

len- und Gewehrschützen. Wo signifikante Unterschiede bestehen, wurden die Resultate separat aufgeführt.

Bei Matchschützinnen wurde keine Aufteilung nach Gewehr oder Pistole gemacht.

Das durchschnittliche Alter der Gewehrschützen beträgt 28,9 Jahre, der Pistolenschützen 35,3 Jahre. Das Durchschnittsalter der Matchschützen gesamthaft beträgt 32 Jahre, der Matchschützinnen 32,5 Jahre (Tabelle 53).

7. Ausbildung, Beruf, Militär

Beim Vergleich der Schulbildung der Mitglieder der Pistolen-Nationalmannschaft A + B und Gewehr-Nationalmannschaft A + B ergeben sich Unterschiede. Die Sekundarschule besuchten 100% der Pistolenschützen und 52% der Gewehrschützen, die Mittelschule 30% der Pistolenschützen und 6% der Gewehrschützen. Eine Berufsschule besuchten 50% der Pistolenschützen und 30% der Gewehrschützen. Kein Unterschied besteht in der Anzahl der Absolventen einer Hochschule. Die Schützen haben in 11%, die Schützinnen in 10% eine Hochschule absolviert.

Mindestens eine Fremdsprache beherrschten 45% der Pistolen- und 25% der Gewehrschützen sowie 25% der Frauen, mehr als eine 30% der Pistolen- bzw. 35% der Gewehrschützen und 60% der Frauen. Über das Berufsprofil orientiert die folgende Tabelle.

Tabelle 54: Sportmedizinisches Profil der Matchschützen, Schweiz (n = 256). Berufskategorien der Schützen und Väter.

	Pistole n=111	Gewehr n = 115	Frauen n = 30	Väter
ungelernte Arbeiter	—	—	—	5%
Handwerker, Landwirte	35%	36%	10%	50%
kaufmännische Berufe	8%	12%	10%	15%
öffentliche Dienste	22%	4%	—	15%
Lehrer	7%	1%	—	2%
technische Berufe	15%	18%	—	10%
Akademiker	6%	9%	—	3%
Studenten, Schüler	7%	20%	30%	—
Hausfrau			50%	

Auffallende Unterschiede bestehen vor allem in den Berufskategorien öffentliche Dienste und Studenten-Schüler. Die Kategorie öffentliche

Dienste umfasst vor allem Polizeiangehörige, bei denen die Pistole zur Berufsausrüstung gehört. Der prozentual höhere Anteil an Studenten und Schülern bei den Gewehrschützen ist bedingt durch das durchschnittlich tiefere Alter.

Schwere Arbeit leisten 4%, mittelschwere Arbeit 30%, leichte 6%, vorwiegend geistige Arbeit 60% der Matchschützen. Beruf und Sport verbinden können 15% schlecht, 30% mässig gut, 40% gut und 15% der Schützen sehr gut.

Der im Durchschnitt finanzielle Aufwand pro Jahr beträgt Fr. 2000.– (Nationalmannschaft Fr. 3000.–/Junioren Fr. 900.–). In diesen Zahlen nicht mit eingerechnet ist der Lohnausfall, bedingt durch unbezahlten Urlaub.

Jeder zehnte Schütze ist militärisch dienstuntauglich und jeder siebente hilfsdienst-tauglich. Als Grund wird in 48% eine Krankheit, in 20% Unfallfolgen, in 20% ein Wirbelsäulenleiden (meist Morbus Scheuermann), und in 12% (7 Schützen) wird ein Ohrschaden angegeben. Auf die Feststellung, dass Matchschützen wegen Ohrschäden dienstuntauglich erklärt werden, aber dennoch das sportliche Schiessen ausüben, wird später ausführlicher eingegangen.

8. Familiensituation

Von den Angehörigen der Gewehr-Nationalmannschaften sind zwei Drittel ledig und ein Drittel verheiratet. Alle Angehörigen der Pistolen-Nationalmannschaft sind verheiratet. Von den übrigen Gewehrschützen sind 60% ledig und 40% verheiratet, von den übrigen Pistolenschützen sind 30% ledig und 70% verheiratet. Dass von den Pistolenschützen mehr verheiratet sind, ist durch den höheren Altersdurchschnitt bedingt. Bei den Schützinnen ist jede zweite verheiratet. Von den verheirateten Schützen haben ein Viertel keine Kinder, die Hälfte hat 2 Kinder, 5% haben 1 Kind, und 30% haben mehr als 2 Kinder. 90% der Schützen sind mit ihren Familienverhältnissen sehr zufrieden und nur 10% mässig oder sogar unzufrieden. Bei den Schützinnen sind alle mit ihren Familienverhältnissen zufrieden oder sehr zufrieden.

Aktiv in ihrem Sport unterstützt und gefördert durch die Ehefrau oder Partnerin werden die Nationalmannschaftsangehörigen in 40% stark und in je einem Drittel etwas oder gar nicht gefördert.

30% der Matchschützen sagen aus, dass familiäre Probleme einen negativen Einfluss auf ihre sportliche Aktivität hätten. Bei den Schützinnen ist es sogar über die Hälfte. Vor allem bei verheirateten Schützen mit Kindern ergeben sich in dieser Hinsicht Probleme.

9. Freizeithygiene

Man kann bei der Frage nach früherer Freizeitsporttätigkeit die Feststellung machen, dass der Matchschiesssport, vor allem das Pistolenschiessen eine eigentliche Zweiwettkampfsportart ist. Der Grund für diese Tatsache liegt in der militärischen Waffenausbildung des Schweizer Soldaten. Weitaus der grösste Teil wird im Sturmgewehrschiessen ausgebildet. Der erste Waffenkontakt erfolgt mit dem Gewehr und nicht mit der Pistole. Nebst dem aktiven Schiesssport betreiben gegenwärtig noch 15% der Schützen eine andere Sportart wettkampfmässig, und zwar vor allem Turnen, militärischen Mehrkampf und Ballspiel. Sonstigen Ausgleichsport betreiben weitere 83% . Eine vergleichende Übersicht gewährt Tabelle 55.

Tabelle 55: Sportmedizinisches Profil der Matchschützen, Schweiz (Männer, n = 226). Ausgleichssportarten (vergleichend). Mehrfachnennungen.

	Schützen n = 226	Turnen n= 200	Handball n = 240	Tennis n = 275
Skilanglauf	60%	73%	55%	59%
Schwimmen	50%	70%	52%	38%
Wandern, Bergsteigen	6%	14%	9%	4%
Leichtathletik	4%	13%	13%	6%
Fussball	5%	20%	53%	13%
Verschiedenes, Vita-Parcours	52%	51%	19%	26%

2% der Schützen betreiben keinen Ausgleichssport.

Sportsendungen am Fernsehen betrachten 48% regelmässig, 45% gelegentlich, 6% selten und 1% nie. Drei Viertel sehen vor allem der Wochenend-Fernsehsportschau zu. 10% sehen praktisch nur Fussballübertragungen an.

Zusätzliche Freizeithobbies betreiben 80% der Nationalmannschafts-Schützen und 94% der übrigen Schützen. Viel Zeit für ihre Hobbies haben 17% der Schützen, wenig Zeit 55% und fast gar keine Zeit haben 28%.

Die Schützinnen geniessen durchschnittlich 3 Wochen Ferien pro Jahr. Von den Nationalmannschafts-Schützen werden diese Ferien weitgehend der sportlichen Aktivität geopfert.

10. Motivation zum Schiesssport

Mehr als die Hälfte der Schützen betreibt den Schiesssport vor allem aus Freude. Überraschend ist, dass nur 3% den Weg zum Matchschiesssport über das Militär gefunden haben. Bei den Pistolenschützen, die durch den Beruf zum Matchschiesssport kamen, handelt es sich ausschliesslich um Polizisten. Bei den Schützen, die eine gute Schiessgelegenheit als Motivation angaben, handelt es sich vor allem um Schützen aus ländlicher Gegend. Da in der Schweiz jeder Mann sein ausserdienstliches obligatorisches Schiessprogramm absolvieren muss, ist jede Gemeinde verantwortlich, eine entsprechende Sportanlage anzubieten (Tabelle 56).

Tabelle 56: Sportmedizinisches Profil der Matchschützen, Schweiz (n = 256). Motivation für den Schiesssport.

	Pistolenschützen n = 111	Gewehrschützen n = 115	Frauen n = 30
Freude	55%	55%	55%
Vorbild in Familie	10%	11%	15%
Militär	3%	3%	—
Beruf	0%	6%	—
Zufall	7%	9%	10%
guter Schiessplatz	4%	4%	—
Einzelsport	15%	6%	20%
anderer Grund (z. B. Jungschützenkurs)	6%	6%	—

Zirka die Hälfte der Väter der Matchschützen waren selbst aktive Schützen.

Tabelle 57: Sportmedizinisches Profil der Matchschützen, Schweiz (Männer, n = 226). Alkohol- und Nikotinkonsum.

	nie		selten		gelegentlich		oft/täglich	
	P	G	P	G	P	G	P	G
Bier	10%	20%	35%	30%	45%	40%	10%	10%
Wein	15%	10%	30%	40%	50%	35%	5%	15%
Spirituosen	20%	40%	70%	55%	10%	5%	—	—
Zigarettenkonsum	80%	75%	10%	10%	2%	10%	8%	5%
Zigarrenkonsum	85%	80%	10%	10%	5%	10%	—	—
Pfeifenraucher	80%	90%	10%	—	5%	5%	5%	5%

11. Ernährung, Genussmittelkonsum

15% der Schützen nehmen täglich zwei Hauptmahlzeiten ein, 80% drei Hauptmahlzeiten und 5% vier bis fünf Hauptmahlzeiten. Bei 93% ist das Mittagessen Hauptmahlzeit, bei 6% das Abendessen und bei 1% das Frühstück.

Über den Genussmittelkonsum orientiert die Tabelle 57 auf der vorangegangenen Seite.

13% der Schützen können als regelmässige Zigarettenraucher bezeichnet werden. Sie rauchen durchschnittlich seit dem 16,5. Lebensjahr. Durchschnittlich rauchen die Zigarrenraucher seit dem 18,5. Lebensjahr. Von den Zigarettenrauchern möchten 70% das Rauchen aufgeben, von den Zigarrenrauchern 35% und von den Pfeifenrauchern nur 30%.

12. Sportpsychologie

Die Schützen wurden um die Angabe gebeten, welchem Charakter-Typ sie sich zuordnen würden.

Tabelle 58: Sportmedizinisches Profil der Matchschützen, Schweiz (Männer, n = 226). Charakter-Typen/Selbsteinschätzung.

	Pistolenschützen n = 111	Gewehrschützen n = 115
Sanguiniker	50%	37%
Phlegmatiker	42%	54%
Melancholiker	4%	5%
Choleriker	4%	4%

Zwischen den einzelnen Mannschaften bestehen zum Teil deutliche Unterschiede. So bezeichnen sich z. B. 63% der Pistolennational-Mannschaftsschützen als Sanguiniker, 75% der Gewehr-Junioren als Phlegmatiker.

Der Schnellfeuerpistolenschütze bezeichnet sich eher als Sanguiniker, ist extrovertiert, impulsiv, ungeduldig, neigt im Wettkampf eher zu Nervosität. Der Präzisionspistolenschütze beschreibt sich eher als Phlegmatiker, ist ein ruhiger, geduldiger, furchtloser Typ, der im Wettkampf etwas weniger mit Nervositätserscheinungen zu kämpfen hat. Beobachtungen an vielen Wettkämpfen haben diesen Eindruck eindeutig bestätigt. Einen sportlichen Fallschirmabsprung würden rund 60% der 20–45jährigen Befragten wagen.

Eine detaillierte Auskunft über die Selbsteinschätzung gibt die aufschlussreiche Tabelle 59.

Tabelle 59: Sportmedizinisches Profil der Matchschützen, Schweiz (n = 256). Psychohygiene, Selbsteinschätzung.

	Pistole n=111	Gewehr n = 115	Frauen n = 30
introvertiert	42%	40%	45%
extrovertiert	58%	60%	55%
ruhig	71%	71%	55%
impulsiv	29%	29%	45%
egoistisch	40%	30%	20%
altruistisch	60%	70%	80%
geduldig	66%	80%	55%
ungeduldig	34%	20%	45%
schüchtern	59%	50%	20%
resolut	41%	50%	80%
ängstlich	26%	33%	40%
furchtlos	74%	67%	60%
ehrgeizig	82%	75%	90%
bescheiden	18%	25%	10%
optimistisch	91%	76%	55%
pessimistisch	9%	24%	45%
willensstark	82%	88%	85%
willensschwach	18%	12%	15%

13. Medizinische Anamnese

83% der Schützen haben zwei bis fünf Krankheiten (eingeschlossen die Kinderkrankheiten), 6% mehr als fünf Krankheiten durchgemacht und 11% keine oder nur eine Krankheit.

45% haben sich noch keiner Operation, 50% einer bis drei Operationen und 5% mehr als drei Operationen unterziehen müssen. Die häufigsten Operationen waren Tonsillektomien, Appendektomien, Hernienoperationen und Operationen nach Unfällen. Ein gewisser Prozentsatz hat die Mandeln entfernen lassen, um Infektionen der oberen Luftwege vorzubeugen, die sich im Schiesssport besonders negativ auswirken. 27% der Matchschützen waren nie im Spital, 68% ein- bis dreimal und 5% vier- bis sechsmal.

In der Familienanamnese geben 35% der Schützen nichts Auffälliges an. Bei 30% bestanden bei den Eltern Herz-Kreislauf-Erkrankungen, bei 20% Diabetes mellitus, bei 5% Krebsleiden, bei 10% andere Leiden.

14. Gegenwärtige Krankheiten, Gesundheitsprobleme

80% der Schützen haben im Verlaufe des letzten Jahres zwei bis vier Erkältungskrankheiten (Schnupfen, Halsweh, etc.) durchgemacht. 10% dieser Schützen waren durch die Erkältungen bei der Ausübung des Schiesssportes stark beeinträchtigt. Infekte der oberen Luftwege wirken sich im Schiesssport besonders stark aus, da die Atemtechnik stark gestört wird.

Tabelle 60: Sportmedizinisches Profil der Matchschützen, Schweiz (n = 256). Rückenschmerzen sowie Gelenkschmerzen im Alltag und bei der sportlichen Tätigkeit.

Rückenschmerzen	nie	selten	gelegentlich	oft
HWS (Alltag)	77%	13%	5%	5%
HWS (Sport)	70%	16%	6%	8%
BWS (Alltag)	90%	6%	3%	1%
BWS (Sport)	90%	8%	–	2%
LWS (Alltag)	60%	20%	15%	5%
LWS (Sport)	60%	15%	15%	10%
Gelenkschmerzen				
Schulterschmerzen (Alltag)	77%	15%	4%	4%
Schulterschmerzen (Sport)	76%	14%	8%	2%
Ellbogenschmerzen (Alltag)	89%	6%	2%	3%
Ellbogenschmerzen (Sport)	71%	17%	6%	6%
Handschmerzen (Alltag)	86%	10%	2%	2%
Handschmerzen (Sport)	70%	17%	8%	5%
Hüftschmerzen (Alltag)	87%	6%	5%	2%
Hüftschmerzen (Sport)	88%	7%	4%	1%
Knieschmerzen (Alltag)	70%	17%	10%	3%
Knieschmerzen (Sport)	65%	14%	15%	6%
Fussschmerzen (Alltag)	82%	12%	5%	1%
Fussschmerzen (Sport)	75%	18%	7%	0%

85% geben keinerlei allergische Leiden an. 14% haben Heuschnupfen, 1% andere Allergien. 23% der Matchschützen leiden nie unter Kopfweh, 49% selten, 21% gelegentlich und 7% oft. Kopfwehtabletten nehmen 48% nie, 40% selten, 10 % gelegentlich und nur 2% oft ein. Über nervöse Beschwerden klagen 2% oft, 10% gelegentlich, 30% selten und 58% nie.

25% der Matchschützen sind Brillenträger, 3% tragen Kontaktschalen. Eine spezielle Schiessoptik tragen ca. 20%. 7% sind weitsichtig, 6% kurzsichtig, 7% haben eine Hornhautverkrümmung und 6% andere Augenleiden. 5% haben ihr Augenleiden als unmittelbare Folge des Schiesssportes (Schussverletzung, Munitionsschmauch etc.) angegeben.

Rücken- und Gelenkschmerzen spielen im Schiesssport eine wesentliche Rolle (Tabelle 60 auf Seite 137).

4% der Pistolenschützen geben an, dass die Rückenschmerzen erst auftraten oder an Intensität zunahmen, seit sie das wettkampfmässige Matchschiessen betreiben, und zwar durchschnittlich nach 3 Jahren. Bei den Gewehrschützen sind es 17%, bei der Nationalmannschaft A + B sogar 60%, bei denen die Rückenschmerzen erst auftraten nach Ausübung des wettkampfmässigen Schiesssportes, und zwar nach durchschnittlich 2 bis 2,5 Jahren.

15. Alltagsunfälle, Trainingsunfälle, Sportunfälle

30% der Matchschützen haben noch nie einen Unfall erlitten, 50% ein bis zwei Unfälle, 15% drei bis vier Unfälle und 5% mehr als fünf Unfälle. Bei der Durchsicht der im normalen Alltag erlittenen Unfälle können keine Unterschiede mit Studien über die Durchschnittsbevölkerung festgestellt werden.

Unfälle, die bei der Ausübung des für den Schiesssport notwendigen Kreislauf- und Fitnesstrainings erlitten wurden, imponierten vor allem als Gelenkdistorsionen, Muskelprellungen, eventuell leichte Muskelzerrungen, mehrfach kleinere oder grössere Rissquetschungen vor allem bei Waldläufen und auf dem Vita-Parcours. Ein Schütze erlitt eine unkomplizierte Radiusfraktur links, ein anderer eine unkomplizierte Unterschenkelfraktur rechts. Insgesamt haben 8% der Matchschützen einen speziellen Trainingsunfall erwähnt.

Im Schiesssport selbst ist nicht nur der Sportler einer direkten Unfallgefahr ausgesetzt. Eine viel grössere Unfallgefahr besteht für die indirekt am Schiesssport beteiligten Personen, bei den Warnern, Zuschauern und Funktionären. Die Gründe müssen kaum näher erklärt werden. Wie die statistischen Angaben der Schweizerischen Schützen-Unfallversicherung zeigen, war in den Pionierzeiten des Schiesssportes die Verletzungsgefahr bei den Nichtschützen viel grösser als bei den Schützen selbst. Schiessunfälle durch direkte Geschosswirkung waren relativ häufig. Im Jahre 1886 wurde die erste Unfallversicherung für Zeiger und Kleber eingeführt. Heute bestehen in dieser Beziehung sehr strenge Vorschriften, die auch rigoros eingehalten werden müssen. Schiessunfälle durch Geschosswirkung an Drittpersonen sind heute deshalb sehr selten. Bei der Ausübung des Schiesssportes haben knapp 2% unserer Matchschützen einen Unfall erlitten. In der Statistik 1977 der Schweizerischen Schützenunfallversicherung werden 4 Unfälle durch direkte Waffen- oder Geschosswirkung erwähnt.

Als Unfallbeispiele bei Ausübung des Schiesssportes sollen genannt sein:

a) Durchschuss durch rechten Zeigefinger mit Kleinkalibergewehr infolge Unachtsamkeit, Restitutio ad integrum. Zirka 4 Wochen Arbeitsunfähigkeit.
b) Verletzung durch Querschläger eines Luftpistolengeschosses mit penetrierender Verletzung des rechten Auges. Ebenfalls Restitutio ad integrum, Visus wieder völlig normal. Schütze schiesst aber immer noch mit dem linken Auge. Zirka 4 Wochen Arbeitsausfall.
c) Heftiger Schlag auf das Handgelenk volar links nach Schussabgabe mit dem 300-m-Stutzergewehr mit nachfolgender leichter Parese des Nervus medianus. Ebenfalls Restitutio ad integrum, heute keinerlei Beschwerden mehr. Arbeitsausfall zirka 2 Wochen.

16. Sportpraxis

Das mittlere Alter bei Beginn des Schiesssportes ist bei den Pistolenschützen 22 Jahre, bei den Gewehrschützen 17 Jahre. Die erste Meisterschaftsteilnahme erfolgte bei den Pistolenschützen mit 29, bei den Gewehrschützen jedoch mit knapp 21 Jahren.

Einen ersten Gipfel zeigt die Alterskurve bei Beginn des Schiesssportes zwischen 20 und 25 Jahren. Das sind die Schützen, die das Schiessen primär zu ihrem Hauptwettkampfsport ausgewählt haben. Ein grosser Teil der Schützen beginnt aber mit dem Matchschiessen erst im vierten Lebensjahrzehnt, die meisten wechseln von einer anderen wettkampfmässig betriebenen Sportart zum Matchschiessen. Heute ist die Tendenz festzustellen, dass sich immer mehr junge Sportler für das Matchschiessen entschliessen.

Pistolenschützen haben später mit dem Matchschiessen begonnen als Gewehrschützen. Ein Pistolenschütze braucht auch wesentlich längere Zeit, bis er erste gute Resultate erreicht und eine erste Meisterschaft bestreiten kann; sein Reifungsprozess dauert länger. Es gibt keine Altersgrenze, um mit dem Matchschiesssport beginnen zu können. Bei den Schützen, die nach dem 25. Altersjahr mit dem Matchschiesssport begonnen hatten, dauerte es bereits 5 bis 6 Jahre bis zum Erreichen der ersten Meisterschaft. Bei den Schützen über 35 Jahren dauerte es 9, bei den Schützen über 40 Jahren 12 Jahre bis zur ersten Meisterschaft. Bei den Pistolenschützen zwischen 30 und 35 Jahren dauerte es nur 3 Jahre bis zum Erreichen der ersten Meisterschaft.

Die Angehörigen der Nationalmannschaft A betreiben das wettkampfmässige Matchschiessen durchschnittlich seit 10 Jahren, die Angehörigen der Nationalmannschaft B seit 6,5 Jahren, die übrigen Schützen durchschnittlich seit 5,5 Jahren und die Frauen seit 3,6 Jahren.

Bei den Pistolenschützen haben 30% früher mit dem Gewehr geschossen, während bei den Gewehrschützen früher nur 3% mit der Pistole geschossen haben.

Die Pistolenschützen nehmen durchschnittlich an 15 Wettkämpfen pro Jahr teil, die Gewehrschützen an 21 Wettkämpfen. Eine Teilnahme an einer Olympiade, Welt- oder Europameisterschaft streben jeder zweite Pistolen- und jeder dritte Gewehrschütze dieses Kollektivs an, von der Nationalmannschaft fast alle Mitglieder.

17. Kleidungshygiene im Sport

Immer wieder wird erwähnt, dass man bereits im Training die Wettkampfbedingungen möglichst einhalten soll. Dazu gehören unter anderem auch Kleidung und Schuhe. Auffallend ist, dass die Gewehrschützen diesem

Tabelle 61: Sportmedizinisches Profil der Matchschützen, Schweiz (n=256). Kleidungshygiene im Sport.

	Pistolen-schützen	Gewehr-schützen
Gleiche Kleider Training – Wettkampf		
nein	13%	1%
meistens	62%	22%
immer	25%	77%
Gleiches Schuhwerk Training – Wettkampf		
nein	9%	2%
meistens	54%	10%
immer	37%	88%
Mütze beim Schiessen tragen		
nie	29%	10%
gelegentlich	31%	24%
nur bei Sonnenschein	18%	23%
immer	22%	43%

Punkt eher Rechnung tragen als die Pistolenschützen, bedingt durch die Ausrüstung der Gewehrschützen mit einheitlicher Kleidung (Tabelle 61).

18. Wettereinflüsse im Sport

Aufschlussreich sind Hinweise auf eine Wetterabhängigkeit der Schützen (Tabelle 62).

Tabelle 62: Sportmedizinisches Profil der Matchschützen, Schweiz (n=256). Umwelt- und Wettereinflüsse.

	Pistolen-schützen	Gewehr-schützen
Bessere Resultate bei:		
sonnigem Wetter	19%	9%
mittelmässigem Wetter	28%	56%
schlechtem Wetter	22%	20%
kein Unterschied	21%	15%

Es schiessen lieber bei

sonnigem Wetter	14% aller dieser Sportler
mittelmässigem Wetter	43% und
schlechtem Wetter	26%.
Keinen Unterschied geben	17% an.

Bei Föhn zeigen sich bei 60% der Schützen angeblich keine, bei je 20% positive oder negative Auswirkungen auf die Schiessergebnisse. Bei den Schützinnen zeigt der Föhn in 50% keine Wirkung.

Die Randscheiben 1, 2 und 9, 10 bevorzugen viele Schützen am meisten, ebenso Scheibe 6. Auffallend ist, dass kein einziger Schütze auf Scheibe 4 schiessen will.

Anpassungsschwierigkeiten in einem neuen Schiessstand haben 7% nie, 56% selten, 34% gelegentlich und nur 3% der Schützen oft.

19. Die Schussabgabe

Der psychophysische Prozess des Schützen ist vom Vorsatz bis zur wirklichen Schussabgabe sehr komplex.

Das Zeitproblem, die Atemtechnik und die psychische Verfassung spielen dabei eine ganz entscheidende Rolle. Je länger ein Schütze braucht, einen Schuss auszulösen, um so grösser wird die körperliche und vor allem die seelische Belastung.

In Abbildung 20 ist die optimale Zeit der Schussabgabe schraffiert eingezeichnet. Kreislauf- und Lungenfunktion, Kondition und Kraft, sowie auch klimatische Einflüsse (z. B. Olympiade Mexiko) haben ihre positiven oder negativen Einflüsse auf den komplexen Mechanismus der Schussauslösung.

Abbildung 20: Sportmedizinisches Profil des Matchschützen.
Optimales Zeitprofil einer Schussabgabe (schematisch)

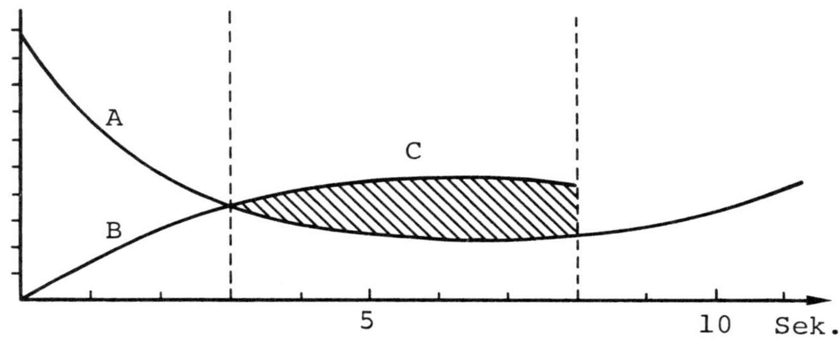

A = Abnahme der Armschwankungen
B = zunehmender Druck auf Abzug
C = günstige Zeit für Schussabgabe

Wie unsere Schützen das Zeitproblem bei Schussabgabe bewältigen, zeigt die folgende Tabelle.

Tabelle 63: Sportmedizinisches Profil der Matchschützen,
Schweiz (n = 256). Zeitprobleme bei der Schussabgabe.

Zeit bis zur Schussabgabe	Pistolenschützen	Gewehrschützen
weniger als 5 Sekunden	—	6%
5– 8 Sekunden	43%	65%
9–12 Sekunden	49%	22%
13–16 Sekunden	8%	2%
mehr als 16 Sekunden	—	5%
Schussabgabe stoppen nach		
6– 8 Sekunden	4%	22%
9–11 Sekunden	28%	41%
12–14 Sekunden	44%	24%
15–17 Sekunden	20%	10%
mehr als 17 Sekunden	4%	3%

20. Atemtechnik

Die durchschnittliche Atempause beim Zielen beträgt bei den Pistolenschützen 5,2 Sekunden, den Gewehrschützen 8,3 Sekunden. Die durchschnittliche Atemfrequenz beträgt bei den Pistolenschützen 15,5 Atemzüge, bei den Gewehrschützen 18 Atemzüge.

Bei diesen Angaben handelt es sich um Selbstmessungen der Schützen, es sind also keine objektiven Parameter. Beim Vergleich mit einigen Messungen fallen jedoch keine grossen Differenzen auf.

Tabelle 64: Sportmedizinisches Profil der Matchschützen, Schweiz (Männer, n = 226). Atemgymnastik.

	Pistole	Gewehr
Atemgymnastik im Wettkampf		
nie	11%	22%
selten	16%	22%
gelegentlich	29%	28%
oft	22%	24%
immer	22%	4%
Atemgymnastik im Training		
nie	28%	29%
selten	26%	28%
gelegentlich	38%	41%
regelmässig	8%	2%

Viele Schützen versuchen, während kurzen Wettkampfpausen intensive atemgymnastische Übungen zu machen. Auffallend ist aber auch, dass es Schützen gibt, die bei aufkommender Nervosität eher zur Hyperventilation neigen und so ihre Nervosität noch weiter steigern. Laut Fragebogenresultat gibt es noch einen grossen Prozentsatz von Matchschützen, die nie oder nur sehr schlecht über die Möglichkeiten der Atemgymnastik orientiert und instruiert worden sind.

21. Wettkampfhygiene

Hinsichtlich der Speisegewohnheiten fällt auf, dass sich vor einem Wettkampf nur 7% der Pistolenschützen und 12% der Gewehrschützen einen speziellen Mahlzeitenplan machen. Während eines Wettkampfes essen 33% der Schützen nichts, 23% verzehren Obst und Trockenfrüchte, 10% Trokkenfleisch und Brote, 18% Schokolade, 5% Kekse und ähnliches, 7% trinken Ovomaltine, 4% essen oder trinken irgend etwas anderes. – Vitaminpräparate vor einem Wettkampf nehmen 80% nie, 9% selten, 8% gelegentlich und nur 3% oft. Während des Wettkampfs nehmen nur 5% der Matchschützen gelegentlich oder oft Vitaminpräparate zu sich.

Hinsichtlich der Schlafgewohnheiten fällt auf, dass vor einem Wettkampf 63% der Pistolenschützen wie immer, 13% später, 24% früher zu Bett gehen – bei den Gewehrschützen 68% wie immer, 20% später, 12% früher. 30% der Pistolenschützen schlafen gut, 45% etwas schlechter, 25% viel schlechter; bei den Gewehrschützen schlafen 45% gut, 45% etwas schlechter und nur 10% viel schlechter als an einem normalen Arbeitstag. Schlaftabletten vor einem Wettkampf nehmen 95% nie, 2% selten, 1% gelegentlich und 2% immer.

Hinsichtlich der Sexualhygiene ist zu bemerken, dass vor einem Wettkampf 17% der verheirateten Schützen, welche bereits Kinder besitzen, sexuelle Enthaltsamkeit üben, von den verheirateten ohne Kinder 7% und von den ledigen Schützen 12%.

Hinsichtlich einer Entspannungstaktik fällt auf, dass systematische Ruhepausen während eines Wettkampfes von 45% der Matchschützen durchgeführt werden; ein Unterschied zwischen Pistolen- und Gewehrschützen besteht nicht. Es ist vielleicht zu erwähnen, dass bei den Gewehrschützen die Wettkämpfe wesentlich länger dauern, so dass dort das Einlegen von Ruhepausen bedeutsamer ist.

Über Ermüdungsprobleme im Wettkampf orientiert die folgende Tabelle.

Tabelle 65: Sportmedizinisches Profil der Matchschützen, Schweiz (n = 256). Ermüdungserscheinungen im Wettkampf.

	Pistolenschützen	Gewehrschützen
keine	21%	18%
Haltungsunruhe	20%	14%
Konzentrationsschwäche	14%	27%
Augenschwierigkeiten	17%	8%
Muskelspannung	8%	7%
Fehlschüsse	4%	7%
Abzugprobleme	5%	5%
Gliederschmerzen	5%	11%
andere Gedanken	5%	3%
Atmungsprobleme	1%	—

Nach einem grösseren Wettkampf machen die Matchschützen durchschnittlich eine Trainingspause von 1 Woche. Nach Abschluss der Hauptwettkampfsaison machen die Pistolenschützen eine Trainingspause von 9 Wochen, die Gewehrschützen durchschnittlich von 7,5 Wochen. Die Trainingspause erstreckt sich dabei vor allem auf das technische Training; Kondition und Fitness werden meist weitergepflegt.

Angewöhnungsübungen vor dem Wettkampf machen zirka die Hälfte der Matchschützen mit der Waffe, 5% ohne Waffe. Ein Drittel der Pistolenschützen macht vor dem Wettkampf vor allem Mentaltraining, Gewehrschützen nur in 15%. Entspannungsversuche während des Wettkampfs machen ein Drittel der Pistolen- und 10% der Gewehrschützen durch Autosuggestions- oder Mentaltraining. Die meisten Matchschützen haben während einer Saison ein oder mehrere Formtiefs, nur 22% geben an, nie ein Formtief zu haben.

22. *Vorstarterregung und Selbstvertrauen*

Die Leistungsfähigkeit eines Schützen hängt oft von einer ganzen Reihe psychologischer Faktoren wie Startaufregung, Einflüsse aus der Umgebung, Angst vor dem Versagen ab. Es gibt viele Schützen, die technisch perfekt sind, aber dennoch nicht Weltklasseleistungen erreichen im Wettkampf, wohl aber im Training. Schon manch ein Schütze hat im Training einen Weltrekord geschossen, konnte diese Leistung im Wettkampf aber nie mehr wiederholen. In den meisten anderen Sportarten werden Weltrekorde nur im Wettkampf erzielt.

Die Vorstarterregung legt sich bei unseren Pistolenschützen durchschnittlich nach 8 bis 11, bei den Gewehrschützen nach 6 bis 7 und bei den Schützinnen nach 10 Schuss. Wie es um das «Startfieber» und um das Selbstvertrauen bestellt ist, zeigt die folgende aufschlussreiche Tabelle.

Tabelle 66: Sportmedizinisches Profil der Matchschützen, Schweiz (n = 256). Vorstarterregung und Selbstvertrauen.

Vorstarterregung	Pistole	Gewehr	Frauen
keine	3%	3%	—
am ersten WK-Tag	60%	40%	40%
am Vorabend	28%	35%	20%
am Vortag	4%	14%	30%
2 Tage voraus	3%	5%	—
3 Tage voraus	2%	—	10%
1 Woche voraus	—	3%	—
Selbstvertrauen im Wettkampf			
hängt von den ersten Punkten ab	31%	36%	50%
eher mässig	23%	17%	15%
gross	39%	40%	25%
sehr gross	7%	7%	10%

Nach einem Mehrjahrestrainingsprogramm trainieren nur 10% der Matchschützen. Nach einem Jahrestrainingsplan trainieren 31% der Gewehrschützen und 48% der Pistolenschützen, nach einem Monatstrainingsplan 58% der Schützen, nach einem Wochentrainingsplan 46% der Matchschützen.

Auffallend ist bei der genauen Trainingsanalyse (technische Schulung trocken, technische Schulung scharf, spezielle Muskelschulung, allgemeine Muskelschulung, Kreislauf-Lungen-Training), dass im allgemeinen keine wesentlichen Unterschiede gemacht werden zwischen Vorbereitungs- und Wettkampfphase, mit Ausnahme des Scharfschiesstrainings. Allerdings kann ein mit der Wettkampfphase zu stark auf Kraft trainierter Arm die komplexen biomechanischen Vorgänge bis zur Krümmung des Abzugfingers stören. Im Schiesssport ist das Zusammenspiel von Grob- und Feinmotorik äusserst wichtig.

Tabelle 67: Sportmedizinisches Profil der Matchschützen, Schweiz (n = 245). Spezielles Muskeltraining.

	Pistolenschützen	Gewehrschützen
keines	15%	30%
Liegestütze	10%	5%
Hanteln	40%	28%
Halteübungen	10%	15%
isometrisches Training	15%	2%
Turnen	10%	20%

Als hauptsächlichstes Fitness- und Konditionstraining betreiben 20% Waldläufe, 11% Velofahren, 9% Langlauf, 8% Ballspiele, 10% keine und 42% betreiben mehrere Sportarten mehr oder weniger gleichwertig.

Ein Circuittraining machen 32% der Pistolenschützen nie, 40% selten, 20% gelegentlich, 8% regelmässig, bei den Gewehrschützen 36% nie, 29% selten, 29% gelegentlich und 6% regelmässig.

Ein autogenes Training macht knapp die Hälfte der Pistolenschützen gelegentlich oder regelmässig. Bei den Gewehrschützen sind es nur knapp 30%. 75% der Schützinnen machen regelmässig autogenes Training. Bei Schützen, die regelmässig autogenes Training treiben, ist die Konzentrationsfähigkeit während eines Wettkampfes in 95% angeblich gross bis sehr gross. Zu diesem Punkt ist zu erwähnen, dass nur 15% der Schützen eingehend über autogenes Training instruiert wurden, 60% würden diese Information aber wünschen.

In die Sauna gehen 12% oft, 12% gelegentlich, 16% selten, 60% nie. –

Massieren lassen sich 80% nie (bei den Nationalmannschaftsschützen nur 50%), nur 2 bis 3% lassen sich mehr oder weniger regelmässig massieren.

24. Sportmedizinische Untersuchungen

Es wurden 51 Matchschützen als Angehörige der Nationalmannschaft untersucht, gemessen und getestet. Erfasst wurden 9 Angehörige der Pistolennationalmannschaft A, 16 Angehörige der Pistolennationalmannschaft B (eingeschlossen Angehörige der Polizeinationalmannschaft), 10 Pistolenjunioren und je 8 Angehörige der Gewehrnationalmannschaft A und B. Erarbeitet wurden Daten aus der Anthropologie, Ergometrie, Spirometrie, Dynamometrie sowie aus sportspezifischen Leistungstests. Ebenso wurden biochemische Untersuchungen (Hb, Cholesterin, Harnsäure, Blutzucker, Urinanalysen) durchgeführt.

25. Spirometrie

Eine Übersicht über die Spirometriewerte zeigt Abbildung 21.

Abbildung 21: Sportmedizinisches Profil der Matchschützen, Schweiz (n = 51). Spirometrie.

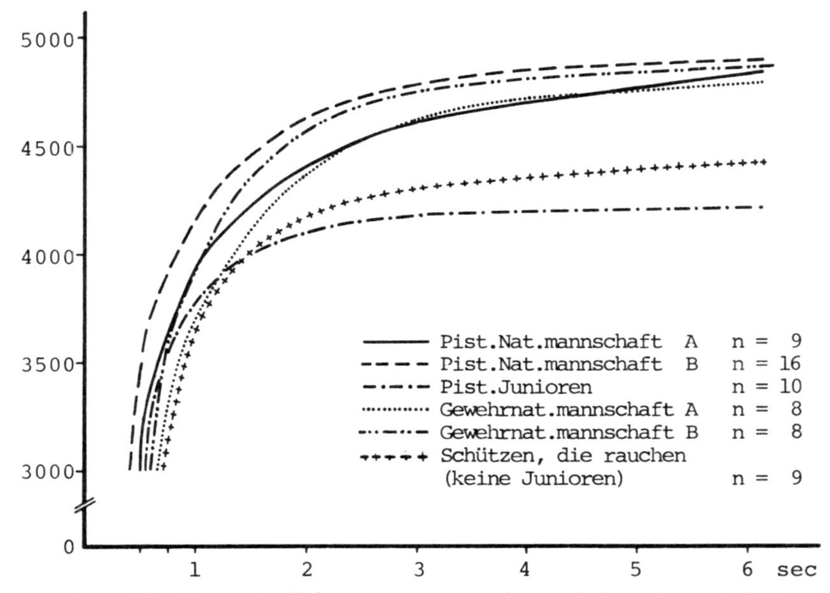

Anmerkung: Alle Messwerte (Spirometerwerte) wurden nach den wissenschaftlichen Tabellen von Ciba-Geigy auf Normalwerte umgerechnet, d. h. 0 Grad Celsius, 760 Torr.

Wie auf Abbildung 21 ersichtlich, verlaufen die spirometrischen Kurven der A- und B-Nationalmannschaft weitgehend parallel. Berücksichtigt man das Durchschnittsalter der einzelnen Mannschaften, haben die Pistolenschützen, die durchschnittlich älter sind als die Gewehrschützen (A-Mannschaft + 5,2 Jahre, B-Mannschaft + 8,7 Jahre), eine bessere Lungenfunktion als die Gewehrschützen.

Beim Vergleichzwischen einzelnen Sportarten haben die Schützen nach den Handballern und Schwimmern die grösste Vitalkapazität. Im Vergleich mit Durchschnittskollektiven gleicher Grösse und gleichen Alters stehen die Schützen nach den Handballern an zweiter Stelle. Eine auffallend grosse Differenz zu Ungunsten der Pistolen-Junioren besteht zu den Schwimmern, die annähernd das gleiche Durchschnittsalter haben (−730 ml). Genauere Übersicht gewährt die folgende Tabelle.

Tabelle 68: Sportmedizinisches Profil der Matchschützen, Schweiz (n = 51). Spirometrische Werte der Schützen im Vergleich mit anderen Sportarten.

	S n=41	PJ n=10	Sch n=72	Fu n = 59	Te n = 60	Ha n = 33
Vitalkapazität, ml	4841	4210	5080	4670	4790	5450
Tiffeneau-Test (Sek.-kapazität)	82,7 %	89,6 %	86,0 %	83,0 %	85,1 %	84,0 %
Vitalkap. bei durchschnittlicher Bevölkerung bezogen auf Alter und Grösse *	4468	4640	4760	4560	4570	4840
Differenz Vitalkap. zwischen Sportlern und Durchschnittsbevölkerung *	+ 373	− 410	+ 320	+ 110	+ 220	+ 610
Körpergrösse Sportler, cm	175,9	173,6	180,0	176,0	179,0	183,0
Durchschnittsalter Sportler	34,4 J	19,7 J	19 J	24,3 J	28,6 J	25 J
Thoraxumfang inspiratorisch, cm	103,5	90,8	96,4	100,0	96,0	101,3

S = Schützen
PJ = Pistolen-Junioren
Sch = Schwimmer
Fu = Fussballer
Te = Tennisspieler
Ha = Handballer

* Die Vergleichswerte der Durchschnittsbevölkerung unter Berücksichti-

gung von Alter und Gewicht stammen aus den wissenschaftlichen Tabellen von Ciba-Geigy.

26. Ergometrie

Da über die sportliche Fitness und Kondition von Matchschützen bisher nur wenig bekannt war, war eine Festsetzung der zumutbaren Belastbarkeit auf den Ergometer nicht von vornherein möglich. Es wurden deshalb vorerst versuchsweise einige Schützen 6 Minuten lang mit 150 W belastet. Nachdem diesen Test alle Matchschützen ohne Schwierigkeiten bestanden, wurde die Belastung auf 200 W gesteigert. Dabei zeigte es sich, dass bei einigen bereits eine Grenze der Belastbarkeit erreicht wurde. Eine weitere Steigerung der Wattzahl wurde deshalb nicht vorgenommen. Diese Belastung haben alle Schützen überstanden, lediglich bei einem traten gehäuft Extrasystolen auf, ohne klinisch manifest zu werden.

Bei den Matchschützen zeigt die Pulskurve den prozentual grössten Anstieg. Der Abfall der Pulskurve verläuft entsprechend den ungefähr erwarteten Normen, doch ist der Durchschnittspuls nach 10 Minuten bei allen Mannschaften noch relativ hoch und weit vom Ruhepuls entfernt. Beim Vergleich der Einzelkurven der Matchschützen fallen sehr deutliche Unterschiede auf. Zirka 50% der Schützen erreichten nach ca. 3 Minuten die maximalen Pulszahlen, die dann nur noch wenig anstiegen. Die Blutdruckkurven zeigen diesbezüglich einen eher den Erwartungen entsprechenden Verlauf, in dem alle Mannschaften nach 3 Minuten den steady state erreichen.

27. Anthropometrie

Beim Vergleich der Werte zwischen den Pistolen- und Gewehrschützen fällt auf, dass die Pistolenschützen fast durchwegs die höheren Werte haben. Gewicht und Körpergrösse sind annähernd gleich. Die Pistolenschützen sind 7 Jahre älter als die Gewehrschützen. Thorax- und Bauchumfang sind bei den Pistolenschützen wesentlich grösser als bei den Gewehrschützen, ebenso sind fast alle Umfangmasse der Extremitäten bei den Pistolenschützen grösser als bei den Gewehrschützen.

Bei Vergleich mit den anderen Einzelsportarten fällt auf, dass die Schützen die schwersten Sportler sind und den grössten Bauchumfang haben. Ebenso sind die Umfangmasse der Extremitäten über den Durchschnittswerten der anderen Sportler, vor allem bei den Pistolenschützen. Die Gewehrschützen weisen bei den Extremitätenmassen nur geringfügig höhere Werte auf als die anderen Sportler. Eine auffällige Differenz besteht auch in der Dicke der Hautfalte lateral am Oberschenkel, die bei den Gewehrschützen am grössten ist (Tabelle 69).

Tabelle 69: Sportmedizinisches Profil der Matchschützen, Schweiz (n = 51). Anthropometrie, vergleichend.

	Pist. n = 25	Gewehr n = 16	Pist. Jun. n = 10	Schwimmer n = 72	Kunst-T-Jun. n = 13	Kunst-T-Nat. n = 15	Fussball n = 59	Handball n = 33	Tennis n = 60
Körpergewicht	80,6	81,0	65,1	67,0	49,0	62,0	72,6	79,2	70,5
Körpergrösse	175,1	177,5	173,6	180,0	160,0	167,0	176,0	183,0	179,0
max. Grösse gestreckt	224,0	226,4	221,3	233,3	214,0	221,0	227,0	238,0	234,0
Grösse bis crista ilica	104,7	104,3	104,8		94,0	97,0	102,0	107,6	108,0
Thorax insp	105,3	100,0	90,8	96,4	88*	100*	100,0	101,3	96,0
Thorax exsp	97,9	93,9	83,8	88,5			92,0		88,0
Abdomen	92,7	88,4	76,0	74,0	68,0	74,0	80,0	84,0	80,5
Schulterbreite	43,0	43,1	41,0	37,1					41,2
max. Umfang Oberarm re	32,2	30,6	27,8		25,9	29,1	28,7	29,0	27,5
max. Umfang Oberarm li	31,4	30,2	27,5	27,6			28,2		26,7
max. Umfang Unterarm re	28,4	28,0	25,8						27,5
max. Umfang Unterarm li	27,8	27,5	25,4						25,4
Umfang Handgelenk re	18,2	17,7	16,9		16,5	17,5			
Umfang Handgelenk li	18,0	17,6	16,7						
Umfang Hand rechts	22,3	21,8	21,1		20,5	22,0			21,7
Umfang Hand links	22,0	21,4	20,8	21,4					20,4
Umfang Oberschenkel re	61,1	59,4	53,7		47,0	50,5	56,6	59,5	52,0
Umfang Oberschenkel li	60,0	58,2	53,3				55,5		51,0
Umfang Wade rechts	38,0	38,2	36,6				38,2	39,2	37,0
Umfang Wade links	37,3	38,4	35,0				37,5		
Hautfalte Oberschenkel lat. mm	16	18	10	12					12
Durchschnitt Alter Jahre	36,8	30,0	19,7	19,0	15,0	20,0	24,0	25,0	28,0

* Messung des Thoraxumfanges in Atemmittellage

28. Kraft- und Beweglichkeitstest

Um ein gewisses Mass für die Kraft in den Extremitäten und die allgemeine Beweglichkeit der Schützen zu erhalten, wurden einige einfache Tests durchgeführt. In erster Linie sollten diese Tests dazu dienen, um die Kraft und die Beweglichkeit in verschiedenen Sportarten vergleichen zu können (Tabelle 70).

Tabelle 70: Sportmedizinisches Profil der Matchschützen, Schweiz (n = 51). Kraft- und Beweglichkeitstests.

	Pist. n = 25	Gewehr n = 16	Pist. Jun. n = 10	Kunst Jun. n = 13	Kunst Nat. n = 15	Fussball n = 59	Tennis n = 60	Schwimmer n = 72
Liegestütze in 30 sec	21,2	19,5	25	29				28
Rumpfbeugen in 30 sec	15,3	14,6	18					
Schulterkraft rechts (6 kg Hantel) (sec)	54	47	40					
Schulterkraft links	43	42	33					
Dynamometrie Hand rechts (kg)	62,4	61,6	51			43		
Dynamometrie Hand links	54,7	57,3	48			42,9		
Dynamometrie Durchschnitt beider Hände	58	59,4	49,5	35	52	42,95		
Weitsprung rechts (cm)	158	145	168				171	172
Weitsprung links	162	153	173				177	169
Weitsprung beide Beine	184,5	183	193				200	203
Finger-Boden-Abstand	+ 6 cm	+ 3	+ 12	+ 14,4	+ 20,1		+ 3,6	+ 6,9

Beim Vergleich der Leistungstests der einzelnen Sportler fällt vor allem auf, dass die Kraft in den Händen bei den Schützen doch deutlich grösser ist als bei den übrigen Sportlern.

29. Laboruntersuchungen

Untersucht wurden der Urin (Eiweiss, Zucker, Blut) mit Schnelltestmethode sowie das Blut (Hämoglobin, Cholesterin, Harnsäure, Blutzucker).

48 von 51 Schützen wiesen kein Eiweiss im Urin auf; dreimal war der Befund positiv. Von diesen drei Befunden waren 2 bei der Kontrolluntersuchung nach einer Woche negativ. Der dritte positive Befund hatte sich auch nach der Kontrolluntersuchung nicht geändert; der Schütze wurde zum Hausarzt überwiesen. Die Urintests auf Zucker und Blut zeigten keine pathologischen Befunde. Die Blutbefunde zeigt folgende Tabelle.

Tabelle 71: Sportmedizinisches Profil der Matchschützen, Schweiz (n = 51). Blutchemische Werte.

Hämoglobin-Durchschnittswert (ohne Junioren)	16,6 g%
Hämoglobin-Durchschnittswert Junioren	15,5 g%
Cholesterin-Durchschnittswert	221 mg%
tiefster Wert	160 mg%
höchster Wert	286 mg%
Harnsäure-Durchschnittswert	5,3 mg%
tiefster Wert	4,8 mg%
höchster Wert	5,8 mg%
Blutzucker-Durchschnittswert	87,5 mg%
tiefster Wert	65 mg%
höchster Wert	105 mg%

Ein Vergleich mit anderen Sportarten ergab bei den Fussballspielern einen mittleren Hämoglobingehalt von 16,2 g% und bei den Handballspielern von 16,9 g%. Die mittleren Cholesterinspiegel bei den Fussballspielern lagen bei 196 mg%.

Die gefundenen durchschnittlichen Laborwerte entsprechen durchwegs den Normbereichen. Auch im Vergleich mit anderen Sportarten sind keine nennenswerten Unterschiede festzustellen, ausser dass der Cholesterindurchschnittswert bei den Schützen doch wesentlich höher liegt als bei den Fussballspielern. Zwei Schützen hatten Werte deutlich über der oberen Normgrenze. Die durchschnittlichen Harnsäurewerte liegen ebenfalls eher im oberen Normbereich.

30. Audiometrische Untersuchungen bei Matchschützen

Mit der Erfindung des Schiesspulvers im 13. Jahrhundert fand der Mensch eine Möglichkeit, seine stillen Nahkampfwaffen durch die Feuerwaffen zu ersetzen. Es war ihm damit die Möglichkeit gegeben, dem Gegner Tod und Verderben auf Distanz zuzufügen. Dass das Schiesspulver aber auch eine Quelle der Selbstschädigung für das Ohr ist, wurde bis vor wenigen Jahrzehnten kaum richtig erkannt. Schätzungen, die nach dem Zweiten Weltkrieg gemacht wurden, besagen, dass zirka 40% der Soldaten, die im Kampf standen, mehr oder weniger schwer akustisch traumatisiert waren. Nachdem die Ursache der Schiessschäden am Gehör in den letzten Jahrzehnten sowohl bezüglich ihrer Ursache wie auch ihrer Verhütung geklärt werden konnte, wurden modernste Schallschutzgeräte entwickelt.

Für die Untersuchung bei den Matchschützen wurde von der Firma Phonak AG für Elektro-Akustik in Zürich ein modernes Audiometer zur Verfügung gestellt. Durch ORL-Spezialisten erfolgte die Instruktion über die Technik zur Aufnahme von verwertbaren Audiogrammen. Es wurden insgesamt 50 Matchschützen audiometrisch untersucht. Zusätzlich zur Untersuchung der Matchschützen werden auch 32 Angehörige einer militärischen WK-Einheit audiographisch mit der gleichen Methode untersucht. Diese Untersuchung wurde vor allem gemacht, um statistische Vergleichsmöglichkeiten zwischen militärischem und sportlichem Schiessen zu erhalten. Vor der audiometrischen Untersuchung wurde eine ausführliche Gehöranamnese aufgenommen und eine eingehende Untersuchung des Hals-Nasen-Ohren-Bereichs durchgeführt.

Die Auswertung der Audiogramme erfolgte nach den neuen Tabellen der AMA (American Medical Association) zur Bestimmung des prozentualen Gehörverlustes aus dem Reintonaudiogramm. In dieser Arbeit sollen einige typische Audiogrammkurven abgebildet werden.

Als Vorbemerkung sei erwähnt, dass in Schiessständen die gemessenen dB-Werte 135 und z. T. noch mehr betragen. In der Nähe des Mündungsknalles wird eine hohe Druckspitze erreicht, von einer kurzen Phase von Schallausbreitung in Überschallgeschwindigkeit. Darauf erfolgt die Schallausbreitung in der linearen Geschwindigkeit von 330 Metern/sec. Diese Überdruckphase dauert beim Knall 0,4–1,0 m/sec.

Schallstärken von über 80–85 Phon verursachen bei längerer Einwirkung eine Lärmschwerhörigkeit. Oberhalb 130–140 dB führt die Lärmwirkung in relativ kurzer Zeit zur völligen Vertaubung. Bei Knalltraumen werden sehr kurzfristig während wenigen Mikrosekunden Druckspitzen von 110–160 dB erreicht.

Zum Glück bildet sich nach einem akuten Knalltrauma die subjektive Hörstörung innert Stunden bis Tagen zurück. Ein pfeifendes Ohrgeräusch kann jedoch viel länger bleiben, nicht selten sogar lebenslänglich. Sehr charakteristisch und für die Schädigung der Perzeption im hohen Frequenzbereich sind die Klagen der akustisch traumatisierten Person, dass man in ruhiger Umgebung normal hörend sei, in lärmigem Milieu dagegen sein Sprachverstehen erheblich beeinträchtigt werde, vor allem die Konsonanten s, sch, z. Dazu kommt eine gesteigerte Lärmempfindlichkeit, gepaart mit erhöhter Ermüdbarkeit, da die Einschränkung des Sprachverstehens in lärmiger Umgebung eine aussergewöhnliche Konzentration im Gespräch erfordert. Da es sich bei den durch Knall Gehörgeschädigten meist um jüngere, gesunde Männer handelt, die während ihrer sportlichen und auch militärischen Ausbildung durch Knalltraumatisierung gefährdet sind und so zu Hörschäden kommen, kann daraus ein soziales Problem entstehen.

Während des Zweiten Weltkriegs wurde von den kriegführenden Nationen, vor allem den Amerikanern, bereits ein Gehörschutz verwendet, die sogenannten Ear Defenders. In der Schweiz wurde ein Gehörschutzpfropfen mit dünner Durchbohrung als Tiefbassfilter entwickelt, der die Ohren gegen übermässigen Schiesslärm genügend schützte, die akustische Verständigung aber nicht aufhob. Die Entwicklung immer besserer Gehörschutzgeräte machte rasche Fortschritte; 1969 wurde in der Schweiz der allen bekannte Gehörschutzpamir geschaffen. Die Schallschutzgeräte dämmen die Intensität um zirka 30–40 dB, die neuesten Pamirgeräte bis 50 dB.

Die statistischen Erhebungen über das Gehör der Matchschützen zeigten die folgende Situation. Ihr Gehör für nicht mehr normal halten mehr Pistolenschützen als Gewehrschützen. Es bestehen auffällige Unterschiede zwischen den einzelnen Mannschaften. Ihr Gehör für geschädigt halten von den Angehörigen der Pistolennationalmannschaften 22% und von den übrigen Pistolenschützen 15%, von den Angehörigen der Gewehrnationalmannschaften 18% und von den übrigen Gewehrschützen 2%.

80% der Matchschützen tragen heute die modernen Gehörschutzkapseln. Bei den Pistolenschützen tragen 8% sogar Kapseln und Gehörschutzpfropfen, bei den Gewehrschützen tun dies nur 1%. Nur Pfropfen tragen 8% der Pistolen- und Gewehrschützen. Lediglich Schaumgummi verwenden 2% der Pistolen- und 6% der Gewehrschützen.

Die audiometrischen Messungen wurden jeweils in Trainingszusammenkünften vor dem ersten Schiessen des Tages durchgeführt. Vor der audiometrischen Untersuchung wurde ein eingehender ORL-Status aufgenommen. Die Auswertung der Audiogramme erfolgte gemäss den Richtlinien der Eidg. Militärversicherung und wurde nach der AMA-Tabelle kommentiert. Diese Auswertung erlaubt einen prozentualen Vergleich der gefundenen Gehörschäden nach ganz unterschiedlichen Kriterien.

Die direkte Otoskopie ergab als häufigsten Befund in sechs Fällen ein cerumen obturans einseitig häufiger bei Schützen, die Gehörschutzpfropfen verwenden. Das Cerumen wurde am Tage vor der audiometrischen Untersuchung durch Ohrspülung entfernt. In fünf Fällen wurde einseitig ein leicht narbiges Trommelfell gefunden, wobei nur in einem Fall eine schwere Mittelohrentzündung als Ursache angegeben werden konnte. Bei allen fünf Schützen fand sich später bei der Audiometrie ein deutlicher Hörverlust, bedingt durch Knall. Bei 80% der Schützen ergab die direkte Otoskopie keinen grob pathologischen Befund.

In der folgenden Tabelle ist der durchschnittliche Hörverlust bei 4000, 6000 Hz und der Gesamthörverlust aller Matchschützen, mit Ausnahme der Pistolen-Junioren, angegeben, verglichen mit den Resultaten der Soldaten und den Werten der Normalbevölkerung.

Tabelle 72: Sportmedizinisches Profil der Matchschützen, Schweiz Hörverlust in dB und % nach Reintonaudiogramm (AMA-Tabelle). Matchschützen, Soldaten und Normalbevölkerung vergleichend.

	rechtes Ohr					linkes Ohr				
	4000		6000	total		4000		6000	total	
	dB	%		dB	%	dB	%		dB	%
Matchschützen n = 42										
Alter ∅ 35 Jahre	33	4,7	31	69	8,5	23	3,2	23	58	6,8
Soldaten n = 32										
Alter ∅ 32 Jahre	17	1,5	17	41	2,8	9	0,3	13	23	0,7
Normalbevölkerung										
Alter 30–40 Jahre	10	0,1	15	32	0,7	10	0,1	15	32	0,7

Bei dem Vergleich dieser Werte kann festgestellt werden, dass die Matchschützen am rechten Ohr total einen mehr als 10fach so starken Hörverlust, am linken Ohr einen rund 10fach so starken Hörverlust wie die Normalbevölkerung gleichen Durchschnittsalters haben. Beim Vergleich ▶

Tabelle 73: Sportmedizinisches Profil der Matchschützen, Schweiz Hörverlust in dB und % nach Reintonaudiogramm (AMA-Tabelle). Schützen und Normalbevölkerung nach Altersgruppen vergleichend.

	rechtes Ohr					linkes Ohr				
	4000		6000	total		4000		6000	total	
	dB	%		dB	%	dB	%		dB	%
Schützen										
20–29 Jahre n = 15	27	4,2	28	61	7,2	18	2,1	19	56	5,0
30–39 Jahre n = 14	29	3,7	27	59	5,0	20	2,3	18	49	3,8
40–49 Jahre n = 13	43	6,5	42	89	15,0	31	3,9	34	71	10,7
Normalbevölkerung										
40–50 Jahre	15	0,3	25	45	1,2	15	0,3	25	45	1,2
50–60 Jahre	25	1,7	35	55	2,6	25	1,7	35	55	2,6
60–70 Jahre	35	3,8	85	65	8,1	35	3,8	85	65	8,1
70–80 Jahre	45	5,0	60	115	15,6	45	5,0	60	115	15,6

mit den Werten der Soldaten fällt auf, dass die Soldaten wohl einen 4fach so starken Hörverlust wie die Normalbevölkerung am rechten Ohr aufweisen, am linken Ohr jedoch keine Differenz zur Normalbevölkerung zeigen. Beim Vergleich mit den Matchschützen ist der Hörverlust am rechten Ohr nur ein Drittel so stark.

Vergleicht man die Werte der Tabelle 73 auf Seite 155, so kann die einfache Feststellung gemacht werden, dass der durchschnittliche Hörverlust der Matchschützen am rechten Ohr bereits das Ausmass eines rund 70jährigen Normalindividuums erreicht hat.

Vergleicht man die durchschnittlichen Verluste der Pistolen- und Gewehrschützen, so ist der Verlust am linken Ohr bei beiden Gruppen annähernd gleich, am rechten Ohr bei den Gewehrschützen aber bedeutend ausgeprägter.

Vergleicht man die Werte in beiden Gruppen altersspezifisch, so weisen gemäss folgender Tabelle die Gewehrschützen in allen Altersgruppen durchwegs sowohl links wie rechts einen ausgeprägteren Hörverlust als die

Tabelle 74: Sportmedizinisches Profil der Matchschützen. Schweiz. Prozentuale Verteilung der Hörverluste bei 4000 Hz und total.

rechtes Ohr 4000 Hz	−20	−30	−40	−50	−60	−70	>70 dB
Gewehr n = 16	12%	6%	6%	6%	6%	12%	19%
Pistole n= 26	50%	8%	11%	11%	11%	–	8%
Pist. Jun. n = 8	100%	–	–	–	–	–	–
Schützen n = 42*	36%	7%	9%	9%	9%	5%	12%
linkes Ohr 4000 Hz							
Gewehr	37%	6%	12%	6%	12%	6%	–
Pistole	61%	15%	11%	4%	–	4%	4%
Pist. Jun.	100%	–	–	–	–	–	–
Schützen	52%	12%	12%	5%	5%	5%	2%
rechtes Ohr total	−2%	−5%	−10%	−15%	−20%	−30%	>30%
Gewehr	37%	–	19%	6%	19%	6%	6%
Pistole	42%	15%	15%	8%	8%	4%	4%
Pist. Jun.	75%	25%	–	–	–	–	–
Schützen	40%	10%	17%	7%	12%	5%	5%
Linkes Ohr total							
Gewehr	37%	–	19%	19%	12%	–	–
Pistole	46%	19%	15%	–	4%	–	8%
Pist. Jun.	75%	25%	–	–	–	–	–
Schützen	43%	12%	17%	7%	7%	–	5%

* Ohne Pistolen-Junioren

Pistolenschützen auf. Die Auswertung nach Schiessjahren ergab keine wesentlichen Differenzen zur Auswertung nach Altersjahren.

Als gute Beispiele von Audiogrammen (1–4) sollen die folgenden vier Kurven gelten. Vielleicht ist es nur zufällig, dass es sich dabei um drei Schützenweltmeister handelt, oder vielleicht gehört es zum sportmedizinischen Profil eines Schützenweltmeisters, ein normales Gehör zu haben. Jedenfalls zeigt es sich, dass wettkampfmässiger Schiesssport auch betrieben werden kann, ohne dass man gehörkrank wird.

Audiogramm 1
Pistolenschütze, 41 J. Anamnese und Status o. B., Weltmeister. Schiesst seit 17 J.

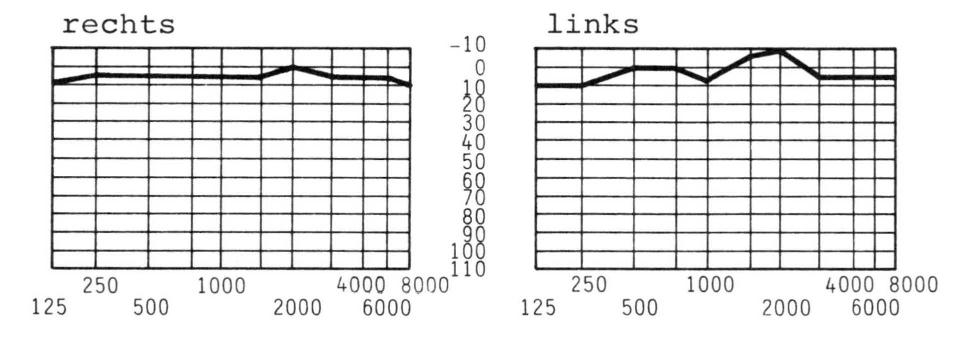

Audiogramm 2
Pistolenschütze, 43 J. Schiessinstruktor. Anamnese und Status o. B. (ohne Besonderheit bzw. ohne krankhaften Befund).

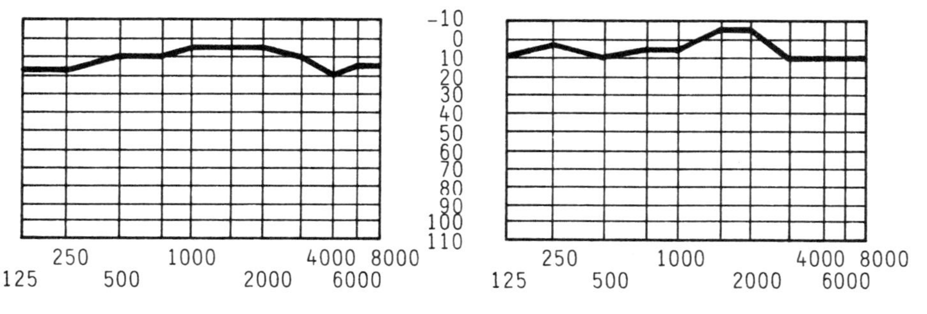

Audiogramm 3
Gewehrschütze, 28 J. Anamnese und Status o. B., Weltmeister. Ist sehr um sein Gehör besorgt.

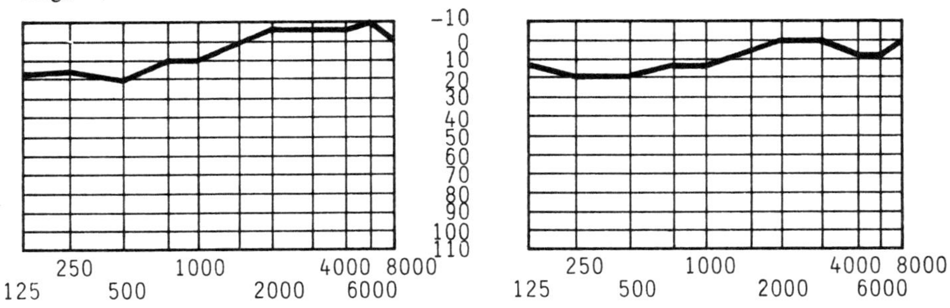

Audiogramm 4
Gewehrschütze, 25 J. Anamnese: St. n. Otitis media (Mittelohrentzündung), Status o. B., Weltmeister.

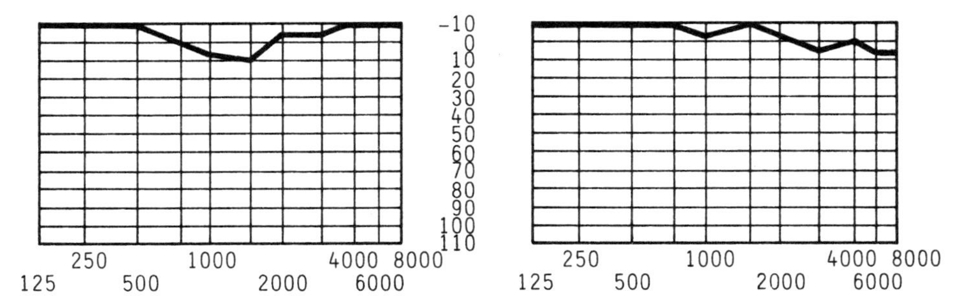

Als schlechte Beispiele von Audiogrammen (5–8) sind in der Folge typische Fälle von einem Knalltrauma unterschiedlichen Ausmasses abgebildet. Vor allem die Fälle 6–8 sind stark gefährdet für eine ausgeprägtere Schwerhörigkeit im Alter.

Audiogramm 5
Gewehrschütze, 28 J. 1 Stgw-Streifschuss direkt neben Ohr, schiessuntauglich im Militär!

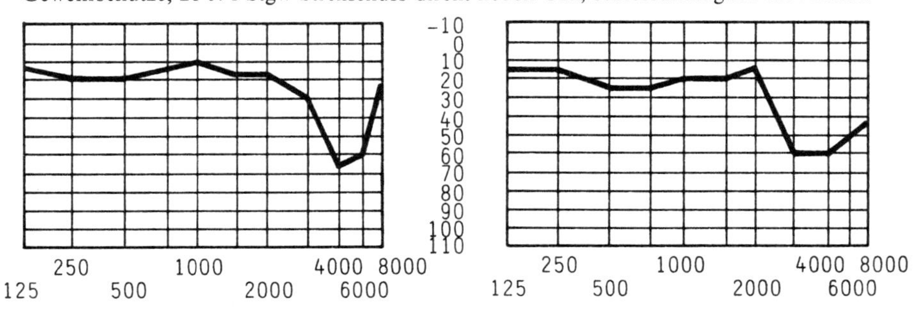

Audiogramm 6

Gewehrschütze, 31 J. schiesst seit 1 J., früher *nur Watte* als Gehörschutz. Hört schlecht, seit 2 J. in Behandlung (?).

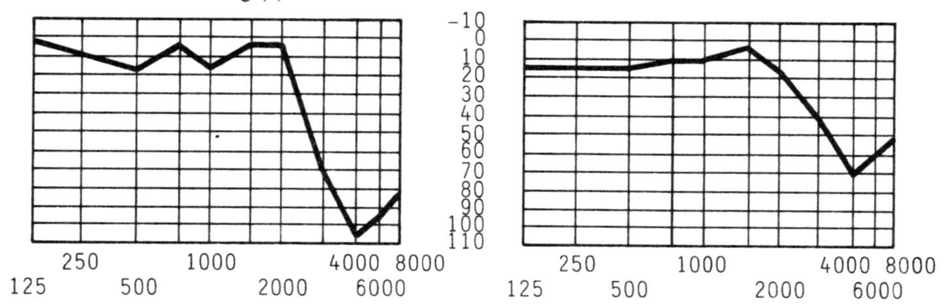

Audiogramm 7

Gewehrschütze früher, jetzt Warner internat. 45 J., Gehörschutz sehr schlecht *(Watte)*, hört schlecht. Schaden links seit Jahren bekannt.

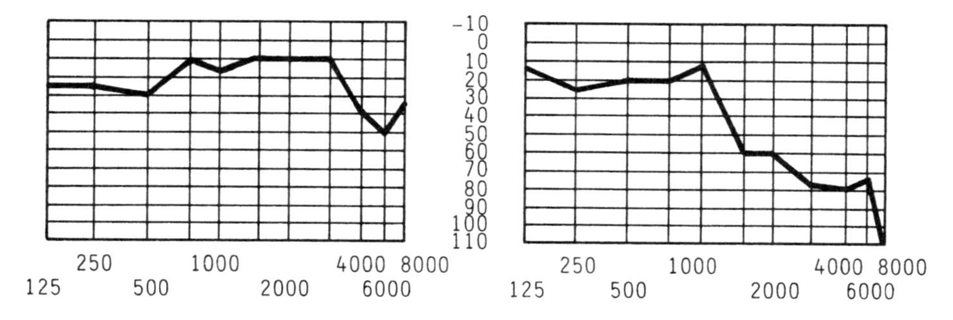

Audiogramm 8

Pistolenschütze, 45 J. St. n. wiederholter Otitis media. Im Militär immer schiessuntauglich. Hört schlecht. Verschlimmerungstendenz durch jeden Lärm!

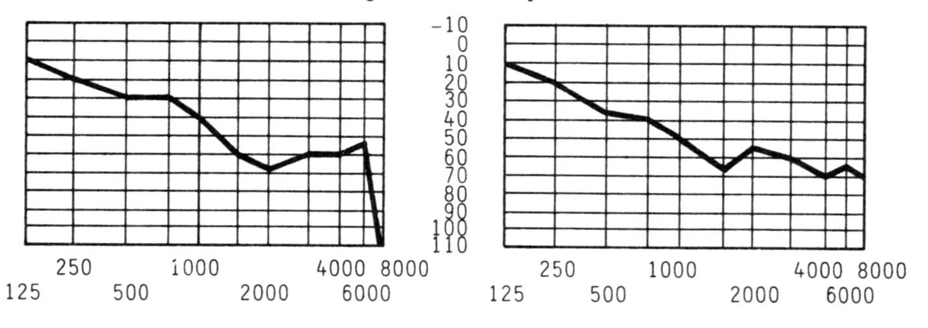

In einigen Fällen sind Schützen zwar dienstuntauglich infolge des Gehörschadens, betreiben aber dennoch ein sehr intensives sportliches Schiessen.

Die Resultate der audiometrischen Messungen bei diesen Matchschützen zeigen, welche Gefahren der Schiesssport vor allem in sich birgt. Dass jedoch Gehörschäden nicht unbedingt zum Schiesssport gehören, beweisen Weltmeister ohne den geringsten Gehörschaden. Auch die audiometrische Untersuchung der Pistolen-Junioren zeigte noch keine pathologischen Hörkurven, sie liegen nur wenig unter dem Durchschnitt eines gleichaltrigen Normalkollektivs als Zeichen einer guten Prophylaxe.

Mit den heute angebotenen Gehörschutzgeräten müssen keine Hörschäden auftreten.

31. Schützenspezifische Sonderprobleme

Schulterschmerzen sind häufig bedingt durch eine Periarthritis-humeroscapularis (PHS), die Ellbogenschmerzen durch eine Epicondylitis lateralis humeri (Tennisellbogen), die Schmerzen im Bereich des Handgelenks und der Hand durch eine Paratenonitis crepitans (Sehnenscheidenentzündung) oder in seltenen Fällen auch durch eine stenosierende Tendovaginitis im Bereich des Daumens. Diese Erkrankungen werden oft bei Pistolenschützen gefunden.

Bekannt ist der sogenannte «Schützenarm». An einer der letzten Schützenweltmeisterschaften wurde der Schweizer Pistolenmatchschütze Minder berühmt, nicht nur durch seinen neuen Weltrekord, sondern auch durch seine völlig neuartige Haltung der Pistole. Starke Gelenkschmerzen und auch statische Schwierigkeiten im Arm veranlassten ihn, mit einer Selbsttherapie eine neue Waffenhaltung auszuprobieren. Er schoss in einer Pistolenhaltung (Supinationsstellung), bei der Lauf und Schaft um rund 70 Grad gedreht waren.

Der Schütze klagte bei der normalen Pistolenhaltung über Schmerzen im Bereich der Schulter, bedingt durch eine PHS, und auch über Schmerzen im Bereich des Handgelenks radialseits und z.T. auch im Daumen. Zudem hatte er Schwierigkeiten, bei aufkommender Müdigkeit die Pistole weiterhin gerade halten zu können. Infolge Nachlassen der Kraft vor allem im Daumen, z.T. bedingt durch die Schmerzen, hatte die Pistole die Tendenz, nach links abzukippen.

Die medizinische Erklärung ist folgende: Bei der normalen Pistolenhaltung werden vor allem die Musculi extensor und flexor carpi radialis, die Musculi extensor pollicis longus et brevis, die Flexoren (Beuger der Finger und des Daumens) angestrengt, zusätzlich der Musculus supinator, damit die Pistole nicht in Pronationsstellung (nach links) abfällt. Durch eine dauernde Überanstrengung, vor allem der Musculi extensor und flexor carpi radialis und des Musculus extensor pollicis brevis et longus, entstehen Schmerzen, bedingt durch eine Paratenonitis crepitans einerseits und eine stenosierende Tendovaginitis de Quervain andererseits. Diese Beschwerden gab der Schütze auch hauptsächlich an. Bei der gedrehten Pistolenhaltung steht der Arm in maximaler Supinationsstellung. Es sind jetzt vor allem die Muskeln der Flexorengruppe, die Musculi flexor carpi radialis et ulnaris und die Flexoren der Finger angespannt. Da am Arm die Muskeln der Flexorengruppe wesentlich stärker ausgebildet sind als die Muskeln der Extensorengruppe, wird nicht nur eine wesentlich grössere Stabilität im Arm erreicht, sondern die stärker ausgebildeten Flexoren können die monotone Überanstrengung beim langen Schiessen wesentlich besser aushalten, es kommt viel weniger zum Auftreten irgendwelcher Beschwerden. Durch Umstellung der Belastung von den Extensoren auf die Flexoren erreichte der Schütze wahrscheinlich Schmerzfreiheit im Handgelenk.

Ein Nachteil der Supinationsschiessstellung ist die unnatürliche Kopfhaltung. Damit in der Supinationsstellung Auge, Visier und Scheibe eine Linie bilden, muss die Hand entsprechend höher und der Kopf entsprechend tiefer gehalten werden. Das führt zu einer unnatürlichen Zwangshaltung im Bereich der Halswirbelsäule, was zu Beschwerden im Sinne eines Cervicalsyndroms führen könnte, wenn nicht ein entsprechendes Training der Halsmuskulatur durchgeführt wird.

Weiterhin stehen im Schiesssport vor allem Schmerzen im Bereich der Lendenwirbelsäule (mehr bei Gewehrschützen) und Schmerzen im Bereich der Halswirbelsäule (mehr bei Pistolenschützen) im Vordergrund. Durch das Tragen der Waffe, sei es Gewehr oder Pistole, muss der Schwerpunkt des Körpers durch entsprechende Korrekturstellung verlagert werden. Bei den Gewehrschützen ist das von grösserer Bedeutung, hat die Waffe doch durchschnittlich ein Gewicht von 7–8 kg. Im Gewehrschiessen kann sich die Rückschlagwirkung der Geschosse, vor allem beim 300-Meter-Schiessen, nachteilig auf die Wirbelsäule auswirken. Die Rückenprobleme sind beim Liegend-, Stehend- und Kniendschiessen jeweils von verschiedener Art.

32. Doping im Schiesssport

Schon den Schützen im Mittelalter war bekannt, dass man durch die Einnahme von gewissen Drogen die Leistung im Schiessen verbessern kann.

Ein Schützensprichwort lautete:

«Bevor Du schiessest in dem Stich,
musst Du Dich präparieren,
ein gut Glas Wein wird sicherlich
vom Hasen Dich kurieren.»

Es ist bekannt, dass weltberühmte Schützen früherer Jahrzehnte ganze Koffer voll von Pulvern, Essenzen und Lösungen an einen Schiesswettkampf mitführten und versuchten, durch Einnahme von meist homöopathischen Präparaten die Wettkampfnervosität zu dämpfen. Im Gegensatz zu den meisten anderen Sportarten würde der Schütze keine Dopingmittel brauchen, die die unmittelbare körperliche Leistungsfähigkeit steigern, sondern Mittel, die seine Wettkampfnervosität, seinen psychologischen Erregungszustand herabsetzen, damit er eine möglichst ruhige Hand hat. Im Training hat schon mancher technisch perfekte Schütze Weltrekordresultate geschossen, im Wettkampf selbst hat er aber nie annähernd die gleichen Resultate erreicht. In fast allen anderen Sportarten werden Weltrekorde nur im Wettkampf erzielt. Im Schiesssport könnten deshalb nur folgende Substanzen sinnvoll eingesetzt werden: Alkohol, Sedativa und Tranquillizer sowie die neue Medikamentengruppe der Betarezeptorenblocker, die in den letzten Jahren wiederholt zu kontroversen Diskussionen geführt haben (*Blatter* und *Imhof* 1969, *Bassenge* et al. 1972, *Clasing* 1974, *Pozonel* 1974, *Trieb* 1975, *Taggert* et al. 1976, *Kielholz* 1978, *Rost* 1983). Es ist allgemein bekannt, dass Alkohol eine gewisse beruhigende Wirkung hat. Es ist aber

Tabelle 75: Sportmedizinisches Profil der Matchschützen, Schweiz (n = 226). Alkoholkonsum in der Wettkampfphase.

	Pistolenschützen	Gewehrschützen
Alkohol am Vorabend		
nie	15%	39%
selten	46%	24%
gelegentlich	25%	34%
oft	4%	3%
Alkohol vor Wettkampf		
nie	76%	93%
selten	13%	5%
gelegentlich	9%	–
oft	2%	2%
Alkohol während Wettkampf		
nie	89%	95%
selten	7%	3%
gelegentlich	–	–
oft	4%	2%

auch bekannt, dass Alkohol das Reaktionsvermögen vermindert, dass Koordinationsstörungen auftreten, dass die Aufmerksamkeit nachlässt und dass auch relativ rasch Sehstörungen auftreten.

Bei der Erhebung wurden auch Fragen nach dem Alkoholkonsum in der Wettkampfphase gestellt; die Resultate sind in Tabelle 75 angegeben.

Die Tabelle zeigt, dass die Pistolenschützen eher zum Alkohol greifen als die Gewehrschützen. Die Vorstarterregung am Vorabend eines Wettkampfes wird zuweilen mit Alkohol bekämpft.

Sedativa und Tranquillizer (z. B. Valium, Librium, Bellergal etc.) haben sich im Matchschiesssport nicht bewährt; vor allem treten Reaktions-, Konzentrations- sowie Visus- und Akkommodationsstörungen auf. Wie folgende Tabelle zeigt, ist der Prozentsatz der Matchschützen, die zu Beruhigungstabletten vor oder während eines Wettkampfes greifen, sehr klein; es handelt sich wie beim Alkoholkonsum praktisch nie um Spitzenschützen.

Tabelle 76: Sportmedizinisches Profil der Matchschützen, Schweiz (n = 226). Beruhigungstabletten vor oder während Wettkampf.

	Pistolenschützen		Gewehrschützen	
	vor	*während*	*vor*	*während*
nie	85%	98%	90%	90%
selten	8%	2%	8%	6%
gelegentlich	3%	–	2%	4%
oft	4%	–	–	–

Hinsichtlich der Betarezeptorenblocker ist seit langem bekannt, dass sie nicht nur zur Behandlung von Angina pectoris und Hypertonie eingesetzt werden können, sondern auch zur Behandlung von psychovegetativen Störungen. In verschiedenen Studien wurde die Wirkung auf Personen untersucht, die unter stärkeren psychischen Belastungen standen, so z. B. auf Examenskandidaten, auf Ski- und Fallschirmspringer direkt vor dem Absprung, auf Autofahrer im Stadtverkehr, auf Personen unmittelbar vor oder während einer Rede. Diese Ergebnisse erweckten den Eindruck, dass Betablocker im Gegensatz zu Beruhigungstabletten starke psychische Belastungen mindern, jedoch die Leistungsfähigkeit nicht einschränken.

Es ist also naheliegend, diese Medikamentengruppe im Schiesssport zur Bekämpfung der Wettkampfnervosität einzusetzen. In anderen Ländern wurden bereits grössere Untersuchungen durchgeführt (*Keul* et al. 1976, *Pozenel* 1974, *Smolarz* et al. 1976, *Young* et al. 1975).

Betablocker stehen nicht nur in der Schweiz seit einiger Zeit auf der Dopingliste.

33. Zusammenfassung

Der Matchschiesssport gehört nicht zu den populärsten Sportarten. In zwei einleitenden Kapiteln über die geschichtliche Entwicklung des Matchschiessens und über waffen- und wettkampftechnische Belange wurde versucht, das Matchschiessen genauer darzustellen. Mittels einer durch den Computer ausgewerteten statistischen Untersuchung an 256 Matchschützen und Schützinnen wurde versucht, ein sportmedizinisches Profil für diese Sportart zu erarbeiten. Es konnte gezeigt werden, dass es kein einheitliches Matchschützenprofil gibt, dass Gewehr- und Pistolenschützen verschiedene sportmedizinische Profile haben.

Psychohygienische Aspekte im Wettkampf nehmen im Schiesssport eine zentrale Rolle ein. Mit statistischen Angaben über Wettkampf- und Trainingshygiene konnte aufgezeigt werden, dass auch Matchschützen Spitzensportler, auch bezüglich Fitness und Kondition, sind. Der Matchschiesssport ist ein wenig unfallanfälliger Sport, mit Ausnahme der Gehörschäden.

Bei der sportmedizinischen Untersuchung von 51 Spitzenmatchschützen wurden Fitness, Gesundheitszustand und vor allem das Gehör eingehend untersucht. Beim Vergleich der anthropometrischen Parameter mit anderen Sportarten fällt auf, dass Matchschützen älter sind und dadurch auch die meisten Messwerte über denen der anderen Sportler liegen, vor allem bezüglich Gewicht und Abdominalumfang.

Die gefundenen Gehörschäden waren relativ häufig und zum Teil gravierend; das Tragen eines Gehörschutzes ist unerlässlich.

Für die schützenspezifischen, medizinischen Probleme – wie Schmerzen in der oberen Extremität, Wirbelsäulenprobleme – werden präventivmedizinische Massnahmen aufgezeigt. Abschliessend wird das Problem des Doping im Matchschiesssport erwähnt.

Das Kapitel soll statistisches Material über eine bis heute sportmedizinisch wenig untersuchte Sportart liefern. Es soll den aktiven Sportler auf präventivmedizinische Massnahmen aufmerksam machen und ihm zeigen, wie durch Trainings- und Wettkampfhygiene eine Steigerung der sportlichen Leistung zu erreichen ist.

Sportmedizinisches Profil des alpinen und nordischen Skirennsportlers

1. Einleitung und Ziel der Arbeit

Um Einblick in die Gesamtpersönlichkeit, d. h. in die Lebensgewohnheiten sowie in das Leistungsverhalten von Skirennsportlern zu erhalten, wurden an 31 weibliche und 80 männliche Skisportler der internationalen Leistungsspitze in den USA, in Kanada, Österreich, Frankreich und Deutschland Fragebogen verschickt. Dazu kamen die Erhebungen bei 54 Schweizer Skiläufern. Die Daten sollten Hinweise über die soziale Struktur auch dieser Sportler, über Ernährung, Genussmittelkonsum, Freizeitverhalten, Trainingsprobleme, Motivation zum Skisport, über psychohygienische Parameter, über die Wettkampfsituation, über die schulische, berufliche und familiäre Situation bringen. In einem speziellen Abschnitt sollte das Unfallgeschehen anamnestisch untersucht werden. Im zweiten Teil der Arbeit wurden anthropometrische, ergometrische, spirographische, dynamometrische und biochemische Untersuchungen beim Schweizer Kollektiv durchgeführt, um Vergleichswerte zu anderen Sportarten zu erhalten.

2. Material und Statistik

Insgesamt wurden international 111 Aktive angeschrieben: geantwortet mit verwertbaren Fragebogen haben 44. Der Rücklauf betrug also 40%. Zu diesen 44 Fragebogen kamen jene von 3 weiteren italienischen Langläufern sowie jene von 54 Schweizer Skirennsportlern. Insgesamt sind also 101 Fragebogen ausgewertet worden. Genauere Übersicht gewährt die Tabelle 77 auf Seite 166.

Der Prozentsatz der zurückgeschickten Fragebogen (40%) kann als relativ hoch bezeichnet werden, da bei vielen Skisportlern gegenüber derartigen Erhebungen Skepsis besteht. Bei den Franzosen haben die Sportärzte die Aktion grosszügig unterstützt. Nach Schweden, Norwegen und Finnland als klassische Langlaufnationen verschickte Fragebogen wurden zwar angenommen, aber nie mehr zurückgesandt, ebenso nicht jene von italienischen Skirennsportlern.

Die Rücklaufquote bei den Damen fiel um 8% besser aus als bei den Herren. In der Auswertung wurde differenziert zwischen nordischen (Skilangläufer LL, und Skispringer SP) und alpinen (Riesenslalom RS, und Slalom SL, sowie Abfahrer A) Skirennsportlern.

Tabelle 77: Sportmedizinisches Profil des Skirennsportlers, international. Probandenzahlen (n = 101).

Land	Disziplin	zugesandt	retour-niert	% des Rücklaufs
USA	alpin	14	1	7
	nordisch	23	8	35
	total	37	9	24
CAN	alpin	9	5	56
	nordisch	–	–	—
	total	9	5	56
AU	alpin	12	5	42
	nordisch	14	8	57
	total	26	13	50
BRD	alpin	12	5	42
	nordisch	9	5	56
	total	21	10	48
F	alpin	14	3	21
	nordisch	4	4	10
	total	18	7	39
Total	alpin	61	19	31
	nordisch	50	25	50
	total	111	44	40

Insgesamt:
Damen: 14 Ausländerinnen und 27 Schweizerinnen = 41 Fragebogen.
Herren: 33 Ausländer und 27 Schweizer = 60 Fragebogen.

3. Altersverteilung

Über die Altersverteilung der Probanden informiert folgende Tabelle.

Tabelle 78: Sportmedizinisches Profil des Skirennsportlers, international (n = 101). Mittleres Alter der Probanden.

	Damen		*Herren*		
	Alpin	Langlauf	Alpin	Langlauf	Sprung
Anzahl	30	11	24	28	8
mittleres Alter	20,3	18,4	24,2	24,9	23,4

Der überwiegende Anteil der Langläuferinnen aus der Schweiz beeinflusst den hier erhobenen Altersdurchschnitt massgeblich. Das schweizerische Langlaufteam der Damen rekrutiert sich vorwiegend aus Schülerinnen und steht mitten im Aufbau. Der Vergleich mit anderen – insbesondere den traditionellen – Langlaufnationen ist bei der Frauennationalmannschaft nur unter Berücksichtigung dieser Situation sinnvoll.

Der Vergleich der Altersdurchschnitte der alpinen und nordischen Skiläuferinnen wird durch die oben besprochene spezielle Konstellation verfälscht. Erfahrungsgemäss gestaltet sich das Verhältnis umgekehrt, indem die alpinen Läuferinnen durchschnittlich jünger zu den Spitzenläuferinnen aufrücken als die nordischen.

Der Mittelwert der alpinen Herren (24 Jahre) ist im internationalen Vergleich eher hoch einzustufen. Der Durchschnitt der Weltcupfahrer befindet sich zwischen 20 und 25 Jahren. Bei den Langläufern liegt der Mittelwert international betrachtet 2 bis 3 Jahre über demjenigen der Alpinen.

4. Schule, Beruf, Familie

Die Schulbildung der Vertreter der alpinen und nordischen Disziplinen unterscheidet sich kaum. Bei den Wettkämpferinnen mit einem Altersdurchschnitt von 19 Jahren bezeichnen sich über 50% noch als Schülerinnen, bei den Herren haben zwischen 70 und 90% eine Lehre absolviert. Über 80% der alpinen Skirennfahrer haben eine Lehre absolviert, bei den Langläufern sind es 71%. Obwohl die Skispringer ungefähr im Altersdurchschnitt der alpinen Fahrer und der Langläufer liegen, geben hier über 60% an, Student oder Mittelschüler zu sein, ein Viertel bezeichnet sich noch als Lehrling.

Die Antworten bezüglich der Berufstätigkeit spiegeln ein Bild wider, das mit Vorsicht zu bewerten ist. Viele Fahrer betrachten sich noch als berufstätig, obwohl sie ausschliesslich in den Trainingspausen im Sommer dem Beruf nachgehen, andere geben das Skifahren selbst als Beruf an.

Der Berufsstatus des Vaters stimmt bei den alpinen Fahrern und Langläufern auffallend mit demjenigen des Sohnes überein. 8% der Alpinen stammen aus einer Akademikerfamilie, bei den nordischen Sportlern keiner. 24% der Langläufer stammen aus bäuerlichen Familien. Eine Behinderung der beruflichen Ausbildung durch den Sport wird von der Hälfte der Fahrer und Fahrerinnen aller Disziplinen angegeben, eine Förderung demgegenüber von 20%.

Der Skirennsport bedeutet für Weltcupteilnehmer und -teilnehmerinnen aller Skidisziplinen ein Engagement, das eine geregelte Berufstätigkeit nicht mehr zulässt, eine schulische Ausbildung massiv verzögert und ein

Familienleben drastisch einschränkt. Der Berufsanspruch geniesst zwangsläufig während des Engagements im Spitzensport zweite Priorität.

Eheschliessungen erfolgen bei mehr als 90% der Rennläuferinnen erst nach Abschluss der Sportkarriere. Bei den alpinen Herren sind 20%, bei den Langläufern 29% und bei den Skispringern gar 50% verheiratet, wobei im selben Verhältnis Freundinnen bzw. Ehefrauen ebenfalls aktive Rennfahrerinnen sind. Von den Familienangehörigen wird in allen Disziplinen die Rennsporttätigkeit in über 80% der Fälle befürwortet.

Trainer spielen als Vertrauenspersonen sowohl bei den Damen als auch bei den Herren nur für weniger als 10% eine wichtige Rolle. Die Bewältigung psychischer Wettkampfanforderungen erfolgt grösstenteils durch die Aktiven selbst und kann unter besonderen Belastungssituationen (Leistungsdruck, fehlendes Selbstvertrauen, gesundheitliches Handicap u. a.) problematisch werden.

5. Sportspezifische Probleme

Der Beginn der Wettkampftätigkeit variiert bei den Langläuferinnen und alpinen Rennfahrerinnen zwischen 8 und 15 Jahren, bei den Herren zwischen 13 und 16 Jahren. Bei den Langläufern ist es fast ein Drittel, das zwischen 17 und 22 Jahren erst mit Wettkämpfen begonnen hat. Das Ende der Spitzensporttätigkeit sehen die meisten alpinen Läuferinnen vor dem 25. Altersjahr, die nordischen Läuferinnen legen sich demgegenüber nicht fest, sondern führen Gründe wie Gesundheitszustand, Leistungsrückgang u. a. m. auf, die sie zur Aufgabe der Sportkarriere bewegen würden.

Bei den Herren gibt es nur unter den Langläufern Wettkämpfer, die über das 35. Altersjahr hinaus Spitzensport betreiben wollen. Zwei Drittel geben eine Altersgrenze zwischen 25 und 30 Jahren an. In der Frage der skidisziplinischen Entwicklung konnte aufgezeigt werden, dass wohl bei den Slalom- und Riesenslalomfahrern der überwiegende Anteil seit Beginn der Wettkampftätigkeit in dieser Disziplin erfolgreich war, aber bei den Abfahrern rund die Hälfte einmal in den technischen Disziplinen (= Slalom und Riesenslalom) erfolgreicher gewesen ist. Eine Begründung hierfür kann in den unterschiedlichen psychomotorischen Bedingungen u. a. infolge der unterschiedlichen Geschwindigkeit und des Bewegungsablaufes vermutet werden.

6. Sporternährung

Nur 10% der nordischen und keine der alpinen Wettkämpferinnen gestalten die Ernährung nach geplanten Prinzipien. Bei den Langläufern sind es nur 3%, bei den Skispringern 12%. Insbesondere bei den Langläufern, die eine der am stärksten ausdauerbelasteten Sportlergruppe darstellen, muten diese Zahlen bedenklich an. Nach modernen ernährungsphysiologischen Erkenntnissen ist es hinlänglich bekannt, dass die Voraussetzungen zur optimalen Mobilisation von Energievorräten bei Ausdauerleistungen schon Tage, wenn nicht Wochen zuvor durch eine entsprechende Trainings- und Wettkampfkost zu schaffen sind.

Im Gespräch mit Trainern ausländischer Mannschaften war festzustellen, dass auch bei den Läufern der klassischen Langlaufnationen (Schweden, Norwegen, Finnland) langfristig meist keine Ernährungsplanung vorgenommen wird.

Unmittelbar vor dem Wettkampf allerdings unterscheidet sich die Ernährung der alpinen Fahrerinnen von derjenigen der nordischen Läuferinnen deutlich. Während bei den Skirennläuferinnen bis zu 10% eine gezielte Auslese der Wettkampfkost betreiben, sind es bei den Langläuferinnen 40%. Die Angaben der einzelnen Wettkämpferinnen schwanken jedoch beträchtlich zwischen kohlenhydratreichem, eiweissreichem, vitaminreichem Frühstück oder dem «Energiedrink» und präzisen Angaben der Nahrungsmittel, die unmittelbar oder 2–3 Stunden vor dem Wettkampf eingenommen werden.

Beispiele von Wettkampfkost der Langläuferinnen sind:
Vollkornflocken mit Milch und Früchten (3 Std. vor Wettkampf), TopTen, Isostar, Tee, Mineralwasser, Obst, Weissbrot und Ovomaltine 3 Stunden vor Wettkampfbeginn.

Kaum besser sieht das Bild bei den Herren aus. 69% der nordischen und 83% der alpinen Skiläufer nehmen vor dem Wettkampf ein gewöhnliches Essen ein. 17% der Langläufer differenzieren die letzte Mahlzeit nach individuellen, teils ernährungsphysiologischen Kriterien, bei den Alpinen sind es 12% und bei den Skispringern 50%. Insbesondere die amerikanischen Langläufer geben eine kohlenhydratreiche Kost an (reichhaltiges Frühstück, Getreideflocken mit Sirup, Pancakes etc.), dies zum Teil unmittelbar vor dem Rennen, bei anderen 3 bis 4 Stunden vor dem Rennen. Ein deutscher Teilnehmer beschreibt seine Wettkampfkost sehr differenziert: «Bei 10- und 15-Kilometer-Läufen 1 Tasse Tee und 1 Brötchen, bei 30- und 50-Kilometer-Läufen 1 Tasse Tee, 1 Teller Griessbrei und 1 Ei.» Während des Laufes wird von ihm Schwarztee mit Traubenzucker und Elektrolyten eingenommen. Als weiteres Beispiel wird Reis mit einer Banane 3 bis 4 Stunden vor dem Lauf aufgezählt.

Insgesamt wird auch die Wettkampfkost sehr individuell gestaltet; ernährungsphysiologischen Gesichtspunkten wird nur rudimentär Rechnung getragen.

Sowohl für die alpinen als auch für die nordischen Läuferinnen stellen

Milch und Fruchtsäfte den Hauptanteil der konsumierten Getränke dar (Tabelle 79). Bei den Herren machen unter den alpinen Rennfahrern Mineralwasser und Milch den Hauptanteil aus, bei den nordischen Aktiven Milch und Fruchtsäfte. Nur bei den Langläufern wird in 7% Alkohol angegeben. Während des Trainings nehmen die Langläufer spezielle Gemische zu sich, in der Mahlzeit mit Tee als Basisgetränk und diversen Zusätzen in Form von Elektrolyten und Zucker. Genaue Übersicht gewährt Tabelle 79.

Tabelle 79: Sportmedizinisches Profil des Skirennsportlers, international (n = 101). Bevorzugte Getränke (Mehrfachnennungen).

	Damen (n = 41)	*Herren* (n = 60)
Mineralwasser	38%	41%
Milch	56%	44%
Fruchtsäfte	40%	47%
Kaffee	16%	18%
Tee	25%	28%
Alkohol (Bier, Wein)	—	5%

7. Genussmittelkonsum

Alle Langläuferinnen verzichten während der Wettkampfsaison auf alkoholische Getränke, ebenso 90% der Langläufer. Bei den alpinen Fahrerinnen sind es hingegen nur 20%. Bei den Herren wird unter den Skirennsportlern am meisten Bier getrunken, die Hälfte der Skispringer bevorzugt Schnapsgetränke. Ein Fünftel der Slalom- und Riesenslalomfahrer gibt an, überhaupt keinen Alkohol zu konsumieren. Bei den Abfahrern trinken 80% gelegentlich, 20% selten alkoholische Getränke. Während der Rennsaison verzichten 10% der Langläufer auf den Alkohol, bei den Slalomfahrern 14%, bei den Abfahrern verzichtet keiner. Demgegenüber sind es bei den Skispringern fast 40%, die während der Wettkampfsaison gänzlich auf den Alkohol verzichten.

Dem Rauchen entsagen ebenfalls alle Langläuferinnen. Bei den Langläufern sind es 7%, die selten eine Zigarette oder eine Pfeife rauchen. Einer der 28 befragten Langläufer raucht regelmässig 1 bis 2 Zigaretten pro Woche. Bei den alpinen Fahrerinnen wird das Bild durch einzelne Wettkämpferinnen, die relativ viel rauchen, gesamthaft verfälscht. Dennoch ist es erstaunlich, dass im alpinen Skirennsport Weltspitzenleistungen von Raucherinnen erbracht werden können.

Bei den Abfahrern sind es 16%, bei den Slalom- und Riesenslalomfahrern 14%, die gelegentlich oder selten eine Zigarette oder Zigarre rauchen. Von dieser Sportlergruppe wurden keine genaueren Angaben über die Häufigkeit des Rauchens gemacht. Die bei den Damen beschriebenen Ausnahme-Erscheinungen mit täglichem Zigarettenkonsum über 10 Stück finden bei den Herren keine Parallelen. Hingegen gibt einer der 8 olympischen Skispringer an, täglich zu rauchen, pro Woche insgesamt 40 Stück. Die restlichen befragten Springer rauchen nie. Wie oben erwähnt, stellen die Raucherinnen unter den Skirennfahrerinnen Ausnahme-Erscheinungen dar. Im nordischen Skisport wären solche Ausnahmefälle jedoch nicht denkbar. Hier kommen rein von den leistungsphysiologischen Anforderungen der beiden Sportarten grosse Unterschiede zum Ausdruck. Genauere Angaben liefert Tabelle 80.

Tabelle 80: Sportmedizinisches Profil des Skirennsportlers, international (n = 101). Genussmittelkonsum.

	Damen	*Herren*
A Gelegentlicher Alkoholkonsum (Mehrfachnennungen)		
Wein	63%	46%
Bier	19%	60%
Schnaps	—	17%
B Tabakkonsum		
Gelegentlich	4%	7%
Selten	12%	4%
Nie	84%	89%

8. *Gründe für den Wettkampfsport*

Sowohl von den alpinen als auch von den nordischen Damen wird die Freude am Sport als häufigster Grund genannt, Spitzensport zu betreiben, von den Langläuferinnen sogar in vier Fünftel aller Antworten. Bei den alpinen Fahrerinnen folgt als weitere häufig genannte Motivation die Freude am Wettkampferlebnis. Die Attraktivität als Grund, Spitzensport zu treiben, wird in beiden Gruppen sehr unterschiedlich erwähnt. So verkörpert der Rennsport anfänglich für die Alpinen eine spielerische Disziplin, in der das Konkurrieren ein unbelastetes Kräftemessen darstellt. Sobald die Jungen dann aber in überregionale und nationale Wettkämpfe einsteigen, ändert sich die Situation, und die Resultate werden erwartet und gewertet. Ganz anders liegen die Verhältnisse bei den jungen Langläufern und Langläuferinnen. Schon zu Beginn ihrer sportlichen Laufbahn zählen Leistungsfaktoren, die mehr oder weniger gezielt erarbeitet werden müssen. Das Training des allgemeinen Dauerleistungsvermögens fordert von den jungen

Mädchen und Knaben viel Selbstdisziplin und Willenskraft. Erfolgserlebnisse sind hier Resultate eines bewusst erarbeiteten Leistungsvermögens, sei es vorwiegend mit Eigeninitiative oder unter Anleitung des Trainers.

Als weitere Gründe, Spitzensport auszuüben, werden von beiden Gruppen angeführt: «Die persönliche Leistungsgrenze kennenlernen – den Lebensunterhalt verdienen (alpine Wettkämpferin!) – Schulung der Disziplin – Schicksalsfügung – als Ausgleich.»

Relativ viele Abfahrerinnen führen den Ehrgeiz als Motivation zum Spitzensport an. Dieser Grund wird von den Slalom- und Riesenslalomfahrerinnen bedeutend weniger häufig genannt. Es kann vermutet werden, dass die Abfahrerinnen ihren Sport zielstrebiger auf Erfolgserlebnisse hin ausrichten. Bei den Abfahrern zählt das blosse «Durchkommen» kaum, demgegenüber kann das «Durchkommen» auf einer Riesenslalom- oder Slalomstrecke für eine Fahrerin dieser Disziplin bereits Befriedigung bedeuten.

Bei den Herren dominiert als Motivation zum Hochleistungssport unter den Langläufern die Freude am Sport, ebenso – aber weniger deutlich – bei den Abfahrern. Im Gegensatz zu den Frauen steht bei den Slalom- und Riesenslalomfahrern die Freude am Wettkampf deutlich gegenüber der Sportfreude im Vordergrund.

Die Möglichkeiten für einen Slalom- oder Riesenslalomfahrer, Aggressionen mit einem aggressiven Fahrstil auf den Skiern auszuleben, sind bedeutend heikler als in der Abfahrt, wenn daraus ein Klassierungserfolg resultieren soll. Ein zu hastiges Fahren, ein zu direktes Anfahren der Tore, ein verfrühtes «Umsteigen» wirken sich auf die Fahrzeit eher negativ aus. Demgegenüber kann der Abfahrer forcieren, wenn er die Ideallinie beibehält und zum Beispiel dort in der Hocke bleibt, wo die Mehrheit der anderen Abfahrer «aufsteht», oder eine tiefere Hocke einnimmt bzw. mehr in die Rückenlage geht. Damit sind zwar zusätzliche Risiken gegeben, doch kann sich dieser aggressive Fahrstil in gewissen Abfahrten durchaus bezahlt machen.

Gleich viele Slalom- und Riesenslalomfahrer geben als Grund zur Spitzensporttätigkeit den Ehrgeiz wie die Freude am Wettkampf an. Ehrgeiz und Wettkampfverhalten stehen in einer Wechselbeziehung. Im Wettkampfverhalten wird der Ehrgeiz gefördert, und seinerseits treibt der Ehrgeiz zu Leistung, zu Bestätigung im Wettkampf. Ehrgeiz und Erfolg treten bei den Langläufern als Motiv zur Spitzensporttätigkeit zurück. Dagegen äussern 10%, mit dem Langlaufen ein Leistungsgefühl zu erleben. Weitere Motive, die von den Langläufern angegeben werden, sind: «Publizität – Idealismus – Selbsterfahrung – Kennenlernen der persönlichen Leistungsgrenze».

Die Grundeinstellung, Spitzensport zu betreiben, unterscheidet sich bei den Wettkämpfern aus Amerika und Kanada deutlich von derjenigen der

Europäer. So werden von den Sportlern aus Übersee neben dem Lebensunterhalt auch materielle und soziale Vorteile angegeben.

9. Wettkampfpsychologie

Rund 90% der weiblichen und männlichen Vertreter alpiner und nordischer Skidisziplinen erfahren durch eine gute Klassierung im Wettkampf einen Ansporn. Rund 10% der Läufer lässt ein sehr gutes Ergebnis relativ gleichgültig, bei den Läuferinnen reagieren ausschliesslich die Slalom- und Riesenslalomfahrerinnen mit relativer Gleichgültigkeit, für die Abfahrerinnen und Langläuferinnen bedeutet es in jedem Fall einen Ansporn. Für diese Gleichgültigkeit können Momente wie Überdrussstimmung, Saisonmüdigkeit, momentane Unlustgefühle, Überforderung oder Stress ausschlaggebend sein.

Eine Niederlage löst bei 20% der Langläuferinnen und bei 9% der alpinen Fahrerinnen eine deprimierte Stimmung aus. Beim alpinen Skirennsport können kleine Fahrfehler verhängnisvolle Auswirkungen haben. Auch Materialfragen spielen eine Rolle. Die Risiken einer angriffsfreudigen Fahrweise werden zum Teil bewusst in Kauf genommen. Alle diese Faktoren führen dazu, dass das Resultat im alpinen Skiwettkampf nicht ausschliesslich von der «Form» und vom Können des Läufers abhängig ist. Es erlaubt den Aktiven auch, ein schlechtes Resultat oder ein «Aussteigen» als Pech zu betrachten. Dieses Bewusstsein um das Schicksalhafte von Fahrfehlern oder Ergebnissen – ganz abgesehen von schlechten Wetterverhältnissen wie starker Nebel, Wind und Schneefall – kann bei einer subjektiv guten Verfassung auf die Reaktion der Rennläuferinnen nach schlechten Resultaten einen tröstenden respektive ermutigenden Einfluss haben. Anders sieht das Bild bei den Langläuferinnen aus. Hier können keine Material- oder technischen Fehler für den Misserfolg geltend gemacht werden. Schlechte Resultate sind meistens die Folgen der schlechten Verfassung der Rennläuferin persönlich, vielleicht wegen eines schlechten körperlichen Allgemeinzustands, wegen der noch nicht erreichten «Form», wegen misslungenem Trainingsaufbau. Die psychische Belastung wird bei diesen Voraussetzungen stärker sein als bei einem misslungenen Lauf einer alpinen Fahrerin, die das Resultat auf einen Materialfehler oder einen Fahrfehler zurückführen kann. Tritt hingegen eine Kumulation schlechter Klassierungen auf, entstehen für beide Gruppen massive Anforderungen an die Frustrationstoleranz und psychische Verarbeitungsfähigkeit der Rennläuferinnen. Bei den Herren beider Disziplinen reagieren drei Viertel auf eine Niederlage mit dem Vorsatz, «es das nächste Mal besser zu machen». Im Gegensatz zu den Langläuferinnen antworten ihre männlichen Kollegen nur sehr selten mit Niedergeschlagenheit auf eine Niederlage. Die optimistische Grundhaltung der Langläufer ist hier auffallend. Vielleicht stellt diese Reaktion einen Schutzmechanismus im Sinne eines Abwehrverhaltens dar, indem diese Wettkämpfer die Konfrontation mit eventuellen Fehlern im absolvierten Trainingsaufbau, der über Monate andauert, meiden oder das Erkennen der persönlichen Leistungsgrenzen scheuen.

Vor dem Wettkampf sind über 90% der alpinen Wettkämpferinnen «nervös», bei den Langläuferinnen sind es 60%. Bei den Herren geben die alpinen Fahrer in 80% Nervosität vor dem Start an, bei den Langläufern 70% und den Skispringern 100%. Routiniers ohne Startfieber gibt es also kaum. Dass die Langläufer und Langläuferinnen weniger «nervös» als die alpinen Fahrer sind, mag mit der unterschiedlichen Atmosphäre bei alpinen und nordischen Wettkämpfen zusammenhängen. Die Hektik und Spannung am Start von nordischen Anlässen ist bedeutend geringer als bei alpinen Rennveranstaltungen.

10. Selbsteinschätzung

Sportpsychologisch aufschlussreich sind die Antworten hinsichtlich einer Selbsteinschätzung. 30% der Abfahrer und über die Hälfte der Abfahrerinnen schätzen sich selbst als impulsiv und sofort handelnd ein. Bei den Herren und Damen der technischen Disziplinen sind es 28% respektive 47%. Der überwiegende Teil der alpinen Herren hält sich aber für ruhig abwartend und eher verschlossen als mitteilsam. Bei den alpinen Damen sind es ein Drittel, die sich ruhig und abwartend einstufen, gleich viele halten sich für eher verschlossen als für mitteilsam. Doppelt so viele Abfahrerinnen halten sich für mitteilsam wie für verschlossen, bei den Slalom- und Riesenslalomfahrerinnen und Langläuferinnen halten sich beide Gruppen etwa die Waage. Auch bei den Langläufern betrachten sich über 50% für impulsiv und sofort handelnd, während 48% sich als ruhig abwartend und verschlossen einstufen. Die Selbsteinschätzung der befragten Sportler und Sportlerinnen stimmt mit ihren Aussagen über psychisches Verhalten in bestimmten Belastungssituationen im wesentlichen überein. Eine Ausnahme machen die Skispringer, die sich selbst für ruhig und eher verschlossen halten, aber zu fast 40% aggressive Reaktionen beschreiben.

Ob er ein Individualist oder Gruppentyp sei, war Ziel einer weiteren Frage. Mehr als zwei Drittel der Wettkämpfer aller Skidisziplinen bei den Damen und den Herren bezeichnen sich als Individualisten. Die einzige Ausnahme machen die Abfahrtsläufer. Hier betrachten sich je die Hälfte als Gruppentyp bzw. als Individualisten. Die Begegnung mit den gleichen Schwierigkeiten in einer Abfahrtsstrecke, die Überwindung gleicher Risiken, die Beschäftigung mit gleichen Problemen mag in einem Team zu Gruppenbewusstsein führen, doch spielen auch Anti- und Sympathiegefühle im Team, wo die Mitglieder miteinander leben und über Monate fast ununterbrochen zusammen reisen, für das Gruppenbewusstsein eine wichtigere Rolle.

9 von 10 Langläuferinnen betrachten sich als Individualisten. Es ist mit der Art ihrer Sportdisziplin verbunden, viele Stunden der Sporttätigkeit allein zu erleben, einsam Trainingskilometer um Trainingskilometer abzulaufen. Die gesellschaftliche Hektik, wie sie für die Alpinen auf den Skipisten von Bedeutung ist, fällt bei diesem Sport – ausser bei Massenveranstaltungen – ganz ausser Betracht.

11. Sport, Magie und Aberglaube

Es wurde schon in früheren Arbeiten dargelegt, dass Magie und Aberglaube im Spitzensport einen festen Platz innehaben (*Burn* 1972).

Bei der Interpretation der Bedeutung von Magie und Aberglaube als Absicherungsmechanismen sollte aber das gesamte psychodiagnostische Bild miteinbezogen sein und den individuellen Gegebenheiten Rechnung getragen werden. Tatsächlich können rituelle Handlungen am Start, bei der Wettkampfvorbereitung, bei der letzten Mahlzeit oder am Vorabend magischen Charakter annehmen. Bekannt als abergläubisches Verhalten bei Sportlern ist zum Beispiel die Furcht vor der Zahl 13, sei es als Startnummer, als Datum des Wettkampfes oder als Startzeit. Bernhard Russi gewann die Weltmeisterschaften in Val Gardena mit der Startnummer 13, die er später bei jedem Rennen auf dem Helm trug. Auch der unerschütterliche Glaube an einen «alten» Abfahrtsski, das Tragen des gleichen Anzugs, der «Angstbrunnen vor dem Start», die Bekreuzigung am Start, das Tragen eines Schmuckstücks oder Maskottchens, auch Essgewohnheiten und Kleidungsbesonderheiten gehören in diesen Kreis des Aberglaubens.

Anhand von drei Fragen sollten bei unseren Probanden Ansätze rituellen Verhaltens erfasst werden: «Gibt es etwas, das Sie bewusst vor einem Wettkampf immer gleich machen?», «Gibt es etwas, das Sie bewusst vor einem Wettkampf meiden?» und schliesslich die Frage nach dem Maskottchen. Die Ergebnisse zeigt Tabelle 81 auf Seite 176.

Frühere Arbeiten bestätigen, dass Frauen mehr als Männer Maskottchen tragen. Bei den Abfahrerinnen zeigten sich mit 64% die höchsten Werte. Auch bei den Langläuferinnen trug jede zweite ein Maskottchen bei sich. Stereotypien vor dem Wettkampf wurden mit 73% ebenfalls von den Abfahrerinnen am häufigsten bejaht, von den Slalom- und Riesenslalomfahrerinnen mit 60%, von den Langläuferinnen mit 40%.

Auch die männlichen Skirennsportler bejahen die Frage nach stereotypem Verhalten vor dem Wettkampf in der Mehrheit: alpine Fahrer zu 75%, die Langläufer zu 55%, die Skispringer zu 100%.

Tabelle 81: Sportmedizinisches Profil des Skirennsportlers (n = 101). Sport, Magie und Aberglaube (Mehrfachantworten).

	Damen A/SL/RS	LL	*Herren* A/SL/RS	LL	SP
Anzahl	31	10	24	28	8
Stereotypien vor dem Wettkampf	67%	40%	75%	55%	100%
Etwas vermeiden vor dem Wettkampf	48%	50%	25%	64%	50%
Maskottchenträger	45%	50%	17%	7%	13%

A = Abfahrer, SL = Slalom, RS = Riesenslalom, LL = Langläufer, SP = Springer.

Der Aberglaube im Sport kann sich in bestimmten Verhaltensweisen wie auch in Ritualen bei der Wettkampfvorbereitung äussern. Jeder Spitzensportler hat seine «Ticks», bei dem einen sind sie offensichtlich, z. B. in Form eines Talismans, beim anderen spielen sie sich in auffälliger oder dezenterer Manier ab (Küssen des Helms oder der Skier, Bekreuzigen vor dem Start, bewusst die Schnallen der Skischuhe öffnen und schliessen u. a.). Die Funktion dieser «Stereotypien» zeigt sich als Absicherungsmechanismus; falls die Träger von Maskottchen auf ihren Glücksbringer verzichten müssen, wirken sie verunsichert. Umgekehrt finden sie in Belastungssituationen durch das Maskottchen Halt und Sicherheit. Dasselbe lässt sich über die Rituale sagen. Können diese aus unerfindlichen Gründen nicht durchgeführt werden, kann die Leistung dieser Sportler negativ beeinflusst werden, indem sie nun durch einen Unsicherheitsfaktor belastet sind. Andererseits gibt ihnen der Vollzug solcher Zeremonien ein günstiges Sicherheitsgefühl in der Stresssituation eines Wettkampfes. Die allgemein an Stresspotentialen reichen Lebensbedingungen dieser Spitzensportler geben genug Anlass, sich der beschriebenen Abwehrmechanismen zu bedienen.

Maskottchen werden von den männlichen Vertretern des Skirennsports relativ häufig getragen. Die Abfahrer überwiegen mit 30% eindrücklich, während die Slalom- und Riesenslalomspezialisten und Langläufer mit 7% sich weniger auf den Glücksbringer verlassen. Bei den Skispringern sind es 13%. *Burn* (1972) hat in seiner Erhebung bei Olympiateilnehmern unterschiedlicher Sportarten, Herkunft und bei uneinheitlichem Alter 16% Maskottchenträger unter den Herren identifiziert.

Zusammenfassend kann gesagt werden, dass Magie und Aberglaube für die Skirennsportler eine wichtige Funktion unter den psychischen Verarbeitungs- und Kompensationsmechanismen einnehmen. Diese Mechanismen sind jedoch bei allen Spitzensportlern mehr oder weniger ausgeprägt und erscheinen in sehr mannigfaltigen Formen.

12. Freizeitgestaltung

Über die Freizeitinteressen und die Freizeitgestaltung gibt die nachfolgende Tabelle Auskunft.

Tabelle 82: Sportmedizinisches Profil des Skirennsportlers international (n = 101). Bevorzugte Freizeitgestaltung (Mehrfachnennungen).

	Damen		*Herren*	
	Alpine	Langläufer	Alpine	Langläufer und Springer
Andere Sportart	60%	60%	46%	42%
Musik hören	33%	10%	29%	21%
Musik spielen	20%	20%	—	—
Lesen	30%	10%	21%	11%
Tanzen	20%	20%	—	—
Auto	—	—	21%	18%
Basteln, Stricken u. a.	17%	10%	—	—
Wandern	—	—	17%	4%

Bei den Damen und den Herren wird eine andere Sportart als häufigste Ausgleichsbetätigung in der Freizeit gewählt. Die Palette der Freizeitbeschäftigung umfasst alle möglichen Hobbyarten ohne überragende Bevorzugung einer speziellen. Eine Ausnahme bilden die Abfahrer, die mit 40% das Auto als Hobby angeben. Musik und Lesen gehören zu den Freizeitbeschäftigungen von rund einem Viertel der Skisportler. Bei den Langläufern geben 10% an, kein Hobby zu haben.

Der Fernsehkonsum fällt recht unterschiedlich aus. Bei den Damen schauen 50% der alpinen Läuferinnen und 20% der Langläuferinnen mehr als 4 Stunden pro Woche zu. Bei den Herren liegt der Fernsehkonsum in 50% zwischen einer und 4 Stunden pro Woche. Nur einzelne Fahrer, Springer und Langläufer schauen mehr als 10 Stunden pro Woche zu. Bei jenen Spitzensportlern, die angeben, überhaupt nie fernzusehen, handelt es sich durchwegs um Amerikaner. Es mögen hier auch Gründe wie die Programmgestaltung des amerikanischen Fernsehens oder eine stärkere akustische und visuelle Reizüberflutung in den USA als bei uns eine Rolle spielen. Unter den auserwählten Fernsehprogrammen stehen die Sportsendungen an erster Stelle. Dann folgen Spielfilme und Unterhaltungssendungen und schliesslich kulturelle und politische Berichte. Unter den Skirennsportlern wird bedeutend häufiger Fernsehen geschaut als Bücher oder Zeitungen gelesen. Bei den Herren lesen 60% der alpinen Läufer und 90% der nordischen Läufer weniger als 6 Stunden pro Woche Zeitung und studieren zu 40% weniger als 2 Stunden in Büchern. Ein Viertel der Langläufer und der Skispringer liest überhaupt keine Bücher. Bei den Damen lesen nur ein Drittel der alpinen Fahrerinnen und zwei Drittel der Langläuferinnen 1 bis 2 Stunden wöchentlich. 20% der Langläuferinnen lesen keine Zeitungen. Keine Bücher lesen 16% der alpinen und 10% der nordischen Läuferinnen. In der Bücherauswahl sind Romane bei weitem bevorzugt. Mit fast 40% wird relativ oft «Fachliteratur» angekreuzt.

Aktive Ferien in Form von Reisen und Wandern werden von einem Achtel der alpinen Herren unternommen und von einem Viertel der Skispringer. Bei den Damen sind es 40% der Langläuferinnen, die in den Ferien reisen und wandern, bei den alpinen Läuferinnen wird diese Form von Feriengestaltung nicht gepflegt. Hingegen verbringen zwei Drittel der alpinen Fahrerinnen die Ferien mit Baden und Sporttreiben. Bei den Herren wird in den Ferien überwiegend zu Hause oder in Badeferien ausgeruht. Über 40% der Langläufer und 50% der Skispringer geben überhaupt keine Ferien an. Die Freizeitgestaltung zielt also bei der Überzahl der Skirennsportler auf Erholung, Unterhaltung und Ausruhen ab. Berufliche und hobbymässige Weiterbildung, auch eine Fortbildung in Fremdsprachen wird von keinem der Befragten aufgeführt. Mehrere Gründe können zu dieser vornehmlich passiven Art der Freizeitgestaltung führen. So kann der allgemeine Stress dieser Spitzensportler, die stets wechselnde Umgebung – sowohl was Menschen als auch Länder anbelangt –, dann das Teamleben, das Hotelleben, also eine Vielfalt von dauernd sich verändernden Einflüssen neben den persönlichen Problemen der Spitzensporttätigkeit Grund genug sein, dass Skirennsportler Entspannung und Erholung in passiver Freizeitgestaltung suchen.

13. Gesundheitsprobleme

Hinweise über allgemeine und spezielle gesundheitliche Sorgen zeigt die Übersicht auf der nächsten Seite.

Die Befragten wurden aufgefordert, während des Ausfüllens des Fragebogens den Puls zu messen. Dieser Wert wurde hier als «Ruhepuls» registriert. Bei den Herren unterscheiden sich die angegebenen Werte bei den Ausdauertrainierten erwartungsgemäss mit einem Mittelwert von 46,8 Schlägen pro Minute von denen der alpinen Skirennsportler und der Skispringer mit 59,3 bzw. 60,6. Bei den Damen ist der Ruhepuls bei den Sla-

Tabelle 83: Sportmedizinisches Profil des Skirennsportlers, international (n = 101). Persönliche Angaben zur Gesundheit (Mehrfachantworten).

	Damen			*Herren*			
	Abfahrt	Slalom	Langlauf	Abfahrt	Slalom	Langlauf	Springer
Anzahl	11	19	11	10	14	28	8
Körpergrösse (cm) m̄	168,0	163,6	166,4	177,7	176,9	175,4	176,7
Körpergewicht (kg) m̄	62,0	58,7	59,0	78,6	71,1	68,8	72,9
Ruhepuls m̄	62	58	68	64	56	47	61
Zurzeit gesund fühlen sich	91%	95%	100%	100%	100%	86%	88%
Chronische Beschwerden äussern	10%	20%	20%	30%	7%	7%	13%
Zuweilen Medikamente nehmen ein	36%	20%	20%	40%	10%	21%	13%
Gelegentliche Beschwerden (in Prozenten):							
Keine	18	30	10	10	14	36	25
Kopfweh	36	25	30	20	21	11	13
Magenschmerzen	9	5	30	–	21	9	50
Verstopfungen	27	15	10	10	14	7	–
Durchfall	9	5	–	–	7	4	–
Herzklopfen	18	–	–	–	7	4	–
Atemschwierigkeiten	–	10	–	10	7	–	–
Rückenschmerzen	36	20	40	50	65	43	25
Gelenkschmerzen	18	10	30	20	7	21	37
Muskelschmerzen	–	5	10	10	14	43	13
Beinschmerzen	–	5	10	20	14	21	25
Hautkrankheiten	–	5	10	–	7	4	–
Keine Schlafstörungen	67	65	70	90	79	68	75
Einschlafstörungen	27	25	30	10	21	21	13
Durchschlafstörungen	6	10	10	–	–	11	12
Erkältungen:							
häufig	30	15	80	30	21	25	25
selten	70	80	20	70	71	68	62
nie	–	5	–	–	8	7	13

lom- und Riesenslalomfahrerinnen am tiefsten mit einem Durchschnittswert von 58 Schlägen/min. Die durchschnittlich um 2 Jahre jüngeren Langläuferinnen weisen mit 68 Pulsschlägen altersbedingt noch einen höheren Wert auf.

Bei den alpinen Herren fühlen sich in allen drei Disziplinen alle Fahrer gesund. Bei den Langläufern sind es 86%, bei den Skispringern 88%. Dass diesem subjektiven Gesundheitsgefühl Skepsis entgegengebracht werden muss, dokumentieren die Aussagen über chronische Beschwerden. So geben fast ein Drittel der alpinen Skiläufer an, chronische Beschwerden zu haben. Aufgeschlüsselt nach Abfahrern und Fahrern der technischen Disziplinen sind es 30% bei den ersteren und 7% bei den letzteren. Auch die Langläufer geben chronische Beschwerden zu 7% an. Dass Spitzensportler gezwungen sind, chronische Beschwerden in gewissen Fällen zu bagatellisieren, wenn nicht gar zu ignorieren, ist in Anbetracht der stets geforderten «Topform» klar. Hieraus kann es verständlich sein, dass subjektiv gelinde chronische Erkrankungen zeitweise in Vergessenheit geraten.

Alle befragten Langläuferinnen hielten sich für «gesund», bei den alpinen Fahrerinnen waren es 93%. Chronische Beschwerden wurden bei den Langläuferinnen zu 20% angegeben, bei den Alpinen zu 14%, wobei hier keine der befragten Abfahrerinnen über chronische Beschwerden klagte! Demgegenüber kontrastiert die Angabe der Abfahrerinnen, zu 36% gelegentlich Medikamente einzunehmen, während die 20% bei den Slalom- und Riesenslalomfahrerinnen und Langläuferinnen mit den obigen Zahlen übereinstimmen. Auffällig ist die hohe Zahl von Erkältungen bei den Langläuferinnen.

Bei den Herren bestätigen 40% der Abfahrer die gelegentliche Einnahme von Medikamenten, bei den Langläufern zu 21% und den Skispringern zu 12%. Die Slalom- und Riesenslalomspezialisten verneinen alle, sich zeitweise Medikamente selbst zu verordnen.

Die Übereinstimmung zwischen den männlichen und weiblichen Abfahrtsspezialisten in der sporadischen Medikamenteneinnahme ist augenfällig. Auch die Häufigkeit stimmt nachdenklich. Nach den vorliegenden Resultaten sind es von den Läufern aller Disziplinen die Abfahrer, die am schnellsten und häufigsten zu Medikamenten greifen. Bei den aufgeführten Präparaten handelt es sich vorwiegend um Medikamente gegen Erkältungskrankheiten und Aufbaupräparate. So werden Antibiotika, Chemotherapeutika, Antitussiva (Doping!), Analgetica, Vitamin- und Mineral-Spurenelementpräparate aufgezählt. Bei den Abfahrerinnen fällt die relativ hohe Zahl von präkordialen Beschwerden auf in Form von Herzklopfen oder -stichen, bei den Slalom- und Riesenslalomfahrerinnen das häufige Auftreten von Atemschwierigkeiten. Gerade in diesen Disziplinen muss sehr sorgfältig auf die Atemtechnik geachtet werden. Eine unphysiologische verkrampfte unregelmässige Atmung beeinflusst die Leistungsfähigkeit unweigerlich, und gerade zu dieser mangelhaften Atemtechnik verleitet die hektische, teils arhythmische, teils mit vielen Rhythmuswechseln verbundene Fahrweise insbesondere der Slalomfahrerinnen. Die Lungenfunktionsprüfungen ergaben bei dieser Gruppe auch die tiefsten Werte bezüglich der Vitalkapazität und der Einsekundenkapazität. Bei den Langläuferinnen sind hinsichtlich Herz-Kreislauf- und Lungenfunktion keine Beschwerden angegeben worden.

Fast die Hälfte aller Langläuferinnen klagten hingegen über Rückenschmerzen. Dies ergibt einen Hinweis auf die hohe vorwiegend muskuläre

Belastung des Rückens – im Gegensatz zu den Abfahrerinnen mit hohen abrupten Druckbelastungen der Wirbelsäule. Wie stark insbesondere der Lendenwirbelsäulenbereich belastet wird, ist aus dem Bewegungsablauf im Diagonalschritt gut ersichtlich. Mit jedem Diagonalzug kommt es zu einer totalen Retroflexion im einen Hüftgelenk und gleichzeitiger Anteflexion im anderen Hüftgelenk mit synchroner Hyperlordosierung der Lendenwirbelsäule. Die Muskelbeanspruchung dieser Region, nämlich auf der ventralen Seite der Wirbelsäule der Psoasgruppe, dorsal der tiefen Rückenstreckmuskeln, der autochthonen Rückenmuskulatur (m.erector spinae) und der platten Rückenmuskeln (m.latissimus dorsi, m.serratus posterior inferior) sowie des gesamten Rückens inklusive der Becken- und Schultergürtelregion ist besonders beim forcierten Bewegungsablauf im Wettkampf enorm. – Das häufige Auftreten von Magenschmerzen bei den Langläuferinnen mag Ausdruck der echten körperlichen Stresssituation sein, dem die Langläuferinnen bei jedem Training unterworfen sind. – Es mag im ersten Moment erstaunen, dass so viele Langläuferinnen – nämlich ein Drittel – über Gelenkschmerzen klagen, zumal man im rhythmischen und harmonischen Bewegungsablauf eine durchaus physiologische Tätigkeit vermutet. Die rennmässige Ausübung dieses Sports verändert den funktionalen Ablauf im Organismus. Neben dem sprunghaften Anstieg des Stoffwechselumsatzes mit massiver Steigerung des Wasser- und Elektrolythaushalts nimmt die Belastung des Bewegungsapparates durch die forcierte Muskeltätigkeit ebenso exponentiell zu. Der Abstoss im Diagonal- oder kombinierten Diagonal-Doppelstossschritt wird viel härter und effizienter, die Bewegungsausmasse extremer, die Kadenz wird massiv gesteigert; insgesamt erfolgt also eine enorme muskuläre Beanspruchung vieler Gelenke.

18% der Abfahrerinnen und 10% der Slalom- und Riesenslalomfahrerinnen klagen über Gelenkschmerzen. In den «Kompressionen» gewisser Abfahrtsstrecken und «Schlägen» in Abfahrts-, Riesenslalom- oder Slalomläufen können hohe Druckbelastungen entstehen. Knochen, Sehnen-, Kapsel- und Muskelgewebe sind unter diesen Kräften grossen Anforderungen ausgesetzt. Chronische Beschwerden von alpinen Skirennläufern stellen sich meist erst gegen Ende der Skifahrerkarriere ein, wenn die degenerativen Erscheinungen als Folge der dauernden Mikro- und sporadischen Makrotraumatisierungen zunehmen.

Jeder zweite Abfahrer und 65% der Slalom- und Riesenslalomfahrer klagen über Rückenschmerzen. Angesichts der Erkenntnisse, dass beim Skifahren die Beine und insbesondere das Kniegelenk die höchsten Belastungen des Bewegungsapparates erfahren, mag die Beschwerdepriorität des Rückens erstaunen. *Nigg* und *Neukomm* (1973) haben in Erschütterungsmessungen mit Beschleunigungstransducern festgestellt, dass die Beschleunigungskräfte an den Beinen beim Skifahren in Abhängigkeit von der Fahrgeschwindigkeit bis zu dreissigmal höher sind als an der Hüfte und am Kopf. So wurden zum Beispiel bei einer Geschwindigkeit von 70 km/h am Bein 50–100 g gemessen, während an der Hüfte nur 3–5 g und am Kopf 2–4 g registriert wurden. Danach wären die meisten Beschwerden bei den Gelenken, Sehnen, Bändern und Muskeln der Beine zu erwarten.

Dass die Rückenschmerzen dennoch dominieren, mag auf die grössere Schädigungsanfälligkeit einerseits oder den allgemein schlechteren Trainingszustand des Rumpfes (Fehlbelastungen, Vernachlässigung der Rükkengymnastik u. a.) andererseits zurückzuführen sein.

Ferner werden auch bei den Herren Beschwerden wie Herzklopfen, Herzstiche, Atemschwierigkeiten und Durchfall aufgeführt. Neben den aufgeführten Magenschmerzen, Verstopfung und Kopfweh wird mit diesen Erscheinungen der Formenkreis psychosomatischer Krankheitsbilder fast vollständig angegeben. Die Lebensbedingungen der alpinen Skirennsportler stellen sehr unterschiedliche und vereinzelt höchst intensive Anforderungen an die Gesundheit der alpinen Skirennsportler. Deswegen erstaunt die Vielfalt dieser «Gelegenheitserkrankungen» keineswegs. Auffallend wirkt bei dieser Gruppe von Ausdauer-Hochleistungssportlern, dass keine psychosomatischen Krankheitsgefühle im Herzbereich erwähnt werden. Bei den ergometrischen Untersuchungen waren in mehreren Fällen Rhythmusirregularitäten festzustellen. Die Ergebnisse über Herzvolumenbestimmungen dieser Sportler zeigen, dass einzelne an der Grenze der «physiologischen Hypertrophie» (nach Linzbach) bzw. der «regulativen Dilatation» (nach Reindell) stehen. So wiesen einzelne Läufer Herzvolumina über 1200 ml auf.

Zur genaueren Abklärung der Pathogenität eines solchen Sportlerherzens müssten noch spiroergometrisch erfasste Parameter herangezogen werden, wobei man sich des sogenannten Herzvolumenleistungsquotienten bedient. Dieser resultiert aus dem Verhältnis vom absoluten Herzvolumen zum maximalen Sauerstoffpuls. Untrainierte Männer haben Werte von 55–60, trainierte bis 45. Übersteigt der Quotient den kritischen Wert von 70, so liegt nicht mehr ein Sportherz vor, sondern eine myogene Dilatation oder, klinisch ausgedrückt, eine Herzinsuffizienz. Ohne Beschwerden leben 36% der Langläufer, 25% der Skispringer, 14% der Abfahrer und 10% der Slalom- und Riesenslalomfahrer.

14. Trainingshygiene

Bei den Herren befolgen 71% der Alpinen, 82% der Langläufer und 100% der Skispringer einen Trainingsplan. Es erstaunt, dass fast ein Drittel bzw. ein Fünftel dieser Spitzensportler, die ja fest einer Trainingsgruppe zugeteilt sind und alle Anweisungen durch Trainer und Betreuer erhalten, nicht nach einem speziellen Plan das Training aufbauen. Bei den Damen sind es

86% der Alpinen und 50% der Langläuferinnen, die einen Trainingsplan befolgen. Hier sind es die Abfahrerinnen, die zu 100% nach Anweisung des Trainers trainieren.

Der überwiegende Teil der alpinen und nordischen Skirennsportler trainiert während 10 bis 11 Monaten im Jahr. Bei den Langläufern gibt einer von 28 Befragten an, weniger als 8 Monate Training pro Jahr zu absolvieren, bei den Slalom- und Riesenslalomfahrern sind es 2 von 14 Befragten mit weniger als 8 Monaten Training. Immerhin handelt es sich auch bei diesen Sportlern um Olympiateilnehmer! 42% der alpinen Fahrer und 29% der nordischen Läufer trainieren durchschnittlich 15–20 Stunden pro Woche. 36% der Langläufer geben einen Durchschnitt von 10–12 Stunden an, gleich viel wie 63% der Skispringer. 14% der Slalom- und Riesenslalomfahrer und 11% der Langläufer geben ein Trainingspensum von 30–40 Stunden pro Woche an! Aus diesen Zahlen geht deutlich hervor, dass wir es hier grösstenteils mit «vollbeschäftigten» Sportlern zu tun haben. Ein Trainingsprogramm von 15–20 Stunden pro Woche entspricht einer Tagesleistung von 3–4 Stunden Training. Es ist zu berücksichtigen, dass sowohl Schneetraining als auch «Trockentraining» von über 2 Stunden Dauer nicht sinnvoll ist. Zusammen mit den Trainingsvorbereitungen und erforderlichen Ruhepausen stellt diese Trainingsleistung einen vollen Arbeitstag dar. Wenn sich auch die Trainingszeiten je nach Periode stark ändern und die Trainingsbelastung subjektiv variiert, so verunmöglicht dieses Sportengagement doch meist eine andere berufliche Tätigkeit.

Ganz anders sieht das Bild bei den Damen aus. Fast die Hälfte der Langläuferinnen trainiert durchschnittlich weniger als 5 Stunden pro Woche, nur 10% nehmen ohne Absenzen an den organisierten Trainings teil, wobei 60% als Grund der Abwesenheit Schule oder Beruf angeben. Bei den alpinen Damen hingegen bestehen grosse Unterschiede der Trainingsintensitäten. So gibt fast ein Drittel der Slalom- und Riesenslalomfahrerinnen an, 8–10 Stunden in der Woche zu trainieren, während 21% aussagen, dreimal sooft zu trainieren. – Ein Drittel der alpinen Fahrer und ein Viertel der nordischen Skirennsportler verzeichnet keine Trainingsabsenzen. Bei den übrigen Fahrern werden bei den Abfahrern und Skispringern vor allem Verletzungen dokumentiert, welche die Verletzungsträchtigkeit der Abfahrt bzw. des Skispringens beweisen. – Bei den Skirennfahrerinnen geben 40% keine Trainingsabsenzen an. Als Gründe der Trainingsabwesenheit werden überwiegend Verletzungen aufgeführt, dann Krankheit und zu 10% Beruf und Schule. Spezifische Erholungsmassnahmen neben dem Training werden recht unterschiedlich ausgeübt. Mehr als die Hälfte der Skirennfahrerinnen besucht gelegentlich die Sauna. Über 80% lassen sich mehr oder weniger häufig massieren. Gerade bei den Langläuferinnen wären physikalische, eventuell physiotherapeutische Massnahmen von Bedeutung. 60% dieser Gruppe gehen nie in die Sauna, und 40% unterziehen sich nie einer

Massage. Im Vergleich zu den Skidamen nützen die Herren der alpinen und nordischen Skidisziplinen sowohl die Sauna als auch die Massage intensiver. Trotzdem ist es bei den Langläufern nur ein Fünftel, das regelmässig in die Sauna geht bzw. sich massieren lässt. Selbst während Wettkämpfen und Trainingsperioden lassen sich nur 38% der Alpinen und 50% der Langläufer und Skispringer massieren, obwohl in den meisten Teams ein festangestellter Masseur zur Verfügung steht. Angesichts dieser Resultate muss noch einiges an Informationsarbeit geleistet werden.

Aktive Entspannungspraktiken in Form von autogenem Training, Yoga, progressiver Relaxation u. a. m. werden bei den alpinen Skirennsportlern zu einem ansehnlichen Teil befürwortet. Es betreiben bei den alpinen Herren fast ein Drittel, bei den alpinen Damen fast die Hälfte solche Entspannungsmethoden. Auch die Hälfte der befragten olympischen Skispringer befürwortet und praktiziert autosuggestive Entspannungsmethoden. 90% der Langläufer und 100% der Langläuferinnen pflegen keine derartigen Entspannungsformen. Hingegen wünschen von dieser Sportlergruppe bedeutend mehr als von den Alpinen eine psychologische Betreuung.

15. Unfallanamnese – Herren

Tabelle 84: Sportmedizinisches Profil des Skirennsportlers, international. Unfallanamnese Herren (n = 127 Unfälle), Ort des Unfalls.

		Abfahrt/ Slalom/RS	Langläufer	Springer
Sportler	Anzahl	24	28	8
Unfälle	Anzahl	79	25	23
Arbeitsunfälle		1%	9%	30%
Sportunfälle		94%	68%	54%
Verkehrsunfälle		4%	14%	8%
Heimunfälle		1%	9%	8%

Unfälle bei der Arbeit oder im Verkehr treten bei den alpinen Skirennfahrern selten auf. Die Unfälle im Sport machen hingegen 94% aller Unfälle aus. Bei den Slalom- und Riesenslalomfahrern gab es bei 35 aufgeführten Unfällen nur einen (im Verkehr), der nicht beim Sporttreiben auftrat. Bei den Langläufern sind die Sportunfälle (68%) im Vergleich zu den Unfällen bei der Arbeit, im Verkehr und zu Hause weniger häufig als bei den Alpinen, dominieren aber immer noch klar. Fast ein Drittel der Unfälle steht hier nicht im Zusammenhang mit einer Sporttätigkeit. Zudem sind die Verletzungshäufigkeiten insgesamt bei Langläufern bedeutend geringer; 28

Langläufer erlitten bei 22 Tätigkeiten 25 Unfallverletzungen. Bei den Alpinen sind es 24 Rennfahrer, die bei 82 Tätigkeiten 79 Verletzungen beschrieben! Bei den Skispringern erlitt die Hälfte Verletzungen beim Sporttreiben, 31% bei der Arbeit und je 8% im Verkehr und zu Hause. 8 olympische Skispringer hatten im Laufe des Lebens 23 Verletzungen bei 13 Tätigkeiten.

Über die Art der Verletzung informiert die folgende Übersicht.

Tabelle 85: Sportmedizinisches Profil des Skirennsportlers, international. Unfallanamnese Herren (n = 127 Unfälle), Art der Verletzungen mit Mehrfachverletzungen.

	Abfahrt/ Slalom/RS	Langläufer	Springer
Sportler Anzahl	24	28	8
Unfälle Anzahl	79	25	23
Frakturen	34%	24%	26%
Luxationen	1%	8%	4%
Verstauchungen	14%	12%	13%
Prellungen	13%	14%	4%
Gehirnerschütterungen	13%	16%	26%
Wunden	9%	12%	13%
Bänderzerrungen, -risse	13%	6%	11%
Meniskusschäden	3%	8%	3%

Die häufigste Verletzungsart der Alpinen stellen mit 34% die Frakturen dar. Dann folgen Distorsionen, Kontusionen, Gehirnerschütterungen, Bandläsionen bzw. -rupturen oder Kapselrisse. Fleischwunden, Meniskusläsionen, Luxationen und Muskelrisse treten seltener auf. Stürze bei den Abfahrern sind immer mit hohen Gewalteinwirkungen verbunden. Stürze haben in den meisten Fällen auch Weichteilprellungen zur Folge, was den relativ hohen Anteil der Kontusionen erklären dürfte. Bei den Slalom- und Riesenslalomfahrern treten mit 14% am zweithäufigsten nach den Frakturen Verstauchungen auf. Die Gefahr des «Einfädelns» oder Hängenbleibens bei Torstangen ist für sie relativ gross. Damit sind neben den Distorsionen auch Bandläsionen und -rupturen bzw. Kapselrisse sowie Meniskusläsionen zu verzeichnen. Auffallend oft wird auch bei den Slalom- und Riesenslalomfahrern eine Gehirnerschütterung angeführt. Schulterluxationen kamen bei drei Slalomfahrern und bei einem Abfahrer vor. Der bekannte «Skidaumen» – ein Innenbandriss oder Abriss im Daumengrundgelenk – trat bei diesen Spitzenfahrern nie auf. Auch die Häufigkeit der Knieverletzungen, die heute beim Durchschnittsfahrer dominieren, findet bei den Rennfahrern keine Parallelen. Bei den Langläufern sind Distorsionen,

Kontusionen, Bandläsionen und -rupturen zusammengenommen die häufigsten Verletzungsarten, gefolgt von den Frakturen. Hirnerschütterungen und Frakturen stellen bei den Skispringern mit je 26% die häufigsten Verletzungsarten dar. Von Frakturen gleicher Art und gleicher Lokalisation wurden 2 Skispringer zweimal betroffen, 3 Springer sogar dreimal.

Über die Topographie der Verletzungen orientiert die folgende Übersicht:

Tabelle 86: Sportmedizinisches Profil des Skirennsportlers, international. Unfallanamnese Herren (n = 127 Unfälle), Lokalisation der Verletzungen.

		Abfahrt/ Slalom/RS	Langlauf	Springer
Sportler Anzahl		24	28	8
Verletzungen Anzahl		79	25	23
Kopf		15%	15%	33%
Rumpf		16%	4%	19%
Extremitäten		69%	81%	48%
Obere	Extremität	14%	39%	13%
	Arme	5%	23%	5%
	Schulter	7%	—	—
	Hand	2%	16%	8%
Untere	Extremität	55%	42%	35%
	Bein	15%	12%	13%
	Fuss	32%	15%	13%
	Knie	8%	15%	9%

Abbildung 22.

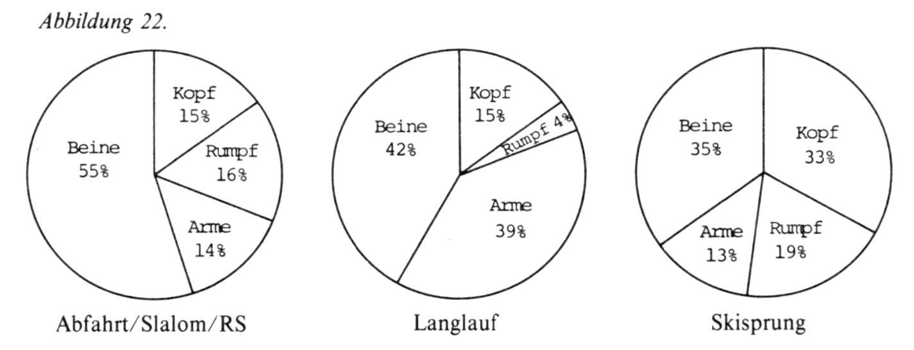

Mit 69% sind die Extremitäten bei den alpinen Skirennläufern am häufigsten durch Verletzungen betroffen. Bei den Abfahrern sind Rumpf und Kopf mehr betroffen als bei den Slalom- und Riesenslalomfahrern.

Sowohl bei den Abfahrern als auch bei den Slalom- und Riesenslalomfahrern sind Wirbelsäulenverletzungen relativ häufig (11% bzw. 9%). Es werden LWS-, BWS- und HWS-Frakturen beschrieben, davon am meisten Frakturen der LWS. Ausserdem werden Wirbelprellungen aufgeführt. Erwähnenswert ist ein Lungenriss, der im Zusammenhang mit dem Sturz in einem Abfahrtslauf zustandegekommen ist – ein eindrucksvoller Beweis für die enormen Kräfte, welche hier im Spiel sein können. Auch bei den Langläufern sind die Verletzungen mit 81% überwiegend an den Extremitäten lokalisiert, davon fast gleich viele an den oberen wie an den unteren. Die Bevorzugung der unteren Extremität ist hier bedeutend schwächer als bei den Alpinen. Nur bei den Langläufern kann eine klare Seitenprävalenz zugunsten der linken Körperseite festgestellt werden mit 57% linksseitigen Verletzungen und 43% rechtsseitigen.

Bei den Skispringern findet sich fast ein Drittel aller Verletzungslokalisationen am Kopf. Das Skispringen stellt also mit Abstand die stärkste Risiko-Skisportart für Kopfverletzungen dar. Fast die Hälfte aller Verletzungen ist an den Extremitäten lokalisiert, wobei das Verhältnis zwischen oberer und unterer Extremität etwa 1 zu 3 ist. Übereinstimmend mit den Abfahrern gibt es auch unter den Skispringern keine, die unfallfrei sind. Das Risiko des Skispringers bezüglich der Verletzungsgefahr ist von der Unfallanamnese her betrachtet mit derjenigen des Abfahrers vergleichbar.

Hinsichtlich der spezifischen Diagnosen fällt auf, dass bei den alpinen Skirennfahrern die Frakturen alle anderen Verletzungsarten bei weitem überwiegen und die Arten der Frakturen auch entsprechend vielseitig sind. Auffallend ist, dass kaum Unterschenkelfrakturen im Sinne der Tiabiaquer- oder -trümmerfrakturen sowie Oberschenkelfrakturen aufgezählt werden. Jedoch sind Frakturen an der Lendenwirbelsäule häufig. Auch die Langläufer weisen neben Unterschenkelfrakturen eine beträchtliche Anzahl von Frakturen der oberen Extremität und des Schultergürtels auf. Bei den Skispringern treten pro Unfallereignis oft Mehrfachverletzungen auf, so dass man von Polytraumatisierung sprechen kann. Die Angaben der Skirennsportler über das Fehlen von Unfallverletzungen korrelieren mit der Risikoträchtigkeit der Skidisziplinen. So gibt es bei den Abfahrern und Skispringern keine Wettkämpfer, die unfallverletzungsfrei sind. Bei den Slalom- und Riesenslalomfahrern ist es nur einer von 14, der nie eine Unfallverletzung gehabt hat. Hingegen geben 39% der Langlauf-Olympiateilnehmer an, sich nie durch einen Unfall verletzt zu haben, ebenso 30% der Langläuferinnen. Bei den Alpinen darf ebenfalls eine gewisse Übereinstimmung angenommen werden mit nur 4% Nieverletzten bei den Herren und 13% bei den Damen. Im Mittelwertsvergleich von Herren und Damen zusammen zwischen den alpinen und nordischen Skirennläufern geht hervor, dass die Alpinen betreffend Unfallverletzungen viermal risikoreicher leben als die Langläufer und Langläuferinnen.

16. Unfallanamnese – Damen

Zum Vergleich sollen die anamnestischen Unfallangaben der Skisportlerinnen erläutert werden.

Tabelle 87: Sportmedizinisches Profil der Skirennsportlerin, international. Unfallanamnese Damen, Ort des Unfalls (n = 72 Unfälle).

	Alpin/Slalom/RS	Langlauf
Sportlerinnen Anzahl	31	10
Verletzungen Anzahl	48	24
Arbeitsunfälle	2%	—
Sportunfälle	90%	61%
Verkehrsunfälle	5%	28%
Heimunfälle	3%	11%

Wie bei den Herren treten bei den alpinen Fahrerinnen Unfälle überwiegend im Sport auf (90%). 61% der Langläuferinnen erlitten beim Sport eine Verletzung.

Diese Angaben decken sich im Verhältnis mit den Angaben der Langläufer, bei denen Sportunfälle 68% ausmachen, wogegen sich bei den alpinen Fahrern Sportunfälle in 94% ereignen.

Frakturen treten bei den alpinen Damen mit 21% nicht so häufig wie bei den alpinen Herren auf. Fast gleich oft werden Distorsionen, Bandläsionen und -rupturen genannt. Bei der Aufschlüsselung der Verletzungsarten zwischen Abfahrerinnen und Fahrerinnen der technischen Disziplinen ist ersichtlich, dass Luxationen bei den Abfahrerinnen viel häufiger auftreten als bei Slalom- und Riesenslalomfahrerinnen. Umgekehrt verhält es sich bei den Distorsionen, die von den Slalom- und Riesenslalomspezialistinnen fast viermal häufiger genannt werden. Ein grosser Unterschied in den drei alpinen Disziplinen besteht auch bei der Häufigkeit von Weichteilkontusionen. Die Abfahrerinnen weisen viermal mehr Prellungen als die Slalom- und Riesenslalomfahrerinnen auf. Auch Bandläsionen oder -rupturen sind fast viermal häufiger bei den Abfahrerinnen registriert worden. Bei den Langläuferinnen stehen wie bei ihren männlichen Kollegen die Distorsionen an erster Stelle. Dann folgen Luxationen, Rissquetschwunden und erst an vierter Stelle die Frakturen. Die sportbedingten Verletzungen sind hier weniger auf äussere Gewalteinwirkung als vielmehr auf Ermüdungserscheinungen, Konzentrationsfehler, auf Trittfehler zurückzuführen. Bei den alpinen Fahrerinnen sind die Extremitäten zu 89% aller Verletzungslokalisationen betroffen, wovon die unteren Extremitäten mit 54% in Mitleidenschaft gezogen worden sind. Auch bei den Langläuferinnen sind die Extremitäten zu 89% mit Verletzungen betroffen, und zwar die unteren Extremitäten gleich viel wie die oberen.

Die Damen der alpinen Skidisziplinen sind rund zweieinhalbmal unfallgefährdeter als die Langläuferinnen. 4 von insgesamt 30 erfassten Skirennfahrerinnen behaupten, unfallverletzungsfrei zu sein. 3 von 10 befragten Langläuferinnen geben eine negative Unfallanamnese an. Gliedert man nach Disziplinen auf, dann erhält man bei den Abfahrerinnen 9% und bei den Slalom- und Riesenslalomfahrerinnen 16% ohne Unfallverletzungen.

17. Operationsanamnese Damen und Herren

Die Operationsanamnesen der alpinen und nordischen Skirennläuferinnen weichen nur in wenigen Ausnahmen voneinander ab. Am häufigsten wurde in 26% aller Fälle eine Tonsillektomie vorgenommen, am zweithäufigsten in 17% eine Appendektomie und am dritthäufigsten mit 7% eine Leistenbruchoperation. Bemerkenswert war mit 23% die Häufigkeit der Unfalloperationen sowie mit 14% die der orthopädischen Korrekturen bei den Alpinen, insbesondere bei den Abfahrerinnen. Rückschlüsse auf die Schwere der Unfallverletzungen im alpinen Skirennsport, die operative Eingriffe nötig machen, liegen auf der Hand. Ein Drittel aller Skiläuferinnen hatten noch keine Operation durchgemacht.

Wie bei den Frauen ist auch bei den Männern mit 28% ein hoher Anteil an Unfalloperationen zu verzeichnen, und zwar sowohl bei den Alpinen als auch bei den Langläufern. Anteilmässig am meisten Operationen nach Unfallverletzungen machten die Skispringer durch. Ein Drittel der Slalom- und Riesenslalomfahrer und ein Viertel der Skispringer geben an, noch nie eine Operation durchgemacht zu haben. Bei den Abfahrern hingegen hat sich jeder schon einmal einer Operation unterziehen müssen.

18. Gynäkologische Anamnese

Die Ergebnisse der gynäkologischen Erhebungen entsprechen mehrheitlich den normalen Werten. Abweichungen finden sich in der Regelmässigkeit des Periodenbeginns: nur 55% der Langläuferinnen haben einen regelmässigen Zyklusbeginn, bei den Abfahrerinnen 63%, bei den Slalom- und Riesenslalomfahrerinnen hingegen 86%. Die Abfahrerinnen geben zu 55% eine Blutungsdauer über 5 Tage an.

Bei den Abfahrerinnen geben 38% an, keinen Einfluss der Menstruation auf die Resultate festzustellen, 12% sagen, die besten Resultate kämen während der Periode, 25% gerade nach der Periode und weitere 25% zwischen 2 Perioden. Ähnlich sind die Aussagen bei den Slalom- und Riesenslalomfahrerinnen verteilt. Bei den Langläuferinnen erreichen 10% die besten Resultate während und kurz vor der Periode, 20% gerade nach der Periode, 35% zwischen 2 Perioden, und weitere 35% nehmen keine Beeinflussung der Resultate durch die Periode wahr.

Die nordischen Läuferinnen scheinen sich mehr mit den Funktionen des Körpers und ihren Auswirkungen zu beschäftigen als die alpinen. Vielleicht sind ihre Bestleistungen besonders vom individuellen Körperzustand abhängig. Immerhin geben 11% der Langläuferinnen wegen des Trainings Schmerzen im Unterleib an.

19. Sportmedizinische Untersuchungen

Die sportärztlichen Untersuchungen sollten einerseits konstitutionelle und andererseits sportphysiologische Daten erfassen. Als Fragestellungen interessierten uns folgende:

- Sind Skirennläufer in Körperbau und Körperbildung eine homogene Sportlergruppe?
- Lassen sich Skirennsportler diesbezüglich von Spitzensportlern anderer Sportarten unterscheiden?
- Lassen sich gemäss den anthropometrischen Resultaten die alpinen von den nordischen Skirennläufern trennen?
- Können gemäss den anthropometrischen Ergebnissen Untergruppen gebildet werden, die mit der Disziplindifferenzierung (Abfahrt, Slalom- und Riesenslalom) übereinstimmen?
- Wie klar fällt der Vergleich von Lungenfunktionsprüfungen bei alpinen und nordischen Rennläufern betreffend die Kriterien der Ausdauerleistung aus?
- Lassen sich auch hier Rückschlüsse zu der Disziplinzugehörigkeit ziehen?
- Dokumentieren die ergometrischen Ergebnisse für die Alpinen und Nordischen unterschiedliche Werte der Kreislaufparameter?
- Unterscheiden sich die Werte der Kreislaufparameter unter Belastung bei den Abfahrern gegenüber den Fahrern der technischen Disziplinen?
- Wie sieht der Vergleich einiger unspezifischer Teilaspekte der allgemeinen Kondition zwischen den alpinen und nordischen Wettkämpfergruppen sowie innerhalb der alpinen Fahrer zwischen Abfahrts- und Slalom-/Riesenslalomspezialisten aus (Faustschlusskraft, Sprungvermögen, Liegestütze)?
- Kann eine sportmedizinische Typisierung aus der Gesamtheit der vorliegenden Untersuchungsergebnisse gewagt werden?

Zusammenfassend sollte mit diesen Fragestellungen abgeklärt werden, ob dem erfolgreichen alpinen Skirennläufer bzw. dem Abfahrer oder Slalom- und Riesenslalomfahrer ein bestimmter Konstitutionstyp mit bestimmten körperlichen Leistungsfähigkeiten annäherungsweise eigen ist, ebenso dem erfolgreichen Langläufer.

Untersucht wurden die Angehörigen des Nationalkaders der Schweiz und Liechtensteins, und zwar meist die Angehörigen der Trainingsgruppen 1 (Weltcupteilnehmer). Es handelte sich um 9 Abfahrerinnen, 8 Riesenslalom- und Slalomfahrerinnen und 10 Langläuferinnen. Bei den Herren wurden 7 Abfahrer, 9 Slalom- und Riesenslalomfahrer und 16 Langläufer untersucht. Bei den Probanden wurden insbesondere diejenigen berücksichtigt, welche an der Olympiade in Innsbruck teilgenommen hatten.

Die Untersuchung wurde standardisiert dem Rahmen der Gesamtstudie der sportmedizinischen Einzelprofile angepasst. Die Laborwerte wurden mit Combistix bzw. mit dem Hb-Meter bestimmt. Die Lungenfunktionsprüfungen wurden mit dem Vitalograph vorgenommen, die Ergometrie auf dem Ergometer Typ Monark mit auskultatorischer Puls- und Blutdruckmessung. Der Puls wurde dabei zusätzlich mit dem Pulsmessgerät Typ Erbe registriert. Da die Untersuchungen teilweise unter schwierigen räumlichen Bedingungen erfolgen mussten, war der Einsatz aufwendiger Apparaturen nicht möglich. Die maximale Sauerstoffaufnahme wurde nomogrammatisch errechnet.

20. Anthropometrie, Rumpfbeugetest, Ruffier-Index (Damen)

Dem Abfahrtsteam der Schweiz gehörten zum Zeitpunkt der Untersuchung einige sehr grosse und athletische Fahrerinnen an. Diese beeinflussten die Statistik der Körperdaten massgeblich. So überragten die Abfahrerinnen die Slalomfahrerinnen im Durchschnitt um 5 cm und wogen 5 kg mehr! Der Thoraxumfang prägte sich demgegenüber weniger aus. In den vermeintlich disziplinspezifischen Muskelgruppen des Oberschenkels war nur ein geringgradiger Unterschied zwischen Abfahrerinnen und Slalom-/Riesenslalomfahrerinnen festzustellen. Insgesamt liess sich innerhalb der Gruppe der Abfahrerinnen wie auch der Slalom-/Riesenslalomfahrerinnen keine Homogenität der anthropometrischen Masse feststellen. Ein einheitlicher Konstitutionstyp konnte bei den Vertreterinnen der alpinen Disziplinen weder in den anatomischen Proportionen noch in funktionell-spezifischen Muskelgruppen gefunden werden.

Die «Qualitäten» einer guten Slalomfahrerin wie Wendigkeit, Reaktionsschnelle, gute Schnellkraft sind aspektmässig am ehesten vereinbar mit einem mittelgrossen bis kleinen, eher leichtgewichtigen, gut proportionierten muskulösen Habitus. Das Idealbild der Abfahrerin ist demgegenüber nicht so leicht zu zeichnen. Auch das beschriebene Bild der Slalomfahrerin kann diesem gerecht werden. Daneben kann man grosse, schlanke ebensogut wie grosse kräftige oder kleine kräftige, wenn nicht dickliche erfolgreiche Abfahrerinnen finden. Bei der untersuchten Gruppe der Abfahrerinnen ist der Konstitutionstyp eher gross und kräftig, bei den Fahrerinnen der technischen Disziplinen eher klein und kräftig. Wenn man sich heute die Abfahrerinnen der FIS-Gruppe I vor Augen führt, wird klar, dass die Vielfalt der Konstitutionstypen dieser weltbesten Fahrerinnen gross ist.

Andere Aussagen können beim Vergleich der alpinen mit den nordischen Skifahrerinnen gemacht werden. Während hier Grösse und Gewicht fast übereinstimmen, sind inspiratorischer und exspiratorischer Thoraxumfang deutlich verschieden. Die Thoraxbeweglichkeit ist mit einer Thoraxumfangzunahme von 7 cm gegenüber 4 cm bei den Alpinen deutlich grösser. Auch im Oberschenkelumfang sind zwischen alpinen und nordischen Läuferinnen mit durchschnittlich 2,8 cm klare Unterschiede feststellbar.

Mit den vorliegenden Ergebnissen ist es nicht möglich, einen spezifischen Langläuferinnen-Konstitutionstyp zu eruieren. Die beschriebenen Differenzen sind vor allem funktioneller Natur und beruhen weniger auf dem Körperbau. Den «Retortentyp» der Langläuferinnen stellt eine kräftige, schlanke, harmonisch proportionierte Athletin mit grossem Thoraxvolumen dar. In Wirklichkeit sind die Langläuferinnen teils gross und kräftig, gross und schlank, teils klein und kräftig, teils grazil, insgesamt eher leichtfüssig und drahtig wirkende Sportlerinnen.

Im Rumpfbeugetest als Mass für die Wirbelsäulenbeweglichkeit schneiden erstaunlicherweise die Abfahrerinnen am besten ab. Das durchschnittlich schlechtere Resultat der nordischen Läuferinnen korreliert mit den anamnestischen Angaben über Rückenbeschwerden. Absolut betrachtet sind die erreichten Werte bei den nordischen und alpinen Läuferinnen im Vergleich mit der Normalbevölkerung recht hoch.

Der Ruffier-Index drückt in einer Wertskala den Konstitutionstypus aus. Er berechnet sich aus der Differenz des inspiratorischen Thoraxumfanges und exspiratorischen Abdomenumfanges minus der Differenz der Körpergrösse über 100 cm und dem Gewicht in kg. Kleine Werte (1–5) weisen dabei auf einen ausgesprochen leichten Körperbau hin, hohe Werte (15–20) auf eine ausgesprochen athletische Konstitution.

Die Indices der alpinen und nordischen Wettkämpferinnen bewegen sich durchwegs im oberen Skalenbereich und verdeutlichen den überwiegend athletischen Körperbau dieser Skirennfahrerinnen.

Tabelle 88: Sportmedizinisches Profil des Skirennsportlers, Anthropometrie, Damen (n = 27).

Mittelwerte m̄	A (n=9)	RS/SL (n=8)	A/RS/SL zusammen (n=17)	LL (n=10)
Grösse	168,9	163,2	166,1	165,4
Gewicht	63,5	58,7	61,1	60,2
Reichhöhe (max. gestreckt)	215,3	205,1	210,2	208,5
Höhe crista ilica ant.	104,2	100,4	102,3	100,8
Umfang Thorax insp.	91,9	91,4	91,7	93,8
Umfang Thorax exsp.	88,1	87,5	87,8	86,9
Umfang Abdomen	71,6	69,6	70,6	68,4
Umfang max. Oberarm re.	25,6	25,6	25,6	25,0
Umfang max. Oberarm li.	25,3	25,7	25,5	24,8
Umfang max. Unterarm re.	23,3	24,0	23,7	24,1
Umfang max. Unterarm li.	23,7	23,4	23,6	23,4
Umfang min. Unterarm re.	16,0	15,3	15,7	15,7
Umfang min. Unterarm li.	15,9	14,9	15,4	15,4
Umfang Hand re.	19,7	19,3	19,5	19,2
Umfang Hand li.	19,1	18,9	19,0	18,6
Umfang Oberschenkel re.	52,2	54,6	53,3	52,6
Umfang Oberschenkel li.	54,9	54,4	54,7	51,9
max. Umfang Unterschenkel re.	35,8	34,9	35,4	35,5
max. Umfang Unterschenkel li.	35,9	33,9	34,9	35,2
min. Umfang Unterschenkel re.	22,5	21,6	22,1	21,9
min. Umfang Unterschenkel li.	22,4	21,7	22,1	21,8
Schulterbreite	41,2	39,5	40,4	37,1
Beckenbreite	28,9	28,7	28,8	28,1
Hautfalte Oberarm	3,7	8,7	5,7	7,4
Hautfalte Oberschenkel	15,6	17,4	16,5	17,4
Ruffier-Index	15,4	17,3	16,4	16,0

21. Sportspezifische Leistungstests (Damen)

Bei Liegestützen (push ups) als semiobjektivem Leistungstest wurde ein erheblicher Unterschied zwischen den alpinen und nordischen Sportlerinnen festgestellt. Während die alpinen durchschnittlich 45 Liegestütze durchdrücken konnten, waren es bei den nordischen im Durchschnitt 24.

Bei den Abfahrerinnen war die Höchstzahl korrekt ausgeführter push ups 65 (!), bei den Slalom-/Riesenslalomfahrerinnen 55, bei den Langläuferinnen 30. Die geringste Anzahl Liegestütze betrug entsprechend 29, 40 und 18.

Weniger deutlich fielen die Unterschiede in der Faustschlusskraft aus, wo die Alpinen lediglich mit der rechten Hand im Durchschnitt 4 kg mehr drücken konnten. Der Test wurde mit einem Dynamometer von Stoelting durchgeführt.

Im Rahmen des Konditionstrainings nimmt das Krafttraining für die alpinen Läuferinnen einen bedeutend wichtigeren Platz ein als für die nordischen Sportlerinnen. Diese Tatsache kommt in den obigen Resultaten zum Ausdruck. Erstaunlicherweise übertreffen die alpinen Läuferinnen im Sprungvermögen bei Hoch- und Weitsprungtests aus dem Stand alle anderen wohl deshalb, weil mit dem Abstossmechanismus im Bewegungsablauf der alpinen Disziplinen auch ein Teil der «Sprungmuskulatur» ständig beansprucht wird.

Die durchschnittliche Sprunghöhe aus tiefer Hocke, gemessen an der Reichhöhe des rechten Mittelfingers bei ausgestrecktem Arm, betrug für die Langläuferinnen 33 cm und für die Alpinen 36 cm. Die Mittelwerte für den Weitsprung aus dem Stand lagen bei den ersteren bei 197 cm, für die letzteren bei 200 cm.

Tabelle 89: Sportmedizinisches Profil des Skirennsportlers, Spezifische Leistungstests, Damen (n = 27).

	A	SL/RS	A/SL/RS zusammen	LL
Kraft beim Faustschluss				
rechts (in kg)	34,3	32,1	33,2	29,4
links (in kg)	29,4	30,2	29,9	29,0
Rumpfbeugetest:				
Finger-Boden-Abstand (cm)	+16,8	+14,4	+15,6	+11,3
Hochsprung aus Stand (cm)	36,5	35,1	35,8	32,8
Weitsprung aus Stand (cm)				
Absprung mit beiden Beinen	205,5	195,5	200,5	197,0
Absprung links	170,6	163,1	166,9	167,7
Absprung rechts	171,1	167,2	169,2	169,1
Liegestütze	45,1	44,6	44,9	24

23. Spirometrie, Lorenz-Index (Damen)

Die unter verschiedenen atmosphärischen Bedingungen erhobenen Befunde wurden mittels der Umrechnungsskala der Geigy-Tabellen auf Lungenwerte (wasserdampfgesättigtes Gasvolumen bei Körpertemperatur 37 Grad Celsius) und Normvolumina (0 Grad Celsius, 760 Torr, trocken) umgerechnet. Die Tabelle zeigt, dass die Langläuferinnen die grössten Lungenvolumina aufweisen. Sie erreichen das maximale forcierte Exspirationsvolumen (= Vitalkapazität) nach durchschnittlich 4 Sekunden. Dann folgen die Abfahrerinnen, die ihrerseits die beste Einsekundenkapazität aufweisen. Die Slalomfahrerinnen und Riesenslalomspezialistinnen zeigen die niedrigsten Lungenwerte mit den niedrigsten Einsekundenkapazitäten.

Nach den geringen Unterschieden in den anthropometrischen Messungen zwischen den alpinen und nordischen Läuferinnen ist es eindrücklich zu sehen, wie die Lungenfunktionswerte der Spezifität der Sportdisziplin entsprechen. Im Lorenz-Index (Verhältnis der Vitalkapazität zur Körpergrösse) wird zur Beurteilung der Vitalkapazität dem Einfluss des Körperbaus Rechnung getragen. Für untrainierte Frauen gelten etwa Werte zwischen 16 und 22. Auch unter Berücksichtigung der Körpergrösse stehen die Langläuferinnen mit Abstand an der Spitze (siehe Tabelle). Ein höchster

Tabelle 90: Sportmedizinisches Profil des Skirennsportlers, Spirometrie, Damen (n = 27).

			A	SL/RS	A/SL/RS zusammen	LL
NTP-Faktor*			0,8135	0,8135	0,8135	0,8936
	FEV	0,5″	2178	1844	2011	2799
		0,75″	2613	2452	2533	3087
		1,0″	2894	2680	2787	3433
		2,0″	3257	2958	3108	3794
		3,0″	3283	3108	3196	3896
	VK		3307	3116	3212	3940
	SK		87,5	86,0	86,8	87,1
LW-Faktor*			1,0781	1,0955	1,0868	1,1086
	FEV	0,5″	2929	2786	2858	3378
		0,75″	3514	3296	3405	3828
		1,0″	3892	3602	3828	4258
		2,0″	4379	3989	4184	4380
		3,0″	4416	4010	4213	4817
	VK		4440	4017	4229	4887
Lorenz-Index			26,5	24,6	25,6	28,9
Alter Ø			19,4	18,6	19,0	16,8
Grösse Ø			168,9	163,2	166,1	165,4

* Erklärung siehe Tabelle 94

Vitalkapazitätswert bei Langläuferinnen lag bei 6861 ml, bei Abfahrerinnen bei 5423 ml, bei Slalomfahrerinnen bei 4437 ml; die Körperhöhe betrug entsprechend 177 bzw. 174 bzw. 166 cm. Bei Frauen sind die Lungenvolumina über 10% kleiner als bei Männern von gleichem Alter und gleicher Grösse. Die Vitalkapazität und Totalkapazität liegen bei den Trainierten bis zu 30% höher. Der Normalwert der Einsekundenkapazität für eine gesunde Person des 3. Lebensjahrzehnts liegt über 80%. Es besteht eine Abhängigkeit dieses Wertes von der Körperlänge bzw. Vitalkapazität. Vitalkapazitätswerte von über 5 l lassen in vielen Fällen physiologischerweise den Atemstosswert auf eine Grössenordnung um 75% absinken, bei Personen von einer Vitalkapazität von mehr als 7 l sogar in die Nähe von 70% (*Hollmann* 1972).

24. Ergometrie (Damen)

Die Ergometrietests wurden auf dem Fahrradergometer Typ Monark durchgeführt. Belastet wurde während 5 Minuten konstant mit 200 Watt. Bei den Langläuferinnen musste ein Versuch abgebrochen werden, einer konnte nur mit 150 Watt durchgeführt werden; beide Fälle wurden aus der Mittelwertberechnung ausgeklammert.

Aus der Pulskurve ging hervor, dass die Langläuferinnen durchschnittlich höhere Pulsfrequenzen unter der Belastung aufwiesen, bei der Erholung aber einen deutlich schnelleren Abfall der Frequenzen zeigten. So betrug der höchste durchschnittlich erreichte Puls bei den Nordischen 190 pro Minute, bei den Alpinen 177 pro Minute. Nach der ersten Erholungsminute fiel der Puls bei den Langläuferinnen um 66% des Gesamtabfalls, bei den Alpinen um 44%. Unterschiede zwischen den Abfahrerinnen und Riesenslalom- und Slalomfahrerinnen im Pulsverhalten während der Belastung und in der Erholung waren kaum vorhanden.

Die Unterschiede des Blutdruckverhaltens zwischen sämtlichen untersuchten Gruppen und Subgruppen waren gering. Es fiel auf, dass das Niveau der Druckschwankungsbreite diastolisch-systolisch bei den Langläuferinnen um zirka 15 mmHg nach oben verschoben war, ohne dass unter der Belastungszunahme die Blutdruckamplitude im Verhältnis vor allem mit einer Senkung des diastolischen Druckes vergrössert wurde.

Zusammenfassend kann gesagt werden, dass sich die kardiozirkulatorische Leistungsfähigkeit bei den Langläuferinnen und alpinen Skirennfahrerinnen vorwiegend in einem unterschiedlichen Pulsverhalten dokumentiert. Eine Ökonomisierung durch Vergrösserung des Schlagvolumens bei den Ausdauersportlerinnen konnte nicht aufgezeigt werden. Die erreichte maximale Blutdruckamplitude war bei den alpinen Fahrerinnen sogar mit 116 mmHg gegenüber 114 mmHg ein wenig grösser.

In Anbetracht der Spitzensportbedingungen der schweizerischen Langläuferinnen darf das Resultat insgesamt noch als gut betrachtet werden. Wie oben erwähnt, bestehen in den Trainingsintensitäten zwischen den alpinen und nordischen Skifahrerinnen und ebenso zwischen den Schweizer Langläuferinnen sowie den Läuferinnen erfolgreicher Langlaufnationen grosse Differenzen.

Tabelle 91: Sportmedizinisches Profil des Skirennläufers, Ergometrie, Damen (n = 25).

Mittelwerte		A/SL/RS (n=17) Puls	BD syst./diast.	BD-Amplitude	LL (n=8) Puls	BD syst./diast.	BD-Amplitude
vor Belastung		88,8	112 / 70	42	69,1	128 / 89	39
Belastung	+ 1′	161,4	149 / 66	83	162,8	164 / 80	84
	+ 2′	167,9	168 / 67	101	174,9	179 / 79	100
	+ 3′	172,1	171 / 62	109	181,7	183 / 76	107
	+ 4′	176,5	173 / 63	110	187,0	178 / 78	100
	+ 5′	177,0	173 / 57	116	190,3	181 / 67	114
Erholung	+ 1′	147,0	172 / 67	105	125,9	176 / 76	100
	+ 2′	124,5	157 / 62	95	113,3	162 / 74	89
	+ 3′	117,5	144 / 63	81	103,5	144 / 80	64
	+ 4′	113,3	131 / 69	62	93,4	144 / 80	64
	+ 5′	109,2	122 / 67	55	93,0	128 / 73	55
	+10′	111,1	112 / 74	38	96,0	119 / 89	30

25. Anthropometrie, Rumpfbeugetest, Ruffier-Index (Herren)

In der Schweiz unterscheiden sich die alpinen Skirennsportler von den Skilangläufern im Körperbau deutlich. Der Skirennfahrer ist durchschnittlich um 2½ cm grösser und um 6,6 kg schwerer als der Langläufer. Im internationalen Vergleich sind die Unterschiede der olympischen Skirennfahrer und Langläufer mit 1,8 cm und 5,2 kg ein wenig geringer. In der maximal gestreckten Reichhöhe übertreffen die Alpinen die Nordischen um gute 17,2 Zentimeter. Die Langläufer sind insgesamt zartgliedriger und weniger muskulös. Der maximale Oberarmumfang beträgt bei den Rennfahrern rechts 1,3 Zentimeter mehr als bei den Rennläufern, links sind es sogar 1,8 cm. Bei der Oberschenkelmuskulatur fällt der analoge Vergleich mit rechts

2,8 cm und 3,3 cm ebenso deutlich aus. Völlig aus der Reihe fällt jedoch der Schulter- und Beckenbreitenvergleich. Hier übertreffen die Langläufer die Alpinen mit 0,4 cm bzw. 0,5 cm. Auch die Hautfaltenbestimmung am Oberschenkel ergibt erstaunlicherweise bei den Nordischen höhere Werte als bei den Alpinen. Die Konstitutionstypisierung nach Ruffier fällt dementsprechend deutlich aus. Die Alpinen stellen mit Abstand den athletischeren Konstitutionstyp dar.

Wenn wir die sportspezifischen funktionell-anatomischen Messungen betrachten, dann stimmen die eher geringen Ausmasse der Muskelgruppen der Langläufer mit dem Bild des Ausdauersportlers überein. Überraschen muss hingegen das deutlich kräftigere Subcutangewebe der Oberschenkel der Langläufer. Ebenso stehen die Nordischen – wie auch die Langläuferinnen – in der Thoraxbeweglichkeit (Differenz zwischen maximalem inspiratorischem und exspiratorischem Brustumfang) mit 1 cm hinter den Alpinen, einer Funktion, die an sich bei Ausdauersportlern stark gefördert wird. Zur Relativierung dieser Grösse als Spezifität des Ausdauertrainierten müssen neben der Lungenventilation – die Thoraxbeweglichkeit steht in direkter Beziehung zum Atemminutenvolumen – die für Ausdauerleistungen entscheidenden physiologischen Faktoren Diffusion, Herzminutenvolumen, arterio-venöse Differenz, Perfusion bzw. zirkulierendes Blutvolumen, Totalhämoglobingehalt, Ernährungszustand und zelluläre metabolische Kapazität in der Arbeitsmuskulatur herangezogen werden.

Unter dem Eindruck der Begegnung mit den Spitzenlangläufern aus Europa und Skandinavien lässt sich sagen, dass die schweizerischen Langläufer sich im Mittel von den Läufern aus Deutschland, Österreich, Italien und Frankreich in der Konstitution kaum unterscheiden. Auffällig ist jedoch die Differenz zu den Wettkämpfern der Nordländer; unter diesen Läufern finden sich enorm kräftig anmutende Gestalten, teils sehr athletisch wirkende, teils sogar hünenhafte Typen.

Wenn man nun die alpinen Skirennfahrer unter sich differenziert, so kann festgestellt werden, dass die Abfahrer die Fahrer der technischen Disziplinen in sämtlichen Kriterien, die schon für den Vergleich der Alpinen zu den Nordischen herangezogen wurden, übertreffen. Hinsichtlich des Gewichtes sind es fast 10 kg, des Oberschenkelumfanges rechts 2,5 cm und links 2,3 cm. Auch im Knochenbau sind die Abfahrer kräftiger strukturiert als die Slalom-/Riesenslalomspezialisten; die Schulterbreite differiert um 1,7 cm, die Beckenbreite um 1,2 cm.

Wie bei vielen Spitzensportlern geht die athletische und muskulöse Konstitution auf Kosten der allgemeinen Beweglichkeit. Bei der Untersuchung der Wirbelsäulenbeweglichkeit in der Sagittalebene im Sitzen (Rumpfbeugetest) schnitten die Abfahrer von allen geprüften Sportlern am schlechtesten ab. Die relativ eingeschränkte Beweglichkeit liegt aber nicht nur in der geringeren anterior-posterioren Flexibilität der Wirbelsäule begründet, sondern auch in der massiven Spannung der Oberschenkelmuskulatur. Relativ betrachtet stehen jedoch auch im Vergleich mit anderen Spitzensportlern die Abfahrer in diesem Test noch ausgezeichnet da.

Tabelle 92: Sportmedizinisches Profil des Skirennsportlers, international. Anthropometrie, Herren (n = 32).

	A (n=7)	SL/RS (n=9)	A/S/RS (n=16)	LL (n=16)
Grösse	178,4	174,6	176,3	173,8
Gewicht	79,1	69,6	73.4	66,8
Reichhöhe (max. gestreckt)	227,6	222,5	224,7	207,5
Höhe crista ilica ant.	109,0	105,3	106,9	103,3
Umfang Thorax inspirat.	101,0	98,3	99,5	97,2
Umfang Thorax exspirat.	92,6	90,2	91,3	90,0
Umfang Abdomen	81,5	74,8	77,7	76,3
Umfang max. Oberarm re.	30,3	27,5	28,7	27,4
Umfang max. Oberarm li.	29,5	28,0	28,7	26,9
Umfang max. Unterarm re.	28,6	26,9	27,6	26,0
Umfang max. Unterarm li.	28,4	26,8	27,5	25,7
Umfang min. Unterarm re.	18,4	17,1	17,7	16,8
Umfang min. Unterarm li.	18,1	17,2	17,6	16,5
Umfang Hand re.	22,8	22,3	22,5	21,4
Umfang Hand li.	22,8	22,2	22,4	20,9
Umfang Oberschenkel re.	56,3	53,8	54,9	52,1
Umfang Oberschenkel li.	56,5	54,2	55,2	51,9
Umfang max. Unterschenkel re.	37,6	36,1	36,8	35,8
Umfang max. Unterschenkel li.	37,9	36,3	37,0	35,6
Umfang min. Unterschenkel re.	23,6	22,1	22,8	22,1
Umfang min. Unterschenkel li.	23,8	21,9	22,7	20,7
Schulterbreite cm	42,4	40,7	4,4	41,8
Beckenbreite cm	31,6	30,4	30,9	31,4
Hautfalte Oberarm mm	3,01	3,68	3,39	3,3
Hautfalte Oberschenkel mm	6,70	6,96	6,85	7,5
Ruffier-Index	20,3	17,9	18,9	12,7

26. Spezifische Leistungstests (Herren)

Die Reihenfolge der Skisportler mit den grössten maximalen Unterarmumfängen stimmt mit derjenigen der Dynamometriewerte überein. Gemessen wurde die Handdruckkraft, also die Kraft beim Faustschluss. Niedriger als bei Abfahrern sind die Werte der Slalom-/Riesenslalomfahrer, dann mit durchschnittlich 3,3 kg rechts und 3,6 kg links weniger als die Werte bei Alpinen die Werte der Langläufer. Die gleiche Rangsituation finden wir bei den Liegestützen und maximalen Oberarmumfängen vor. Gesamthaft betrachtet fallen hier die Langläufer im lokalen Stehvermögen der geprüften Muskelgruppen vor den Alpinen nicht in dem Mass ab, wie das bei den Frauen festzustellen war. Liegestütze werden bei den Langläufern praktisch nicht trainiert. Die spezifische Kraft für diese Übung holen sich diese Ausdauersportler im allgemeinen Konditionstraining oder sogar in der beruflichen Tätigkeit, z. B. als Grenzwächter oder als Bauer. Als kleine Anekdote wurde von den Abfahrern erzählt, dass sie Perioden gehabt hätten, wo sie in den Liegestützen miteinander wetteiferten; so hatten sie für eine gewisse Zeit jeder für sich im stillen Kämmerlein täglich die Liegestützenzahl gesteigert und somit immerhin 130 erreicht. Im übrigen kann es nicht im Interesse der Langläufer liegen, zuviel Zeit in das isolierte Krafttraining zu investieren, da es für sie viel sinnvoller ist, nur gerade die in ihrer Sportart spezifisch geforderten Arm- und Schultermuskeln zu trainieren. Dazu liefert ihnen das Langlaufen selbst genügend Gelegenheit. Auch für das Trockentraining gibt es für sie geeignetere Übungen als push ups.

Die Komplexität im Bewegungsablauf des Hoch- und Weitsprunges aus dem Stand als semi-objektiven Test lässt eine Wertung der Resultate für die Sprungkraft der Probanden nur unter Vorbehalten zu. Koordinationsfähigkeit und Geschicklichkeit beeinflussen das Ergebnis entscheidend. Die Resultate können demnach nicht als reine Sprungkraft im Sinne der Schnellkraft interpretiert werden. Sie liefern uns aber auch Hinweise auf die Koordinationsfähigkeit und die Geschicklichkeit des Probanden. Die letzteren

Tabelle 93: Sportmedizinisches Profil des Skirennsportlers, Spezifische Sporttests, Herren (Dynamometrie, Sprungkraft, push ups) (n = 32).

Mittelwerte	A (n=7)	SL/RS (n=9)	A/SL/RS zusammen (n=16)	LL (n=16)
Kraft beim Faustschluss rechts (in kg)	62,6	58,6	60,4	57,1
Kraft beim Faustschluss links (in kg)	58,8	51,7	54,8	51,2
Hochsprung aus dem Stand (cm)	51,8	49,1	50,3	59,9
Weitsprung aus Stand (cm) beide Beine	247,3	257,2	252,9	242,0
Weitsprung rechtes Bein	209,6	199,4	203,9	209,4
Weitsprung linkes Bein	214,8	210,7	212,5	203,9
Liegestützen (push ups)	51,3	44,6	47,5	41,4
Rumpfbeugetest (cm)	+13,1	+19,1	+16,5	+16,1

Eigenschaften kommen insbesondere beim Weitsprung aus dem Stand zur Geltung. Es zeigte sich, dass hinsichtlich dieser Punkte die Abfahrer, Slalomfahrer und Langläufer etwa gleich abschneiden. Im Hochsprung aus dem Stand dominierten die Langläufer jedoch eindeutig. Es mag dies ein Hinweis darauf sein, dass die Schnellkraftkomponente bezüglich der Sprungmuskelgruppen im Bewegungsablauf des Langlaufens enthalten ist und die Langläufer damit eigentlich unbewusst die Sprungkraft trainieren. – Insgesamt sind die Werte sowohl der alpinen als auch der nordischen

Tabelle 94: Sportmedizinisches Profil des Skirennsportlers, Spirometrie, Herren (n = 32).

Mittelwerte		A (n = 7)	SL/RS (n = 9)	A/SL/RS zusammen (n = 16)	LL (n = 16)
Durchschnittsalter		24,8	23,8	24,0	24,9
Grösse		178,4	174,6	176,3	173,8
FEV (NTP Normalvolumina)	0,5″	2908	2782	2837	2820
	0,75″	3351	3348	3349	3358
	1,0″	3598	3672	3640	3610
	2,0″	3976	4179	4090	4065
	3,0″	4086	4307	4210	4200
Vitalkapazität (NTP)		4189	4340	4274	4285
FEV (LW Lungenwerte)	0,5″	4213	4030	4110	4065
	0,75″	4855	4851	4853	4839
	1,0″	5213	5320	5273	5202
	2,0″	5761	6054	5926	5858
	3,0″	5919	6239	6099	6053
Vitalkapazität (LW)		6069	6288	6192	6176
1-Sekunden-Kapazität		85,9	84,6	85,2	84,2
Lorenz-Index		34,0	36,0	35,1	35,9

LW = BTPS (37 ° Körpertemperatur, Umgebungsdruck, wasserdampfgesättigt)
NTP = Normalbedingungen (0 °C, 760 Torr, trocken) = STPD

Maximal- und Minimalwerte der Vitalkapazität (VK)

Maximale VK (LW)	6720	6720	7741
bei Körpergrösse ~ Lorenz-Index	181 ~ 37,1	178 ~ 37,8	181 ~ 42,8
Minimale VK (LW)	5378	5554	5476
bei Körpergrösse ~ Lorenz-Index	174 ~ 31,0	175 ~ 31,7	164 ~ 33,4

Skirennläufer im Hoch- und Weitsprungvermögen aus dem Stand überdurchschnittlich gut. Sie übertreffen die Resultate der Tennisspieler und Radfahrer bei weitem.

27. Spirometrie, Lorenz-Index (Herren)

Wider Erwarten weisen nicht die Langläufer im Mittel die grösste Lungenluftmenge auf, sondern die Alpinen. Wird jedoch die Vitalkapazität in Relation zur Körpergrösse gesetzt, so schneiden die Langläufer minimal besser ab. Wenn wir uns hier die erhobenen Daten in der Thoraxbeweglichkeit in Erinnerung rufen, dann haben wir schon dort gesehen, dass die Langläufer die kleinere Beweglichkeit aufwiesen. Die Relativierung dieser Grösse als Parameter von Dauerleistungssportlern, wie sie beschrieben wurde, gilt auch für die Vitalkapazität. Zwischen den Abfahrern und Fahrern der technischen Disziplinen besteht in der Vitalkapazität ein deutlicher Unterschied, der aber im Lorenz-Index kaum einen Punkt ausmacht. Im Tiffeneau-Test (Einsekundenkapazität) schneiden hingegen die Abfahrer am besten ab. Anhand dieser Lungenfunktionsprobe kann keine Aussage über die Sportspezifität gemacht werden. Pathologische Kurvenverläufe wurden bei keinem der Probanden aufgezeichnet.

Als Maximalwerte der Vitalkapazität sind bei den Abfahrern und bei den Riesenslalom-/Slalomfahrern 6720 ml (LW) gefunden worden, bei den Langläufern eine Vitalkapazität von 7741 ml (LW). Dies entspricht als Lorenz-Index einem Wert von 42,8, der sogar den maximalen Wert von Radrennfahrern der Schweiz übertrifft. Es sei nochmals klar festgestellt, dass diese Grössen – Vitalkapazität und Lorenz-Index – uns eine Information über anatomische und physiologisch-funktionelle und vor allem pathophysiologische Lungencharakteristika liefern. Es können mit diesen Daten nicht unbedingt Aussagen über die Lungen- und Kreislaufkapazität im Sinne der Ausdauerleistungsfähigkeit gemacht werden.

28. Ergometrie Herren

Die Tests wurden einheitlich mit einer Belastung von 250 Watt ohne Aufwärmephase mit einer Belastungsphase von 5 Minuten und einer Erholungsphase von 5 bzw. 10 Minuten durchgeführt. Die Untersuchung bei den Alpinen fand in Sta. Maria im Münstertal (Graubünden) auf 1388 m ü. M. statt, bei den Langläufern in Davos auf 1560 m ü. M. in den entsprechenden Trainingslagern.

Die Pulskurven spiegeln eindrücklich das Herz-Kreislauf-Verhalten der verschiedenen Skirennsportler wider. Die Langläufer benötigen für dieselbe Leistung eine durchschnittlich um 10 Herzschläge tiefere Pulsfrequenz. Der Anstieg des Pulses erfolgt langsamer und kontinuierlicher, der Abfall bei Erholungsbeginn sehr schnell und ebenfalls kontinuierlich. Alle Langläufer erreichen im Mittel nach 10 Minuten Erholung wieder den Ausgangswert der Pulsfrequenz. Als Ausdruck einer ökonomischen Herz-Kreislaufarbeit darf der Amplitudenverlauf des Blutdrucks unter Belastung bei den Langläufern angesehen werden. Sie erreichen mit Abstand die höchsten Maximalwerte. Niedrige Pulszahl und hohe Schlagvolumenreserve bei gleicher Belastung drücken klar die Leistungsreserve dieser Ausdauerhochleistungssportler aus. Trotz der grossen Blutdruckamplitude am Ende der Belastungsphase erreichen die Langläufer nicht die hohen systolischen Blutdruckwerte der Abfahrer. Sie vergrössern ihre Druckamplitude vornehmlich mit einer Senkung des diastolischen Druckes. Der Blutdruckverlauf in Prozenten des Gesamtabfalls in der Erholung zeigt eine ausgewogene und regelmässige Annäherung an die Ursprungswerte vor der Belastung.

Tabelle 95: Sportmedizinisches Profil des Skirennsportlers, Ergometrie, Herren (n = 32).

	A/SL/RS n = 16			LL n = 16		
Mittelwerte	Puls	BD syst./diast.	BD-Amplitude	Puls	BD syst./diast.	BD-Amplitude
Vor Belastung	74,2	125/90	35	69,5	123/82	41
Belastung + 1′	155,9	185/84	101	148,8	178/76	102
(250 Watt) + 2′	164,7	188/83	105	149,4	186/78	108
+ 3′	165,6	197/86	111	156,6	197/78	119
+ 4′	169,7	198/86	112	159,0	200/82	118
+ 5′	168,1	199/82	117	160,6	198/79	120
Maximalwerte	169,7	199/82	117	160,6	200/80	120
Erholung + 1′	109,8	171/80	91	95,8	173/76	97
+ 2′	95,5	152/82	70	85,1	154/81	73
+ 3′	96,1	143/84	59	82,2	141/84	57
+ 4′	94,2	135/85	50	78,0	132/89	43
+ 5′	92,8	131/85	46	75,0	125/90	35
+10′	88,2	122/87	35	70,0	120/85	35
Gesamtanstieg unter Belastung	95,5	74 mmHg	82	91,1	77 mmHg	89
Gesamtabfall in Erholung	74,9	77 mmHg	82	90,6	78 mmHg	95

Auch die Abfahrer zeigten ein eindrückliches Puls- und Blutdruckamplitudenprofil. Die maximal erreichten Frequenzen übersteigen diejenigen der Langläufer zwar deutlich, aber die Regression in der Erholung erfolgt in der ersten Minute fast ebenso schnell wie bei den Langläufern. Dass es während der Arbeit zu einer belastenden Anhäufung von Stoffwechselprodukten gekommen ist, zeigt das Einpendeln der Frequenz nach 10 Minuten Erholung mit zirka 15 Schlägen pro Minute mehr als vor der Belastung. Die Abfahrer erreichen zusammen mit den SL-/RS-fahrern die höchsten absoluten Pulsfrequenzen während der Belastung mit einem relativ grossen Schlagvolumen.

Die grössten Pulsfrequenzen in der Arbeit und Erholung mit den kleinsten Schlagvolumina waren bei den Slalom- und Riesenslalomspezialisten zu beobachten. Ihre Herz-Kreislaufkapazität scheint damit innerhalb der Skirennsportler am stärksten gefordert. Sie wurden mit diesem Test am nächsten an ihre Leistungsgrenze getrieben.

Insgesamt kann festgehalten werden, dass der Test eindrücklich das Ausdauerleistungsvermögen der Langläufer aufzeigt, das erstaunlich gute allgemeine Dauerleistungsvermögen der Abfahrer und die befriedigende Herz-Kreislauf-Situation der Slalom- und Riesenslalomspezialisten.

Als Beispiel der enormen Anforderungen an die Herzen der Langläufer soll folgende Begebenheit gelten: Ein Proband trat abends um 16.00 Uhr zum Test an, nachdem er sowohl am Morgen einen Trainingslauf über 15 km als auch nachmittags einen Trainingslauf über 30 km absolviert hatte. Unmittelbar nach diesem Lauf unterzog sich der Sportler dem Ergometer-Test. Es handelte sich um einen 168 cm grossen, 70 kg schweren 24jährigen Spitzensportler. Sein Puls vor der Belastung betrug 56, während der Belastung im Maximum 168. Nach der ersten Minute Erholung wies er noch eine Frequenz von 90 auf, nach 4 Minuten noch 36 Schläge pro Minute, die erst wieder nach einer Stunde mit einer Pulsfrequenz von 56 verschwand. Dass das Sportlerherz mit EKG-Veränderungen einhergeht, ist hinlänglich bekannt. Rhythmusstörungen treten bei diesen Herzen insbesondere in der Vagotoniephase häufiger auf als beim Durchschnittssportler. Pathophysiologisch ist diese Tatsache mit der Hypertrophie des Herzens von Spitzendauerleistungssportlern erklärbar. Dass auch der Kreislauf eine wesentlich grössere Labilität als bei Normalpersonen aufweist, wurde von *Stegemann* und *Busert* (1972) in Versuchsreihen in Schwerelosigkeitsimulation mit anschliessendem Kipptischtest bewiesen. Diese Beispiele weisen darauf hin, dass es trainingsbedingte Herz-Kreislauf-Veränderungen gibt, die bei diesen ausdauertrainierten Sportlern unbedingt ernstzunehmen sind.

29. Hämoglobinbestimmung, Urinstatus

Die Hämoglobinwerte befinden sich sowohl bei den weiblichen wie bei den männlichen Skirennsportlern im oberen Normbereich. Die hohen Werte sind u. a. auf die Höhenlage der Gebiete zurückzuführen, in denen sowohl die alpinen als auch die nordischen Skiläufer ihre Trainingslager und Wettkämpfe durchführen. Der Unterschied von fast 1 g% zwischen Langläufern und Alpinen kann vielleicht mit dem «Prinzip des kardiovaskulären Schongangs» erklärt werden, wonach eine übermässige Zellzahl eine unnütze Belastung für den Kreislauf darstelle. Die hohen Erythrozytenzahlen widersprechen einem hochtrainierten Ausdauerzustand, bei dem alle Funktionen ökonomisiert sind und bei dem eine hohe Erythrozytenzahl nur eine Belastung bedeutet (*Israel* 1972). Die Hämoglobinwerte lagen bei den Damen im Mittel bei 14,9 g% (Alpine) und bei 13,7 g% (Nordische). Die Mittelwerte bei den Männern lagen bei 15,7 g% (Alpine), bei 16,1 g% (Slalom/Riesenslalom), bei 15,1 g% (Langläufer).

Im Urin fanden sich bei den Herren relativ häufig Spuren von Eiweiss. Bei einem Probanden (Slalom-, Riesenslalomfahrer) wurde eine Eiweisskonzentration des Harns von über 30 mg% festgestellt. Insgesamt dürfen diese Eiweissbefunde jedoch einer Stressproteinurie zugeordnet werden. Glucosurien liessen sich keine nachweisen, ebenfalls keine Blutspuren im Urin. Das pH bewegte sich durchwegs im Normbereich. Bei den Damen wurden seltener Spuren von Eiweiss im Harn eruiert; die Befunde auf Eiweiss, Zucker, Erythrozyten, pH mit der Hema-Combistix-Methode zeigten sonst keinerlei pathologische Abweichungen.

30. Diskussion

Weder die Skirennfahrer noch die Skilangläufer stellen in Körperbau und Körperbildung eine homogene Gruppe dar. Bei der untersuchten Gruppe der Abfahrerinnen ist der Konstitutionstyp eher gross und kräftig, bei der Gruppe der Slalom- und Riesenslalomfahrerinnen eher klein und untersetzt. Es lässt sich weder bei den Abfahrerinnen noch bei den Slalom- und Riesenslalomfahrerinnen jedoch ein einheitlicher Konstitutionstyp beschreiben, obwohl zwischen beiden untersuchten Gruppen klare konstitutionelle Differenzen vorhanden sind. Ebenso klar unterscheiden sich diesbezüglich die alpinen von den nordischen Skirennsportlern. Die Langläufer sind insgesamt zartgliedriger, leichter und weniger muskulös als die alpinen Fahrer. Die alpinen Skirennsportler stellen in der Konstitutionstypisierung nach Ruffier mit Abstand den athletischeren Konstitutionstyp dar. Sowohl bei den Frauen als auch bei den Herren treten im Vergleich der alpinen und nordischen Gruppe bei den sportspezifischer beanspruchten Körperregionen anthropometrische Unterschiede hervor. Dies gilt insbesondere für den Vergleich der Oberschenkelumfänge sowie der Thoraxumfänge. Vor allem bei den Langläufern sind die Differenzen im Körperbau international betrachtet enorm. Ein spezifischer Langlauf-Konstitutionstyp männlicher oder weiblicher Art liess sich anhand der Untersuchungen nicht eruieren. Eine Zuordnung gemäss den anthropometrischen Messungen zu der Gruppe der alpinen oder nordischen Sportler kann höchstens grob aspektmässig gewagt werden.

Ein Vergleich der Lungenfunktionen hinsichtlich Kriterien der Ausdauerleistung ist nach den hier vorgenommenen Prüfungen (Vitalkapazität, Einsekundenkapazität) nicht möglich. In den Lorenz-Indices treten nach unseren Resultaten nur bei den Frauen deutliche Unterschiede zwischen den nordischen und alpinen Gruppen auf. Die Langläuferinnen weisen hier überwiegend höhere Werte auf als die Vertreterinnen der alpinen Disziplinen.

Die ergometrischen Untersuchungen ergaben deutliche Unterschiede zwischen den nordischen und alpinen Skirennsportlern. Insbesondere bei den Männern konnte bei den Langläufern ein typisches Kreislaufverhalten bei Ausdauerleistungssportlern mit grossen Blutdruckamplituden, mit relativ niedrigen maximalen Pulszahlen im steady state und mit schneller und vollständiger Regression in der Erholung aufgezeigt werden. Bei den Damen zeigte sich lediglich ein Unterschied im absoluten Pulsverhalten, indem die Langläuferinnen durchwegs die höheren Maximalwerte, aber auch einen schnelleren Pulsabfall in der Erholung aufwiesen. Die Slalom-/Riesenslalomfahrer und -fahrerinnen wurden durch die vorgegebenen Belastungen am meisten gefordert.

Der Vergleich der Alpinen mit den Nordischen in einigen unspezifischen Teilaspekten der allgemeinen Kondition fiel vor allem bei den Liegestütz-Testen deutlich aus. So übertreffen die alpinen Damen und Herren diesbezüglich die Langläufer und Langläuferinnen klar. Im Sprungvermögen lassen sich nur die alpinen Herren von den nordischen Sportlern klar abgrenzen, hier zugunsten eines besseren Hochsprungvermögens der Langläufer.

Nach den hier vorgenommenen sportmedizinischen Untersuchungen kann gesagt werden, dass in den anthropo-, ergo- und spirometrischen Parametern bei den nordischen und alpinen Skirennsportlern keine Homogenität besteht. Eine empirische Sportler-Typisierung kann aus diesen sportmedizinischen Daten nicht unbedingt vorgenommen werden. Es hat sich wohl gezeigt, dass einzelne sportspezifische anatomische und funktionelle Eigenarten in den verschiedenen Disziplinen vorhanden sind (z. B. in den Ergometriewerten). Die Differenzen in der Gesamtheit der sportmedizinischen Eigenschaften selbst unter den weltbesten Sportlern sind jedoch demgegenüber noch sehr gross und wegen der Komplexität letztlich nur sehr schwierig zu beurteilen.

31. Zusammenfassung

Anhand eines Fragebogens wurden 41 Skisportler der ausländischen alpinen und nordischen Elite sowie weitere 60 schweizerische Nationalmannschaftsangehörige auf ihre Lebens- und Trainingsgewohnheiten hin untersucht. Es handelte sich um 31 weibliche und 80 männliche Probanden. Die Langläuferinnen und die alpinen Rennfahrerinnen hatten zwischen 8 und 15 Jahren, die Herren zwischen 13 und 16 Jahren mit der Wettkampftätigkeit begonnen. Die Trainingsintensität betrug sowohl bei den alpinen als auch bei den nordischen Skirennsportlern durchschnittlich 15–20 Stunden pro Woche bei einer Tagesleistung von 3–4 Stunden. Bei den Langläufern gaben 7% irgendwelche chronische Gesundheitsbeschwerden an, bei den Langläuferinnen jedoch 20%. Bei den Skispringern klagten 13% über chronische Störungen, bei den Riesenslalom- und Slalomfahrerinnen 14%. In der Unfallanamnese waren bei den alpinen Skirennfahrern 94% aller durchgemachten Unfälle überhaupt Sportunfälle, bei den Langläufern 68%, bei den Skispringern 54%. Bei den alpinen Fahrerinnen waren Frakturen nicht derart häufig wie bei den alpinen Fahrern; gleich häufig wurden jedoch Distorsionen, Bandläsionen und -rupturen genannt.

In einem zweiten Teil wurden die Angehörigen des Nationalkaders der Schweiz und von Liechtenstein untersucht, meist Olympiateilneher. Es handelte sich um 27 Damen und 32 Herren. Die mittlere Vitalkapazität (Lungenwerte) bei Langläuferinnen lag bei 4887 ml, bei Abfahrerinnen bei 4440 ml, bei Slalomfahrerinnen bei 4017 ml; die mittlere Körperhöhe betrug entsprechend 165,4 bzw. 168,9 bzw. 163,2 cm. Als Mittelwerte bei Langläufern ergaben sich 6176 ml, bei den alpinen Männern 6069 und bei den Slalomfahrern 6288 ml; die mittlere Körperhöhe betrug entsprechend 173,8 bzw. 178,4 bzw. 174,6 cm. Der Ergometertest wurde bei den Männern mit 250 Watt bzw. bei den Damen mit 200 Watt vorgegebener Belastung über 5 Minuten durchgeführt, anschliessend wurden über 10 Minuten Erholungszeit Puls- und Blutdruckwerte gemessen. Die höchsten Pulsfrequenzen mit den kleinsten Schlagvolumina in Arbeit und Erholung waren bei den Slalom- und Riesenslalomfahrern zu beobachten. Langläufer benötigten eine um 10 Herzschläge tiefere Frequenz für die gleiche Leistung. Auch die anthropometrischen sowie dynamometrischen Messzahlen und sportspezifischen Leistungstests ergaben aufschlussreiche Unterschiede innerhalb der einzelnen Disziplinen.

Skiunfälle bei Kindern

1. Einleitung und Ziel der Arbeit

Aus den achtziger Jahren des vorigen Jahrhunderts berichtet der später als Schneeforscher und Förderer des Skisports bekannt gewordene Prof. W. Paulcke, dem sein Vater ein Paar Telemark-Ski nach Davos kommen liess: «Grosse Begeisterung erweckten die neuen norwegischen Geräte bei meinen Mitschülern. Die Modelle wurden zu einem Davoser Wagner gebracht, der nach ihnen für einige meiner Schulkameraden die Ski herstellte.» Wie sich die Situation heute bei Schulkindern darstellt, darüber soll in diesem Kapitel berichtet werden. Ziele dieser Arbeit sollen sein, eine epidemiologische Bestandesaufnahme von Skiunfällen in einem geschlossenen Einzugsbereich (Arosa) von Kindern vorzunehmen sowie Forderungen bezüglich einer Prävention dieser Skiunfälle abzuleiten.

2. Material und Statistik

Es stand folgendes Material zur Verfügung:

1. Statistikkarten (Lochkarten) aus den beiden Aroser Praxen (Dr. Röthlisberger, Dr. Herwig). Unser aufrichtiger Dank gilt diesen beiden Kollegen für die Überlassung des Materials.
2. Unterlagen der AG Aroser Verkehrsbetriebe.
3. Daten des Lichtklimatischen Observatoriums Arosa.

Mit Hilfe dieser Lochkarten konnten die Skiunfälle auf gleiche Art in beiden Praxen von 1969 bis 1978 erfasst werden. Von der AG Aroser Verkehrsbetriebe lagen die Frequenzzahlen aller Bahnen und Skilifte der Winter 1968/69 bis 1977/78 und deren Höhendifferenzen vor, ebenso die Unfallstatistiken des Pisten- und Rettungsdienstes der Winter 1968/69 bis 1977/78, die Geschäftsberichte von 1968 bis 1977, eine Liste der verkauften Billette und Abonnemente sowie eine Liste der zwischen 1968 und 1978 mit dem Helikopter abtransportierten Skiverunfallten. Das Lichtklimatische Observatorium Arosa stellte uns für die Winter 1968/69 bis 1977/78 die Zahlen über die mittlere Schneehöhe sowie die Neuschneemenge vom Einschneien bis zum Ausapern zur Verfügung.

3. Internationale Situation

Im Untersuchungsgut von *Ahrer* (1962) handelte es sich bei den Skiunfällen in 13% um Kinder und in 87% um Erwachsene. Von den Kindern waren 3% bis 5 Jahre, 25% 6–10 Jahre und 72% 11–15 Jahre alt. Eine Untersuchung von *Lugger et al.* (1972) über 2418 Skiverletzungen bei Kindern ergab eine Beteiligung von 65% Knaben und 35% Mädchen. Eine Untersuchung der Skiunfälle in La Molina von *Figueras* (1974) zeigt auf, dass von 1963/64 bis 1971/72 der Anteil der Kinder an den verunfallten Skifahrern von 24% auf 48% zugenommen hat. Untersuchungen im Spital Davos von *Matter* und *Ziegler* (1976) von 1973/74 bis 1976/77 ergaben hingegen einen konstanten Anteil von Kindern mit Skiunfällen, nämlich 19–22% Kinder und 78–81% Erwachsene. Eine von *Biener* (1973) an 499 Gewerbeschülern erhobene Vergleichsstatistik ergab, dass 28% der Lehrlinge und 30% der Lehrtöchter in ihrer Unfallanamnese eine Fraktur aufwiesen, die in der Hälfte der Fälle bei den Knaben, in einem Drittel bei den Mädchen auf Unfälle beim Skifahren zurückzuführen waren. *Johansen* (1955) hatte im Skischulsport in Norwegen eine Unfallhäufigkeit von 1,47% bei Knaben und 0,76% bei Mädchen beobachtet. *Diethelm* (1973) behandelte im Winter 1972/73 in Altdorf insgesamt 62 Frakturen bei Kindern, 45 bei Knaben und 17 bei Mädchen. Nach *Lugger et al.* (1974) sind 69% der kindlichen Skiverletzungen Frakturen, die sich zu 85% auf die untere Extremität beziehen. *Lange et al.* (1976) untersuchten die Belastungsfähigkeit der Tibia von Kindern und fanden, dass die Knochen von Kindern nicht die gleiche Bruchfestigkeit besitzen wie die von Erwachsenen. Sowohl Bruchgrenze als auch Elastizitätsschwelle steigen bis zum 20. Lebensjahr stark an, erreichen dann ein gleichbleibendes Niveau, um etwa um das 60. Lebensjahr wieder zu sinken. *Campell* (1963) hatte erstmals 1936 auf die damals noch sehr seltenen Rotationsfrakturen am Unterschenkel bei jugendlichen Individuen hingewiesen. Er konnte bereits damals 14 Fälle von Rotationsspaltungen des Tibiaschaftes allein oder in Kombination mit der Fibula vorweisen. Ebenso weist eine Arbeit von *Lugger et al.* (1974) die Verteilung der Unterschenkelfrakturen bei Kindern aus, zusätzlich in Beziehung zum Alter; es zeigte sich vor allem, dass die isolierte Tibiafraktur mit einer Frequenzspitze zwischen dem 6. und 11. Lebensjahr weiterhin die vorrangige typische Bruchform des Unterschenkels beim Kind blieb. Wie die Situation gegenwärtig bei Kindern auch infolge immer mehr verbesserter Sicherheitsbindungen aussieht, sollen die nachfolgenden Ergebnisse zeigen.

4. Ergebnisse

Wie verhält sich nun in unserem Beobachtungsbereich in Arosa der Anteil der durch Skifahren verunfallten Kinder am Gesamtkollektiv der Skiunfallpatienten? Tabelle 96 gibt Auskunft.

Tabelle 96: Kinderskiunfälle, Arosa/Schweiz 1968–1978.
Verhältnis Erwachsene/Kinder (Skiunfallpatienten).

	68/69		69/70		70/71		71/72		72/73	
Erwachsene	883	80%	846	78%	868	79%	900	80%	980	79%
Kinder	223	20%	233	22%	237	21%	230	20%	258	21%
Total	1106	100%	1079	100%	1105	100%	1130	100%	1238	100%

	73/74		74/75 *		75/76 *		76/77		77/78 *	
Erwachsene	955	78%	460	77%	429	81%	693	80%	385	78%
Kinder	273	22%	138	23%	98	19%	172	20%	110	22%
Total	1228	100%	598	100%	527	100%	865	100%	495	100%

* nur Praxis Dr. Röthlisberger

5. Verteilung nach Alter und Geschlecht

Wie aus der folgenden graphischen Darstellung hervorgeht, zeigt sich mit zunehmendem Alter auch eine zunehmende Zahl von Skiunfallkindern.

Abbildung 23: Kinderskiunfälle (n = 1887). Arosa/Schweiz 1968–1978. Altersverteilung.

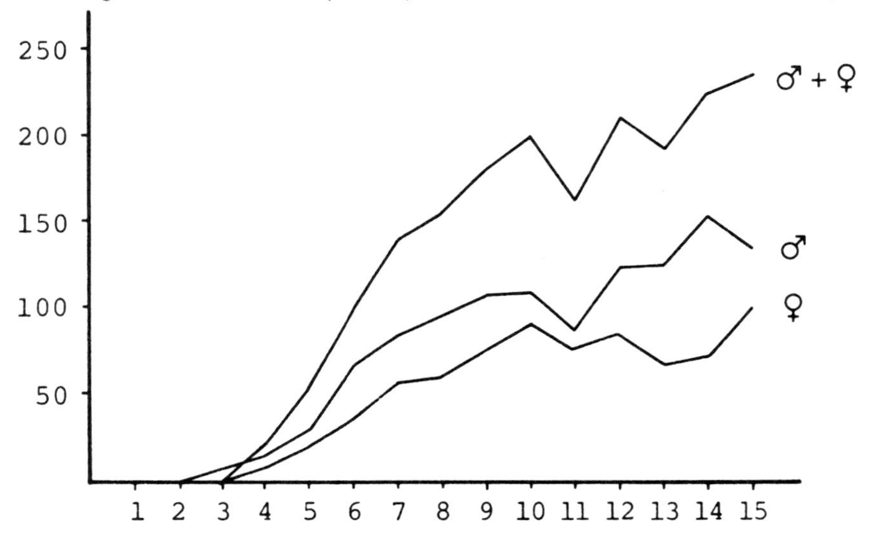

Gliedert man die kindlichen Skiverletzungen hingegen in die Altersgruppen 0 bis 5 Jahre, 6 bis 10 Jahre und 11 bis 15 Jahre und berücksichtigt zudem die Verteilung nach dem Geschlecht, so zeigt sich einerseits, dass sich schon in der Altersgruppe von 6 bis 10 Jahren im Vergleich zu der von 11 bis 15 Jahren relativ viele Skiunfälle ereignen, andererseits, dass zwischen Knaben und Mädchen in der Verteilung nach Altersgruppen nur geringfügige Unterschiede bestehen.

Tabelle 97: Kinderskiunfälle, Verteilung nach Alter und Geschlecht, Arosa/Schweiz 1968–1978.

Jahre	Knaben		Mädchen		Total	
0–5	49	4%	30	4%	79	4%
6 bis 10	462	41%	320	43%	782	42%
11 bis 15	624	55%	402	53%	1026	54%
Total	1135	100%	752	100%	1887	100%

In jedem Alter verunfallen mehr Knaben als Mädchen (Abb. 24). Es ist jedoch auch anzunehmen, dass mehr Knaben skifahren.

Abbildung 24: Kinderskiunfälle (n = 1887). Arosa/Schweiz 1968–1978. Verteilung Knaben–Mädchen.

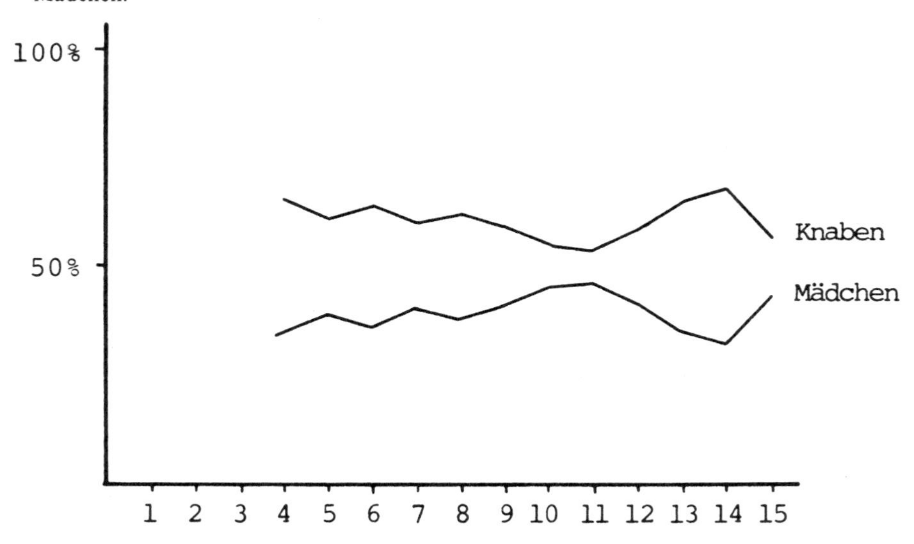

6. Verletzungsart

Die folgende Tabelle zeigt auf, dass Kinder ein von den Erwachsenen wie auch von den Jugendlichen deutlich verschiedenes Verletzungsartmuster aufweisen. Bei den Kindern stehen die Frakturen mit Abstand im Vordergrund, hingegen bei Jugendlichen und Erwachsenen die Distorsionen. Wunden und Gehirnerschütterungen scheinen eine Domäne der Jugendlichen, Luxationen eine der Erwachsenen zu sein. Das Total der Verletzungen unterscheidet sich von der Zahl der Patienten in Tabelle 97 insofern, als die Polytraumatisierten mehrmals, in der Regel zweimal, mitgezählt werden.

Tabelle 98: Kinderskiunfälle. Arosa/Schweiz 1968–1978. Verletzungsart, vergleichend. Mit Mehrfachverletzungen.

	Kinder		Jugendliche		Erwachsene	
Frakturen	936	48%	195	17%	1303	20%
Distorsionen	694	35%	486	43%	2412	37%
Kontusionen	164	8%	211	18%	1548	24%
Wunden	130	7%	178	16%	552	8%
Commotio cerebri	23	1%	28	2%	113	2%
Muskelzerrung/Sehnenrisse	8		26	2%	306	5%
Stumpfes Bauchtrauma	4	1%	2		9	
Luxationen	4		18	2%	210	4%
Sonstige	1		1		5	
Total	1964	100%	1145	100%	6458	100%

Macht man eine Aufstellung getrennt nach Knaben und Mädchen, so er-

Tabelle 99: Kinderskiunfälle. Arosa/Schweiz 1968–1978. Verletzungsart, nach Geschlecht. Mit Mehrfachverletzungen.

	Knaben		Mädchen	
Frakturen	609	52 %	327	41 %
Distorsionen	362	31 %	332	42 %
Kontusionen	88	7,3%	76	10 %
Wunden	89	7,4%	41	5 %
Commotio cerebri	16	1,4%	7	1 %
Muskelzerrung/Sehnenrisse	6	0,5%	2	0,3%
Luxationen	2	0,2%	2	0,3%
Stumpfes Bauchtrauma	1	0,1%	3	0,4%
Sonstige	1	0,1%	–	
Total	1174	100%	790	100%

gibt sich ein etwas anderes Bild. Bei den Knaben stehen wiederum die Frakturen mit Abstand im Vordergrund, bei den Mädchen hingegen sind die Distorsionen bereits gleich häufig wie die Frakturen (Tabelle 99).

7. Häufigste Diagnosen

Bei den Kindern stehen die solitären Tibiafrakturen im Vordergrund, gefolgt von den Kniedistorsionen; erst an dritter Stelle stehen die klassischen Unterschenkelfrakturen. Auf den nächsten Plätzen folgen Fussdistorsionen, Kopfwunden, Malleolarfrakturen, Knie- und Unterschenkel-Kontusionen. Den Abschluss der zehn häufigsten Verletzungen bilden Verletzungen der oberen Extremität, nämlich Skidaumen, Unterarm- und Handfrakturen.

Tabelle 100: Kinderskiunfälle. Arosa/Schweiz 1968–1978.
Häufigste Diagnosen.

1. Tibiafrakturen	527	31 %
2. Kniedistorsionen	444	26 %
3. Unterschenkelfrakturen	251	15 %
4. Fussdistorsionen	177	10 %
5. Kopfwunden	97	6 %
6. Malleolarfrakturen	52	3 %
7. Knie-/Unterschenkel-Kontusionen	50	2,8 %
8. Skidaumen	40	2,3 %
9. Unterarmfrakturen	38	2,2 %
10. Handfrakturen	29	1,7 %
Total	1705	100 %

Demgegenüber stehen bei Jugendlichen an erster Stelle Kniedistorsionen, gefolgt von Fussdistorsionen und Kopfwunden. Erst dann erscheinen Unterschenkelfrakturen und Schulterkontusionen. Der Skidaumen, neben der Schulterkontusion der einzige Vertreter der Verletzungen der oberen Extremitäten, folgt an 6. Stelle.

8. Frakturen

Die Frakturen stellen bei den Kindern die häufigste Verletzung dar, und zwar handelt es sich in 90% der Fälle um Frakturen der unteren Extremität; bei Jugendlichen und Erwachsenen sind knapp 70% an den Beinen lokalisiert. Bei Jugendlichen und Erwachsenen sind in über 20% der Frakturen die Arme betroffen, bei den Kindern nur in 8%. Fasst man die übrigen Frakturen an Kopf, Wirbelsäule, Becken, Clavicula u. a. zusammen, so zeigt sich eine viermal grössere Häufigkeit dieser Frakturentypen bei Jugendlichen und Erwachsenen (9%) als bei Kindern (2%).

Tabelle 101: Kinderskiunfälle (n = 1887). Arosa/Schweiz 1968–1978. Verteilung der Frakturen.

	Kinder	Jugendliche	Erwachsene
untere Extremität	90%	70%	68%
obere Extremität	8%	21%	23%
übrige	2%	9%	9%

9. Lokalisation

Bei den Kindern finden wir vier Fünftel der Verletzungen an den Beinen, bei den Jugendlichen und Erwachsenen hingegen nur noch drei Fünftel. Mit 13% sind Kopfverletzungen bei Jugendlichen relativ häufig, ebenso mit 10% Rumpfverletzungen bei Erwachsenen.

Tabelle 102: Kinderskiunfälle. Arosa/Schweiz 1968–1978. Lokalisation der Verletzungen, vergleichend.

	Kinder (n = 1964)	Jugendliche (n = 1145)	Erwachsene (n = 6458)
Kopf	6%	13%	8%
Rumpf	2%	5%	10%
Arme	10%	22%	26%
Beine	82%	60%	56%

Bei der Gegenüberstellung der Geschlechter fällt auf, dass die männlichen Skifahrer mehr Kopfverletzungen haben als die weiblichen, letztere hingegen mehr Verletzungen der Beine aufweisen.

10. Lateralität

Die Kinder zeigen ein von den Jugendlichen und Erwachsenen verschiedenes laterales Verletzungsmuster. Kinder verunfallen an den Armen häufiger rechts und an den Beinen häufiger links, Jugendliche zeigen gerade das umgekehrte Verhalten. Erwachsene nehmen eine Zwischenstellung ein; an der oberen wie auch an der unteren Extremität sieht man die Verletzungen häufiger auf der rechten Seite.

Tabelle 103: Kinderskiunfälle. Arosa/Schweiz 1968–1978. Lateralität der Verletzungen, vergleichend.

	Kinder		Jugendliche		Erwachsene	
Arme rechts	104	55%	108	48%	831	53 %
Arme links	86	45%	115	52%	729	47 %
Total	190	100%	223	100%	1560	100 %
Beine rechts	778	49%	334	51%	1800	50,5%
Beine links	802	51%	324	49%	1766	49,5%
Total	1580	100%	658	100%	3566	100 %

Zieht man einen Vergleich zwischen Knaben und Mädchen, so sieht man, abgesehen von unterschiedlich hohen Prozentzahlen bei beiden Geschlechtern, keine Unterschiede in der Lateralitätsverteilung der Skiverletzungen.

11. Hospitalisationen

Hospitalisationen nach Skiunfällen sind bei Kindern erwartungsgemäss am wenigsten häufig, bei Jugendlichen schon etwas häufiger und bei Erwachsenen am häufigsten.

Tabelle 103: Kinderskiunfälle, Arosa/Schweiz 1968–1978, Hospitalisationen.

Kinder	Jugendliche	Erwachsene
111 = 7%	107 = 10%	796 = 13%

In bezug auf die Geschlechter ergeben sich Unterschiede; bei den Kindern und Jugendlichen überwiegen die Skifahrer, bei den Erwachsenen hingegen die Skifahrerinnen.

12. Todesfälle

Todesfälle durch Skifahren stellen zum Glück eine Rarität dar. Bei den Kindern starb im Winter 70/71 ein Knabe an einer Contusio cerebri. Bei den Erwachsenen starben drei Skifahrer infolge eines Herzinfarktes und vier durch eine Lawine abseits der Piste. Bei den Jugendlichen starb niemand.

13. Rettungsschlittenfälle

Kinder gelangen am häufigsten, nämlich in 37% der Fälle, auf dem Rettungsschlitten in die Praxis, Jugendliche in 24%, Erwachsene in 19%.

Unterschiede zeigen sich auch bei den Geschlechtern. Mit Ausnahme der Mädchen werden häufiger Skifahrerinnen mit dem Rettungsschlitten transportiert als Skifahrer. Untersucht man die Verletzungsarten bei den Patienten, die mit dem Rettungsschlitten kommen, so sieht man, dass im Gegensatz zu den Verletzungsarten der Gesamtkollektive in allen Altersgruppen die Reihenfolge die gleiche bleibt, nämlich Frakturen, Distorsionen, Kontusionen, Wunden. In allen Altersklassen mussten mehr Rettungsschlittenfälle hospitalisiert werden. Bei den Kindern waren es ungefähr doppelt so viele, bei den Jugendlichen gut dreimal so viele und bei den Erwachsenen sogar viermal so viele.

14. Tageszeit und Monatsverteilung

Hier zeigen sich ganz deutlich zwei Häufigkeitsgipfel, nämlich ein erster am späten Morgen und ein zweiter in der Mitte des Nachmittages. Auffallend war, dass sich auch noch nach dem Eindunkeln Skiunfälle ereigneten, die einen Transport mit dem Rettungsschlitten erforderten. Innerhalb der Monatsverteilung ereignen sich die meisten Unfälle im Februar (28%), zum Zeitpunkt also, in der im Unterland die Schulsportwochen stattfinden. Schon weniger häufig finden sich Unfälle in den Monaten März (24%) und Januar (21%). Am wenigsten Unfälle findet man in den Monaten, die den Anfang und den Schluss der Saison bilden, Dezember (15%) und April (12%).

15. Pisten- und Schneeverhältnisse

87% der 2725 Skiunfälle, die einen Abtransport mit dem Rettungsschlitten erforderten, ereigneten sich auf der Piste, 13% neben der Piste. Bei gutem Schnee, d. h. Pulver, Sulz etc., ereigneten sich 88% der Skiunfälle, die einen Abtransport mit dem Rettungsschlitten erforderten, hingegen nur 12% bei schlechtem Schnee, d. h. bei Harst oder Nass-Schnee, da bei dieser Schneelage sicher seltener Skifahrer unterwegs sind und/oder vorsichtiger fahren.

16. Kollisionsunfälle

Je älter der Skifahrer bzw. die Skifahrerin, um so häufiger sind die Zusammenstösse; bei Kindern fanden wir 5%, bei Jugendlichen 6% und bei Erwachsenen 7%. Bei Knaben und männlichen Jugendlichen erfolgten häufiger Zusammenstösse als bei Mädchen und weiblichen Jugendlichen, hingegen verursachten Frauen mehr Zusammenstösse als Männer.

Tabelle 104: Kinderskiunfälle. Arosa/Schweiz 1968–1978. Kollisionsunfälle.

A *Nach Häufigkeit*		
Kinder	Jugendliche	Erwachsene
101 von 1887 = 5%	58 von 1052 = 6%	401 von 5961 = 7%

B *Nach Geschlecht*			
	Knaben		Mädchen
	66 = 6%		35 = 5%
Total	1134	Total	753
	männliche Jugendliche		weibliche Jugendliche
	38 = 7%		20 = 4%
Total	565	Total	487
	Männer		Frauen
	193 = 6%		208 = 8%
Total	3334	Total	2627

C *Kollisionsursache*	Kinder	Jugendliche	Erwachsene
Zusammenstoss mit Personen	36 (69%)	15 (65%)	127 (74%)
Zusammenstoss mit Hindernis	16 (31%)	8 (35%)	44 (26%)
	52 (100%)	23 (100%)	171 (100%)

In allen drei Altersgruppen zeigt das Verletzungsmuster bei Kollisionsunfällen deutliche Unterschiede von dem der Gesamtkollektive. Am häufigsten traten in allen Altersgruppen Kontusionen auf. Die Frakturen stellten insgesamt die zweithäufigste Verletzung dar, gefolgt von den Wunden. Distorsionen ereigneten sich am dritthäufigsten. Nicht überraschend war das bedeutend häufigere Auftreten der Commotio cerebri. Patienten mit Unfällen nach Zusammenstössen weisen mehr Verletzungen des Kopfes auf. Vergleicht man die Zahlen der Kollisionsunfälle nach Geschlechtern, so zeigt sich deutlich, dass Skifahrerinnen in einem grösseren Prozentsatz mit Personen kollidieren als Skifahrer. Skifahrer hingegen kollidieren in einem grösseren Prozentsatz mit Hindernissen statt mit Kollisionspartnern.

17. Diskussion

Die Häufigkeit von Skiunfällen in Arosa lässt auf Grund der zehnjährigen Beobachtungsperiode den erfreulichen Schluss zu, dass die Zahl der verunfallten Skifahrer sowohl absolut als auch in Relation zu den gefahrenen Höhenkilometern abnimmt. Analysiert man die Situation bei Kindern, so sieht man einen konkreten Anteil von 21% am gesamten Patientengut; ebenso konstant verhält sich der Anteil im Patientengut von Erwachsenen (*Matter* und *Ziegler* 1976). Wenn man die Zahl der kindlichen Patienten in Beziehung setzt zur Abfahrtsleistung, die in unserer Arbeit an den verkauften Lifttagen gemessen wird, so kann man jedoch feststellen, dass Kinder weniger häufig verunfallen als Erwachsene, und zudem, dass im Verlaufe der zehn Jahre die Unfallhäufigkeit bei Kindern stärker abgenommen hat als bei Erwachsenen. Je älter der Skifahrer, um so häufiger verursacht er Zusammenstösse. Mögliche Erklärungen für diese Tatsache sind Probleme der Abfahrtsleistung, des Reaktionsvermögens, des skifahrerischen Könnens, einer grösseren Verletzungsanfälligkeit. Knaben und männliche Jugendliche bewirken häufiger Zusammenstösse als Mädchen und weibliche Jugendliche, hingegen erwachsene Frauen mehr Zusammenstösse als Männer. Die Verlaufskurve zeigt, dass Zusammenstösse bei Kindern und Erwachsenen im Laufe der Jahre häufiger geworden sind. Das Verletzungsartmuster bei Kindern unterscheidet sich grundlegend von dem bei Jugendlichen und Erwachsenen. Bei Kindern sind die Frakturen die mit Abstand häufigste Verletzung, und zwar im allgemeinen die Frakturen der unteren Extremität sowie im besonderen, je jünger das Kind, die isolierten Tibiafrakturen. Bei den Mädchen jedoch treffen wir gleich häufig Distorsionen an. Als dritthäufigste Verletzungsart erweisen sich die in den letzten Jahren an Häufigkeit zunehmenden Kontusionen. Die übrigen Verletzungen spielen bei Kindern eine untergeordnete Rolle. Bei den Kindern sind mehr Verletzungen an den Beinen lokalisiert als bei Jugendlichen und Erwachsenen.

18. Prävention

An erster Stelle der Besprechung der persönlichen Faktoren steht das Verhalten des Skifahrers. Nach *Pilz* (1973, 1977) scheint das Verhalten der Skifahrer der primär entscheidende und ursächlich bedeutendste Faktor bei Skiunfällen zu sein; da Kinder noch nicht über eine ausgeglichene Persönlichkeit verfügen, scheinen sie unfallgefährdeter als Erwachsene. Bei Knaben dürften wir überwiegend den «Draufgänger», bei den Mädchen den ängstlichen Typ antreffen, beides Typen, die vermehrt zu Unfällen neigen. Kinder, insbesondere Knaben, sind in besonderem Masse anfällig für die

Imitation des Fahrstils sogenannter Skiidole. Hierher gehört auch die Imitation der Ausrüstung von Erwachsenen. Zudem trachten nur zu viele Eltern danach – da Skifahren Prestige verleiht –, durch Fahrstil und Ausrüstung ihrer Kinder den eigenen Status zu erhöhen. Werden Kinder zuweilen zum Skifahren gezwungen, so werden die Sportlerauswahl nach Eignung und Konstitution stark eingeschränkt und die Angst erhöht. Eines der wichtigsten Ziele der Skipädagogik stellt somit nicht nur die Reduzierung des Draufgängertums der Kinder, sondern auch und vor allem die Überwindung der Angst dar. Ein weiteres Problem ist das Imponierverhalten auf der Piste, ein Phänomen, das nicht nur auf Kinder und Jugendliche zutrifft. In diesem Zusammenhang muss erreicht werden, dass aggressives, fahrlässiges Verhalten, Pistenraserei usw. nicht mehr als bewunderungswürdig gelten, sondern mit psychopathologischem, rücksichtslosem Verhalten assoziiert werden (*Küttnig, Hausbrandt* und *Ritter* 1981).

Untrainierte Skifahrer erleiden naturgemäss mehr Unfälle als trainierte. Eine gute Kondition ist von zentraler Bedeutung. Eine kräftige Muskulatur fängt viel von der bei einem Sturz auf die Knochen einwirkenden Energie ab, so dass dieser bei einem nicht allzu grossen Trauma noch intakt bleibt. Auf Grund der Ergebnisse sind folgende Forderungen zu erheben:

1. Eine verstärkte Propaganda, die darauf abzielt, gerade bei Kindern bei der Skiausbildung die Vermeidung von Überforderung konsequent vor den vermeintlich raschen Lehrerfolg zu stellen und dem Warm-up die gebührende Bedeutung zu schenken.
2. Eine verstärkte Propaganda, dass Sicherheitsbindungen gerade beim Kind regelmässiger und fachgerecht kontrolliert und eingestellt werden.
3. Eine Bitte an die Skibindungshersteller, noch kindergerechtere Bindungen zu konstruieren.
4. Ein Appell an die Skifahrer, ihre Fahrgeschwindigkeit zu verringern, wenn Kinder mitfahren.
5. Die Frequenzspitzen – Monat Februar, Weihnachten, Neujahr, Ostern, Wochenende – zu meiden.
6. Ein Appell an die Eltern, den Kindern einen Sturzhelm zum Skifahren zu kaufen und dafür Sorge zu tragen, dass sie ihn auch tragen.

19. Zusammenfassung

In Arosa, einem geschlossenen Skigebiet, wurden durch die beiden praktizierenden Allgemeinärzte während 10 Jahren alle Skiunfälle analysiert. Es handelte sich um 1135 Unfälle bei Knaben und 752 Unfälle bei Mädchen bis zum 15. Lebensjahr. Als Verletzungsarten imponierten bei den Kindern in 48 Prozent Frakturen gegenüber nur 20 Prozent bei Erwachsenen. Knaben waren sogar in 52 Prozent aller Skiunfälle mit Frakturen behandelt worden, Mädchen in 41 Prozent. Topographisch waren von diesen Frakturen bei den Kindern die Beine in 90 Prozent (Erwachsenen 68 Prozent), die Arme in 8 Prozent (Erwachsenen 23 Prozent) und der Rumpf in 2 Prozent (Erwachsenen 2 Prozent) beteiligt. Distorsionen stellten die zweit-, Kontusionen die dritthäufigste Verletzungsart bei Kinderskiunfällen dar, an vierter Stelle ordneten sich die Wunden ein. Diese Wunden waren als Schürfungen, als Riss- oder Quetschwunden in drei Viertel der Fälle am Kopf lokalisiert. Die rechten Arme waren in 55 Prozent, die linken in 45 Prozent bei Lateralitätsvergleichen betroffen, die Beine jedoch rechts in 49 Prozent und links in 51 Prozent. Übrigens lagen diese Verteilungen bei Erwachsenen ähnlich. Hospitalisationen wurden bei den Kinderskiunfällen nur in 7 Prozent, bei den Jugendlichen über 14 Jahren in 10 Prozent und bei den Erwachsenen in 13 Prozent notwendig. Lediglich ein Todesfall wurde in diesen 10 Jahren bei einem Knaben mit einer Contusio cerebri registriert. Bei diesen Kinderskiunfällen wurden in 7 Prozent Verletzungen schweren Grades (Erwachsene 13%), in 60 Prozent mittleren Grades (Erwachsene 28 Prozent) und in 33 Prozent geringen Grades registriert (Erwachsene 59 Prozent).

Skiunfälle bei Erwachsenen – Epidemiologie und Prävention

1. Epidemiologie

Skiunfälle machen trotz aller Vorsichtsmassnahmen einen beträchtlichen Teil aller Sportunfälle aus. Sie sind damit zu einer häufigen Morbiditätsursache geworden.

Um Überblick hinsichtlich der Häufigkeit der Altersbeziehung, der Verletzungsformen und des Arbeitsausfalles durch Skiunfälle zu gewinnen, haben wir sämtliche Unfälle in einer Belegschaft einer Maschinenfabrik im Kanton Zürich registriert und ausgewertet. Es handelte sich um eine Anzahl von 2637 Personen, bei denen die Skiunfälle über sechs Jahre lang verfolgt wurden. Das Beobachtungsgebiet gehört zum Alpenvorland und hat entsprechend sehr gute Skisportbedingungen.

Ziel der Arbeit ist die Darstellung der Skiunfälle als häufigste, schwerwiegendste und kostspieligste Unfallart innerhalb aller Sportunfälle im alpinen Bereich. Daraus werden abschliessend praktische präventive Vorschläge aus sportärztlicher Sicht abgeleitet.

2. Unfallfrequenz

Skiunfälle sind in ihrer Dichte international je nach geographischer Lage des Erhebungsgebietes unterschiedlich häufig. In unserem Beobachtungsgebiet waren Skiunfälle im ganzen Jahr die häufigsten Sportunfälle. Von 401 Gesamtsportunfällen in 6 Jahren entfielen in dieser Belegschaft 118 auf Skiunfälle.

Zu Vergleichszwecken setzen wir die Betriebsunfälle bzw. die Nichtbetriebsunfälle ins Verhältnis. Dabei ergibt sich, dass jeder 8. bis 9. Gesamtunfall ein Sportunfall und jeder 29. Gesamtunfall ein Skiunfall war. Rund ein Viertel aller Nichtbetriebsunfälle waren Sportunfälle.

Danach waren also von allen Unfällen 11,6 Prozent Sportunfälle. *Johansen* hat vergleichsweise in Norwegen 8 Prozent Sportunfälle, *Sef* in Slowenien ebenfalls 8 Prozent und *Strömbeck* in Schweden 15 Prozent jeweils als Teil der Gesamtunfälle entsprechender Untersuchungsgruppen angegeben.

Die Skisportunfälle waren dabei unterschiedlich häufig beteiligt. Von allen Sportunfällen in unserer Vergleichsgruppe waren 29 Prozent Skiunfälle. Die Häufigkeit von Unfällen dieser Art in Wintersportgebieten unterstreicht die Angabe *Breitners,* nach der jeder hundertste Innsbrucker im Jahr einen Skiunfall erlebt. Nach Angaben des Parsenn- und Galzig-Skipistenservices werden rund 1,5 von tausend Skifahrern schwer verletzt abtransportiert. Nach *Mock* erleiden in der Schweiz von tausend Skifahrern an einem Sporttag 5 einen Unfall und einer eine Fraktur. Nach Angaben von *Rigos* und *Gross* widerfährt ebenfalls fünf von tausend Sonntagsskifahrern in den USA ein Unfall.

Tabelle 105: Skiunfälle im Vergleich zu Gesamtunfällen, Sechsjahresintervall. Kanton Zürich (n = 118).

	Gesamtunfälle	davon Nichtbetriebsunfälle	davon Sportunfälle	davon Skiunfälle
In den ersten drei Beobachtungsjahren	1786	870	189	66
In den folgenden drei Beobachtungsjahren	1674	804	212	52
zusammen in sechs Jahren	3460	1674	401	118

3. Altersbeziehungen

Naturgemäss geschehen bei untrainierten Leuten am meisten Unfälle. Entscheidend sind in diesen Fällen mangelnde Erfahrung und technische Fehler. So berichtet schon *Knoll,* dass 75 Prozent der Verunfallten Skianfänger waren.

Bei einer Altersbetrachtung müssen wir das Durchschnittsalter der gesamten Belegschaft in verschiedene Jahresgruppen zu den Altersgruppen der Skiverunfallten in Beziehung setzen. Dabei zeigte die Altersverteilung in unserem Untersuchungsgut folgendes Bild (Tabelle 106).

Tabelle 106: Alter und Skiunfall, Kanton Zürich (n = 118).

Alter	Skiunfälle		Altersbereich der Belegschaft	
unter 20 Jahre	25 Fälle = 21%	45%	10%	25%
20–24 Jahre	29 Fälle = 24%		15%	
25–34 Jahre	30 Fälle = 25%	55%	20%	75%
35–44 Jahre	18 Fälle = 16%		19%	
45 und älter	16 Fälle = 14%		36%	
alle Altersstufen	118 Fälle = 100%		100%	

Einer Unfallbeteiligung der jüngeren Altersgruppen mit fast der Hälfte aller Skiunfälle steht also nur ein Viertel der Belegschaft in gleichem Alter gegenüber.

4. *Berufsverteilung*

Im Vergleich zu den Gesamtunfällen im Sport verteilten sich die Skiunfälle auf Arbeiter, Angestellte und Lehrlinge nach folgender Übersicht (Tabelle 107).

Tabelle 107: Arbeitsstellung und Skiunfall, Kanton Zürich (n = 118).

	Sportunfälle in 6 Jahren	davon Skiunfälle	summierte Zahl der Belegschaftsstärke in 6 Jahren
Lehrlinge	87	24	370
Angestellte	147	46	3 200
Arbeiter	167	48	12 670
zusammen	401	118	16 240

Es ereigneten sich also fast gleich viele Skiunfälle bei Arbeitern und Angestellten, obwohl viermal mehr Arbeiter zur Belegschaft gehören. Damit kann man annehmen, dass wesentlich mehr Angestellte den Skisport betreiben oder aber die Arbeiter vielleicht durch ihre körperliche Tätigkeit a priori eine bessere Kondition besitzen, welche unfallverhütend wirkt. Nach dieser Übersicht käme im Jahr auf 15 Lehrlinge ein Skiunfall bzw. auf 4 Lehrlinge ein Sportunfall. Ausserdem entfiele auf 70 Angestellte im Jahr ein Skiunfall und auf 22 Angestellte ein Sportunfall. Schliesslich hätte man jährlich auf 251 Arbeiter einen Skiunfall und auf 75 einen Sportunfall zu erwarten.

Ob der Angestellte jedoch wirklich unfallgefährdeter oder untrainierter ist, bleibt dahingestellt. Auch gibt es keinerlei Übersicht über die tatsächlich ausgeübte Gesamtsportdauer einzelner Berufsgruppen im Jahr. Wir haben versucht, diese Übersicht bei Lehrlingen zu gewinnen.

5. *Sportdauer*

Die durchschnittliche jährliche Gesamtsportdauer eines männlichen Lehrlings erhielten wir durch Befragung. Danach trieben – ob im Verein oder nicht – 87 Prozent der Lehrlinge Sport; von den Nichtsportlern gaben 6 Prozent keine Lust, 5 Prozent keine Zeit und 2 Prozent keine Gelegenheit an. Der Skisport stand dabei hinsichtlich seiner Beliebtheit mit 10 Prozent an vierter Stelle der durchgeführten Sportarten, nach dem Fussball mit 23 Prozent, dem Schwimmen mit 16 Prozent und der Leichtathletik mit 14 Prozent.

Von diesen 87 Prozent sporttreibender Lehrlinge, also 313 von 361, widmeten sich 21 Prozent ein bis zwei Stunden pro Woche dem Sport, 40 Prozent drei bis vier Stunden, 31 Prozent fünf bis acht Stunden und 8 Prozent über acht Stunden. Damit unterziehen sich diese Lehrlinge im Jahr 73 800, in sechs Jahren entsprechend 442 800 Sportstunden. In den vergangenen sechs Jahren sind bei diesen männlichen Lehrlingen 83 Sportunfälle aufgetreten. Auf 5335 Stunden käme also ein Sportunfall.

Von diesen männlichen Lehrlingen sind im Berichtsintervall 10 Prozent der gesamten Sportstunden als Skilauf betrieben worden, also in sechs Jahren rund 44 280 Skistunden: in diesen Stunden sind 23 Skiunfälle aufgetreten, also ungefähr auf 1925 Skisportstunden ein Unfall.

Praktisch sind bei uns Skisportunfälle nur an Wochenenden in der Zeit vom 15. Dezember bis 15. März aufgetreten. Hauptunfallmonat war jeweils der Februar. Fussballunfälle hingegen waren vom 27. April bis zum 4. November verteilt; sie ereignen sich auch an Wochentagen und in den Abendstunden. Es werden also mehr Sportstunden dem Fussballspielen gewidmet, die Unfallzahlen waren hier jedoch geringer und die Unfälle vor allem wesentlich leichter.

6. *Frau und Skiunfall*

In unserem Untersuchungsgut verteilten sich die Sportunfälle auf die weibliche Belegschaft nach folgendem Bild (Tabelle 108).

Tabelle 108: Sportunfall und Geschlecht, Nordschweiz (n = 118).

	Skiunfälle	Sportunfälle insgesamt	Belegschaftsstärke im Jahresmittel
Frauen	14 = 12%	37 = 9%	275 = 10,2%
Männer	104 = 88%	364 = 91%	2433 = 89,8%

Damit wäre ein Skiunfall allgemein auf 118 Frauen und einer auf 140 Männer entfallen. Von der ganzen Belegschaft verunfallten also 0,85 Prozent der Frauen und 0,72 Prozent der Männer. Dass in der Tat bei speziellen Sportunfällen mehr Frauen als Männer im Gegensatz zu sonstigen Unfällen beteiligt sind, ist bekannt: *Klaus* fand in einem Untersuchungsgut von Sportlern bei Frauen eine fast doppelt so hohe Unfallrate wie bei Männern; er weist darauf hin, dass die stärkere Beteiligung der Frau an Frakturen beim Skilauf durch die wesentlich geringere Torsionsfestigkeit des weiblichen Knochens zu erklären sei.

7. Vergleichende Unfallhäufigkeit

In unserem Material standen die Skiunfälle mit 118 Fällen an erster Stelle von allen Sportunfällen, also 29 Prozent. In einer Statistik von *Johansen* sind in Oslo rund 30 Prozent der Sportunfälle als Skiunfälle registriert worden.

In den meisten europäischen Statistiken rangieren die Fussballsportunfälle an erster Stelle. *Groh* nennt die Skiunfälle im Saarland erst an sechsthäufiger Stelle, *Heiss* in Württemberg an vierthäufigster Rangfolge von allen Sportarten hinsichtlich ihrer Unfallhäufigkeit.

Tabelle 109: Vergleichende Unfallhäufigkeit verschiedener Sportdisziplinen, Nordschweiz (n = 401).

Rangfolge	Fallzahl (n = 401)	% aller Sportunfälle
1. Skifahren	118	29%
2. Fussball	111	27%
3. Turnen/Leichtathletik	53	13%
4. Schwimmen/Baden	35	9%
5. Bergsteigen/Wandern	30	8%
6. Eislauf/Eishockey/Schlitteln	21	5%
7. Reiten	7	2%
8. Kegeln	6	2%
9. Radfahren	4	1%
10. Sonstige Disziplinen	16	4%

8. Ursachen von Skiunfällen

Ursachen der Skiunfälle sind auf Grund eines Berichtes des Schweizer Skiverbandes in 39 Prozent technisches Ungenügen des Fahrers, Müdigkeit und schwierige Pistenpassagen. In 46 Prozent waren schlechte Schneeverhältnisse, Streckenhindernis oder Sichtbehinderung anzuschuldigen. In 8 Prozent erfolgten Kollisionen mit Personen, 7 Prozent waren sonstige Ursachen. Nach französischen Angaben waren die erstgenannten Gründe in 45 Prozent, die zweitgenannten in 36 Prozent, die Kollisionen mit Personen jedoch in 12 Prozent und sonstige Ursachen ebenfalls in 7 Prozent schuld. Grundsätzlich entstehen Skiunfälle durch mangelnde Technik, ungünstige Schnee- bzw. Wetterverhältnisse, durch mangelhafte Sportausrüstung und durch den Zusammenprall mit Personen oder Gegenständen. Gerade die letzteren Unfälle hatten auch in unserem Untersuchungsgebiet zugenommen; schwere Unfälle durch Kollisionen wurden dabei besonders durch technisch gute Abfahrtsläufer bewirkt.

9. Verletzungsformen von Skiunfällen

Durch den Wandel der Technik im Skifahren sowie besonders seit Einführung der Sicherheitsbindungen haben sich die Verletzungsformen durch Skiunfälle ständig geändert. Infolge der enormen Temposteigerung bis über 100 Stundenkilometer, durch die Benützung von Skiliften mit entsprechend fehlender Anwärmung der Muskulatur sowie durch Pistenüberbesetzung sind besonders Kopf- und Wirbelsäulenverletzungen, Muskelzerrungen sowie alle Arten von Kollisionsschäden, bzw. von stumpfen Traumen häufiger geworden. Auch in unserem Vergleichsmaterial fällt sofort auf, dass die Skiunfälle insgesamt dramatischer als die Unfälle anderer Sportarten verlaufen. Ihr Schweregrad, ihre Ausfallzeit und ihre Kosten sind wesentlich höher.

Abgenommen hat bekannterweise durch die Einführung der Sicherheitsbindungen die relative Anzahl der «klassischen» Frakturen. *Schickenrieder* hat eine dreimal niedrigere Unfallhäufigkeit durch Sicherheitsbindungen und besonders eine starke Verminderung der Frakturenanzahl angegeben. *Henkel* hat seinerzeit mitgeteilt, dass im Gebiet von Garmisch-Partenkirchen nach Einführung von Sicherheitsbindungen auf amerikanischen Ausleihskiern die Zahl der Knochenbrüche sogar um das Fünfzehnfache gesunken sei. Besonders sind die Torsions- und Flötenschnabelbrüche relativ seltener geworden. *Campell* in Pontresina allerdings erwähnt eine weitere Zunahme der Rotationsspaltfrakturen des Schienbeins bei Kindern als Skifahrern und möchte in der Instruktion schwierige Übungen erst nach Festigung des Knochengerüstes sowie anfangs mehr Langlauf und Steigarbeit eingebaut wissen.

Der glatte Tibiaquerbruch tritt als sogenannter «Schuhrandbruch» infolge der modernen hochschaftigen Skistiefel häufiger auf, ebenso der Achillessehnenriss durch den in der Bindung festgestellten Fuss. Diese Achillessehnenrisse kommen in allen ihren varianten Formen, besonders als Insertionsausriss am Fersenbein vor. Wir haben mehrere derartige schwere Unfallformen in unserem Beobachtungsgebiet verfolgen können. Den längsten Arbeitsausfall von allen Sportunfällen überhaupt verursachte dabei ein linksseitiger komplizierter Unterschenkelbruch beim Skifahren mit 1729 Ausfallstunden und einer Kostensumme von über 8000.– Franken; zweitschwerster Skiunfall war ein Beckenringbruch (Malgaigne-Fraktur).

Eine Übersicht über die einzelnen Verletzungsarten zeigt Tabelle 110.

Tabelle 110: Verletzungsformen durch Skiunfälle, Kanton Zürich (n = 118)

	Skiunfälle	Sonstige Sportarten
Zerrung/Stauchung	53%	36%
Prellung/Quetschung	16%	27%
Luxationen	3%	1%
Frakturen	14%	10%
Offene Wunden	5%	12%
Sonstiges	9%	14%

Unter den sonstigen Verletzungen verbergen sich vier Achillessehnenrisse, vier Meniskusschäden, eine schwere Gehirnerschütterung und eine Augenverletzung.

10. Topographie

Bei allen Sportunfällen sind die Beine besonders unfallexponiert; sie sind in rund drei Fünftel der Fälle beteiligt. Besonders häufig jedoch, in fast drei Viertel der Fälle, verunfallen die Beine im Skisport. An zweithäufigster Stelle steht die Gefährdung der Arme.

Iliescu et al. haben bei der Untersuchung von hundert Knochenbrüchen im Skisport in den rumänischen Karpaten 78 im Bereich der unteren Extremität beobachtet, davon allein 68 Unterschenkelbrüche. Amerikanische Autoren sahen von allen Beinverletzungen in 25 Prozent das Knie und in 40 Prozent den Fuss bzw. das Fussgelenk verunfallt. *Petitpierre* hat schon vor Jahrzehnten in knapp einem Drittel aller Skiverletzungen das Fussgelenk geschädigt vorgefunden, das Knie in 18 Prozent. In unserem Material waren von allen Beinverletzungen im Skisport die Kniegelenke in 26 Prozent und der Fussbereich in 55 Prozent betroffen.

Schon *Schönholzer* nannte laut Bericht der Schweizerischen Beratungsstelle für Unfallverhütung 35 Prozent Beinbrüche, 50 Prozent Verstauchungen oder Verrenkungen im Beinbereich und nur 15 Prozent Verletzungen an anderen Körperteilen als Folge eines Skiunfalls.

Im einzelnen ergibt sich in unserem Beobachtungsbereich folgende Aufgliederung. Wir stellen dabei unseren Zahlen die klassischen Werte von *Knoll* gegenüber (Tabelle 111 auf der nächsten Seite).

Tabelle 111: Topographie von Skisportverletzungen, Kanton Zürich (n = 118).

Lokalisation	Skisport (in Klammern nach Knoll)		Sonstige Sportarten zum Vergleich
Kopf	4%	(10,4%)	13%
Rumpf	6%		12%
Arme	21%	(14,8%)	22%
Beine	69%	(74,8%)	53%

Der Schwerpunkt der Skiverletzungen hat sich im Verlauf der Jahre nur unwesentlich verlagert. Die Beinverletzungen sind weiterhin die häufigsten. Auch im Vergleich zu anderen Sportarten ist die Beingefährdung im Skisport am grössten, während zum Beispiel beim Fussballspiel in unserem Untersuchungsgut nur 55 Prozent Beinunfälle auftraten. *Tusiewicz* hat bei Erhebungen im polnischen Tatragebiet um Zakopane sogar 71 Prozent Beinverletzungen und 16 Prozent Armverletzungen bei Skiunfällen registriert. *Johansen* hat bei Männern die Beine nur in 40 Prozent, bei Frauen hingegen in 60 Prozent durch Skisturz verunfallt gesehen; die Männer hatten in 9 Prozent Kopfverletzungen, die Frauen nur in 2 Prozent. Nach amerikanischen Angaben hingegen waren sogar 80 Prozent aller Skisportverletzungen an den Beinen zu finden.

11. Lateralität

Auffällig war in unserem Untersuchungsgut die häufigere Verletzung des linken Beines durch Skiunfälle, während z. B. Fussballsportunfälle eindeutig häufiger das rechte Bein betrafen. Der rechte Arm war in jeder Sportart häufiger verunfallt als der linke, da reflektorisch der Sturz bei Rechtshändern mit dem rechten als meist stärkerem Arm abgefangen wird, wenn es möglich ist.

Bei beidseitigen Verletzungen wurde die Extremität mit der schwereren Verletzung berücksichtigt. Die geringen Zahlen lassen noch keine endgülti-

Tabelle 112: Lateralität von Skisportverletzungen, Kanton Zürich.

	Skiunfälle	Vergleich Fussball	Vergleich anderer Sport	insgesamt
linkes Bein	44	23	43	110
rechtes Bein	37	38	36	111
linker Arm	11	7	15	33
rechter Arm	14	14	28	56

ge Aussage zu. Auf alle Fälle ist es auch aus prophylaktischen Gründen nötig, beidbeinig gleichmässig zu trainieren. Ebenso soll auch bei Stürzen eine gewisse Falltechnik erlernt werden (Tabelle 112).

12. Ausfalldauer

Von den 118 Skiunfällen verursachten 91 einen Arbeitsausfall. 27 führten zu keinen Fehlzeiten im Betrieb, bedurften jedoch der ein- und mehrmaligen ärztlichen Behandlung. Der Arbeitsausfall betrug insgesamt 17 060 Arbeitsstunden.

Die Aufrechnung der Ausfallstunden ergibt folgendes Bild:

Tabelle 113: Ausfallstunden durch Skiunfälle, Kanton Zürich.

durch Skiunfälle	durch sonstige Sportunfälle	insgesamt
17 060	15 357	32 417
(118 Fälle)	(283 Fälle)	(401 Fälle)

Durchschnittlich beträgt die Arbeitsunfähigkeit durch eine Sportverletzung drei Wochen. Der durchschnittliche Arbeitsunfall in unserem Untersuchungsgebiet betrug für einen Fussballsportunfall 100 Stunden, für einen Skiunfall jedoch 200 Stunden. Damit ist die besonders schwerwiegende Form des Skiunfalles eindeutig belegt.

13. Schweregrad

Skiunfälle imponieren also durch ihre durchschnittlich schweren Verletzungsformen im Vergleich zu anderen Sportunfällen. Eine Einteilung nach Schweregraden der Skiunfälle zeigt die Tabelle 114.

Tabelle 114: Schweregrad von Skiunfällen, Kanton Zürich (n = 118).

	Skiunfälle (n = 118)	Sonstige Sportunfälle (n = 283)
Leicht (kein bzw. bis 10 Stunden Arbeitsausfall)	24%	38%
Gering (11 bis 50 Stunden Arbeitsausfall)	22%	37%
zusammen	46%	75%
Mittel (51 bis 200 Stunden Arbeitsausfall)	42%	22%
Schwer (201 und mehr Stunden Arbeitsausfall)	12%	3%
zusammen	54%	25%

Bagatellunfälle sind nach der Definition der Schweizer Unfallversicherung dann vorhanden, wenn kein oder bis zu höchstens drei Tage Arbeitsausfall bei beliebig häufiger Arztkonsultation vorliegen. Nach dieser Definition wären rund ein Drittel der Skiunfälle Bagatellunfälle, gegenüber zwei Dritteln aller anderen Sportarten. Bereits 1926 hat *Schmidt* eine Skala des Schweregrades von Sportunfällen veröffentlicht und schon damals 75 Prozent geringe und leichte Formen sowie 25 Prozent mittlere und schwere Formen aufgegliedert. In der Tat rechnet man auch heute international mit 75 Prozent relativ harmlosen und 3 Prozent schwersten Sportverletzungen. Auf rund 4000 Sportler wird im Jahr ein Invaliditätsfall und auf 40 000 ein Todesfall geschätzt. Tödliche Skiunfälle sind von *Schmid* in der Tschechoslowakei über 34 Jahre lang registriert worden; es traten in dieser Zeit 40 Todesfälle auf, davon allein 11 in den letzten vier Jahren. In 17 Fällen war die Verschüttung durch Lawinen die Todesursache, in 12 Fällen ein komplizierter Schädelbruch.

14. Prävention

A Allgemein:

Bei vielen Skiunfällen sind mangelhafte Technik und unzureichendes Training als Unfallursache anzusehen. In einem Teil der Fälle sind Unaufmerksamkeit, überhöhte Geschwindigkeit oder Ausrüstungsfehler schuld. Alle diese Faktoren sind durch entsprechende Vorbereitung und gewissenhaftes persönliches Verhalten auszuschalten.

In Österreich schätzt man rund eine Million Skiläufer; um Innsbruck allein sind an Skisonntagen rund 30 000 Skifahrer unterwegs. In der Schweiz erfreuen sich an einem Januarwochenende ungefähr 300 000 Personen beim Skisport. Wenn diese Personen die Skipisten besetzen, müssen zwangsläufig Regeln zur Unfallverhütung aufgestellt werden.

Es gibt kein Vortrittsrecht. In der Mitte von Skipisten wird nicht aufgestiegen. Weiterhin ist das Auflockern und das Aufwärmen durch vorherige Steigearbeit unerlässlich. Kalte Muskeln und Sehnen reissen leichter. Viele Unfälle auf der Skipiste entstehen während der ersten 250 Meter auf der ersten Abfahrt infolge Steifheit der Gelenke nach der Liftauffahrt, ebenso zuweilen durch Routenunkenntnis. Das Tempo ist dem Können anzupassen. Die Unfälle mit Gehirnerschütterungen durch Zusammenprall nehmen zu; sie betragen bereits über 5 Prozent aller Skiverletzungen. Es ist Rücksicht auf schwache Fahrer zu nehmen. Ruhepausen sind einzuschalten. Auch die letzte Abfahrt am Abend ist infolge Ermüdung der Skifahrer relativ unfallreich.

Selbstverständlich ist die Lektüre oder das Abhören des gültigen Lawinenbulletins. Pistensperren gelten für alle. Persönliche Warnungen eines Pistenwartes oder des Führers sind einzuhalten. Der Schnee ist nie am Unfall schuld, sondern stets die falsche Einschätzung durch den Fahrer. Die ausgefahrenen und besonders zu glatten Schneehänge auf den Standardpisten werden durch Snowtracks aufgerauht; diese Pistenfahrzeuge werden immer häufiger auch in Wintersportgebieten eingeführt und senken die Unfallgefahr wesentlich. Wirbelbrüche drohen besonders bei Stürzen auf schneearmen, vereisten Pisten; diese Verletzungen sind ebenso wie Kopfverletzungen häufiger geworden, nicht zuletzt durch Temposteigerungen. An den Seilbahnen und Skilifts sind Belehrungstafeln anzubringen, die den Neuling über die Art der Abfahrtsstrecke, deren Schwierigkeitsgrad und die Schneeverhältnisse aufklären. Deutlich sichtbare Warnzeichen sind an gefährlichen Pistenstellen aufgestellt. Die Schweizerische Kommission für Unfallverhütung auf Skipisten (SKUS) hat einheitliche Signale geschaffen; internationale Übereinstimmung ist hinsichtlich der Kennzeichnung des Schwierigkeitsgrades von Pisten erreicht (schwarz = schwierig, rot = mittelschwer, blau = leicht). Dem Anfänger sind Kurzski anzuraten. Schürfwunden an den Händen bei vereisten und zu dünnen Schneedecken sind durch das Tragen der Skihandschuhe zu vermeiden; an den Berg- und Talstationen der Skiaufzüge muss unbedingt Sanitätsmaterial gelagert sein. Jeder Skifahrer soll zumindest ein Stück Schnellverband bei sich haben, um Sekundärinfektionen von Schürf- und Schnittwunden einzudämmen. *Ventruba* weist darauf hin, dass bei Skikursen zu langes Umherstehen weder Kondition noch optimale Akklimatisation fördern; bei 4 Stunden Übungszeit fand er zuweilen nur 10 Minuten aktive Fahrzeit, bei einem Sechstagekurs nur eine Stunde Fahrzeit. Für Urlauber ist auf die «Gefahr des dritten Tages» als Leistungstief mit entsprechender Unfallgefährdung hinzuweisen. In jedem Fall sind aktives Vorbereitungstraining, Sommerbergsteigen, Trockenskikurse, Konditionsförderung in der Vorsaison u. a. dringendes unfallverhütendes Gebot.

Besondere Vorsicht muss bei Rekonvaleszenten, bei höherem Blutdruck hinsichtlich rascher Liftelevation, bei hyperthyreotischen Personen infolge verminderter Kälteresistenz, bei neurozirkulatorisch dystonen Typen hinsichtlich unbemerkter Erschöpfungsphasen und bei Herzgeschädigten walten. Hier ist ausschliesslich die halb- bis zweistündige Skiwanderung in Höhen bis 2000 Meter am Platz. Hochdruckkranke über 180 mm Hg systolisch sind vom alpinen Skilauf abzuhalten. In allen klinischen Einzelfällen entscheidet der Arzt.

B Speziell:

Die häufigste Fraktur und die dritthäufigste Verletzung beim Skisport ist nach *Suckert* der charakteristische isolierte Bruch des Wadenbeinknöchels gewesen. Durch die hochschaftigen Schuhe sind die Frakturlinien jedoch weiter nach oben in den Schienbeinbruch verlagert worden. Es blieb der Sicherheitsbindung vorbehalten, diese neuartigen Bruchformen einschliesslich des Achillessehnenrisses weitgehend zu vermeiden. Die Sicherheitsbindungen sind entsprechend einzustellen, um unfallverhütend zu wirken.

Schwere und oft langwierige Distorsionen im Daumengrundgelenk («Skidaumen») kommen durch Hebelwirkung des Skistockes beim Sturz zustande; durch diesen Unfallmechanismus kann es auch zur Bennetschen Fraktur kommen. Gefährliche Pistenpassagen sollte man nicht angehen, ohne die Hände aus den Schlaufen der Skistöcke zu nehmen. Auch schwere Pfählungen im Bauchbereich, Augenhöhlenverletzungen und Stichwunden sind durch Skistöcke ohne Faustschild vorgekommen. Adduktorensehnenrisse mit hartnäckigem Leistenschmerz am unteren Schambeinast sind bei veralteter Stemmbogentechnik häufig gewesen; sie kommen bei entsprechender Wedel- und Kurzschwenktechnik nur noch selten vor. Unbehandelte Knöcheldistorsionen führen oft zu Verkalkungen am Bandapparat und zuweilen zu jahrelangem Schmerz im Sprunggelenk mit entsprechender Fahrunsicherheit; restlose Ausheilung mit strenger Sportpause ist bester Schutz vor einem neuen, meist schwereren Unfall. Dieses Gesetz gilt auch für Meniskusschäden im Skisport sowie für die Verletzungen des medialen Knieseitenbandes als sogenannter «Skipunkt». *Prokop* weist mit Recht auf die erhöhte Unfallbereitschaft auch gerade durch Übertraining infolge geringerer Rohkraft hin, eine Tatsache, die besonders bei Spitzensportlern berücksichtigt werden muss. Der Kopfschutz wird für den Abfahrtslauf auch bei Nichtrennfahrern nötig.

Für den Langlauf besteht ausser entsprechender Herzkontrolle und klimatischer Beobachtung keine spezielle Prävention; auch der Tourenläufer kann Sicherheitsbindungen benutzen. Bei Pulsanomalien und zweifelhaftem EKG sowie bei suspekten Urinbefunden sind keine Wettkampfleistungen zu erzwingen.

Für das Skispringen wird eine Unfallgefahr im allgemeinen überschätzt. Hier treten jeweils Gesichts- und Kopfverletzungen auf. *Breitner* fand bei 14 Prozent aller durchgeführten Sprünge einen meist harmlosen Sturz. Natürlich kommen bei schweren Stürzen kritische Schädel- und Wirbelverletzungen vor. *Johansen* beschreibt 26 Prozent Verletzungen an Kopf und Gesicht, 37 Prozent an den Beinen, 32 Prozent an den Armen sowie 5 Prozent am Rumpf bei Skisprungunfällen.

Durch Erlernen des «Stürzens» z. B. in Judokursen kann man versuchen, dem Abfangen schwerer Stürze mit dem Arm und konsekutiven Speichen- oder Schlüsselbeinbrüchen bzw. Schulterluxationen präventiv entgegenzuwirken.

Abschliessend sei auf Kälteschäden bzw. auf lokale Erfrierungen bei verletzten, ruhiggestellten Gliedern sowie bei unsachgemässem Verhalten in Höhenlagen hingewiesen; *Schönholzer* erwähnt mit Recht, dass die «Beruhigungszigarette» nach einem Unfall gefährlich sei, da das Nikotin gefässverengend und damit erfrierungsfördernd wirkt. Dass Skiunfälle als Folge von Alkoholmissbrauch zustandekommen, konnten wir bei 135 Skiunfällen mit Krankenhausbehandlung in Davos feststellen; in 5 Fällen war Alkohol im Spiel, davon lagen in 2 Fällen die Blutalkoholspiegel über 0,8 Promille *(Schwarzenbach, Biener et al.)*.

Die Unfallverhütung soll nicht nur aus Gründen eines unbeschwerten persönlichen Sporterlebnisses ernst genommen werden, sie ist auch zur Vermeidung einer Gefährdung anderer eine wichtige rechtliche Forderung geworden.

15. Zusammenfassung

Bei einer Belegschaft von 2637 Personen einer Maschinenfabrik in der Nordschweiz wurden über sechs Jahre die Skiunfälle registirert. Die Anzahl der gesamten Unfälle aller Art von dieser Belegschaft betrug 3460, davon 1674 Nichtbetriebsunfälle, davon 401 Sportunfälle, davon 118 Skiunfälle. In der Schweiz muss man auf 1000 Skifahrer an einem Skisonntag mit fünf Unfällen und einer Fraktur rechnen; gleiche Relationen sind aus den USA mitgeteilt.

Altersmässig ereigneten sich in unserem voralpinen Untersuchungsgebiet 45 Prozent der Skiunfälle im Alter bis zu 24 Jahren, obwohl der Belegschaftsanteil bis zu diesem Alter nur 25 Prozent betrug. Es traten fast gleich viele Skiunfälle bei Arbeitern und Angestellten auf, obwohl viermal mehr Arbeiter zur Belegschaft gehörten. Auf 15 Lehrlinge kam im Jahr ein Skiunfall, ebenso auf 70 Angestellte und auf 251 Arbeiter.

Von der gesamten Belegschaft verunfallten 0,85 Prozent der Frauen und 0,72 Prozent der Männer beim Skifahren. Im Vergleich zu anderen Sportarten stand die Unfallhäufigkeit im Skisport mit 29 Prozent an erster Stelle, gefolgt von Fussballsportunfällen mit 27 Prozent, von Turnen und Leichtathletik mit 13 Prozent sowie Schwimm- und Badeunfällen mit 9 Prozent. Die Verletzungsformen imponierten in 53 Prozent als Zerrung und Stauchung, in 16 Prozent als Prellung und Quetschung, in 3 Prozent als Luxationen, in 14 Prozent als Frakturen, in 5 Prozent als offene Wunden und in 9 Prozent als sonstige Verletzungen.

Topographisch-anatomisch waren die Beine in 69 Prozent von Skiunfällen betroffen, bei den anderen Sportarten zusammen nur in 53 Prozent. Die Arme waren in 21 Prozent verunfallt. Kopf- und Rumpfverletzungen machten zusammen 10 Prozent aus. Hinsichtlich der Lateralität von Skiunfällen fiel auf, dass das linke Bein häufiger verunfallt war, während beim Fussballspiel das rechte wesentlich häufiger verletzt wurde. Die rechten Arme waren bei allen Sportunfällen eindeutig mehr unfallexponiert als die linken.

Die Ausfalldauer durch Sportunfälle betrug in unserem Kollektiv mit 17 060 Stunden weit über die Hälfte der Ausfallzeit durch alle Sportunfälle mit 32 417 Stunden. Der durchschnittliche Arbeitsausfall für einen Skiunfall betrug rund 200 Stunden, für einen Fussballunfall 100 Stunden.

Skiunfälle beeindrucken durch ihre schweren Verletzungsformen. 46 Prozent der Skiunfälle waren leicht oder gering mit keinem oder mit Arbeitsausfall bis zu 50 Stunden, 54 Prozent waren mittleren und schweren Grades mit Ausfall über 50 Arbeitsstunden. Im Gegensatz dazu waren sonstige Sportunfälle in 75 Prozent gering oder leicht und nur 25 Prozent mittleren oder schweren Grades.

Vergleichend ereigneten sich beim Personal der Ciba/Basel im Berichtsjahr 27% aller Sportunfälle beim Skifahren. In der Belegschaft der Maschinenfabrik Oerlikon/Zürich waren 40 von 326 Nichtbetriebsunfällen teilweise schwerwiegende Skiunfälle. Erhebungen in der Maschinenfabrik Sulzer/Winterthur zeigten, dass 61% der gemeldeten Skiunfälle einen Arbeitsausfall von über 50 Stunden bewirkten. Die sportspezifische Häufigkeitsverteilung von 445 Sportunfällen von Studenten der Universität und der ETH Zürich ergab in 7% Skisportunfälle; bei 483 Studentenunfällen in Aachen vergleichsweise nur 2%. *Allgöwer* hat errechnet, dass auf 1000 Skifahrer je gefahrene 1000 m Höhendifferenz mit einem Unfall zu rechnen ist. In Arosa ereignete sich im Berichtsjahr ein transportbedürftiger Skiunfall auf 1875 gefahrene Kilometer.

Ursachen von Skiunfällen sind nach einem Bericht des Schweizerischen Skiverbandes in 39% vor allem technisches Ungenügen oder Übermüdung und in 46% falsch eingeschätzte Schneeverhältnisse, Hindernisse oder Sichtbehinderung; in 8% handelte es sich um Zusammenstösse mit Personen und in 7% um andere Gründe. Als Hauptfehler sind immer wieder mangelnde Technik, ungenügende Ausrüstung und fehlende Disziplin festzustellen.

Aus diesen Tatsachen ergeben sich Hinweise für die Vermeidung von Skiunfällen. Disziplin ist notwendig; es gibt kein Vortrittsrecht auf der Piste. «Liftgekühlte» Muskeln sind durch kurzes Hangaufsteigen vor der Abfahrt aufzuwärmen, zumal rund ein Viertel aller Skiunfälle während der ersten Abfahrt geschehen. Ein weiteres Viertel ist bei den letzten Abfahrten wegen Ermüdung oder Pistenvereisung nach Sonnenuntergang zu beobachten. Auch der dritte Urlaubstag scheint infolge eines «Umstellungstiefs» unfallreicher zu sein. Ruhepausen ohne Alkohol, Vermeiden von Nikotin bei Verletzungen (Erfrierungsgefahr), mässige Mahlzeiten vorher, Konditionssteigerung schon durch Ausgleichssport in der Vorsaison und tägliche

Lockerungsgymnastik sind weitere Empfehlungen des Sportarztes. Schliesslich sollen Skilanglauf und Skiwandern nicht vergessen werden – hierbei ist nur selten ein ernster Unfall geschehen.

16. Die 20 Regeln für den Skifahrer

1. An jedem Skisonntag tummeln sich Tausende von Sportbegeisterten auf den Skipisten: haltet Disziplin und Ordnung!
2. Es gibt kein Vortrittsrecht.
3. Nicht in der Mitte der Piste aufsteigen oder stehenbleiben.
4. Vermeidung der «liftgekühlten» Muskulatur durch Auflockerung oder Aufwärmen (kurzes Hangaufsteigen) vor der Abfahrt.
5. Relativ viele Unfälle ereignen sich auf den Abfahrten am späten Nachmittag wegen Übermüdung und/oder Vereisung der Piste nach Sonnenuntergang bzw. Temperaturrückgang.
6. Passe das Tempo dem Können an! Kollisionsunfälle nehmen zu! Werde kein Pistenraser oder Tageskartensklave.
7. Der dritte Urlaubstag scheint infolge eines Umstellungstiefs des Körpers unfallreicher zu sein.
8. Schnee beurteilen! Wetterbericht und Lawinenbulletin vorher abhören. Pistensperren gelten für alle!
9. Ruhepausen ohne Alkohol! Auch heisser Tee oder heisses Zitronenwasser wärmen auf.
10. Man treibe im Winter Ausgleichsgymnastik, besonders am Morgen. Die Kondition muss schon vor der Saison im Sommer durch Ausgleichssport vorbereitet werden.
11. Mit vollem Bauch studiere nie – ein voller Bauch fährt nicht gut Ski! Iss vorher mässig, doch zweckmässig.
12. Meide Kälteschäden! Meide Sonnenbrand!
13. Kleide dich so, dass du nicht schwitzst! Meide übertriebene Modeausrüstungen! Keine gleitglatte Skikleidung tragen!
14. Erlerne das Stürzen: Kopf einziehen, über Schulter abrollen.
15. Daumen eventuell aus der Skistockschlaufe bei schwierigen Abfahrten zur Vermeidung von Hebelwirkung herausnehmen und Stock im Faustgriff fassen.
16. Sicherheitsbindungen regelmässig richtig einstellen! Vor allem nicht zu harte Einstellung! Lasse dich darüber vom Berater beim Kauf der Bindung informieren!
17. Hast du aus irgendeinem Grund die Herrschaft über die Bretter verloren, so bringe den Mut auf, durch «Absitzen» einen Zusammenstoss zu vermeiden.
18. Bestimme deine Fahrspur so, dass kein Vorausfahrender gefährdet ist.

19. Auch auf der Heimreise drohen Unfälle (vereiste Trittbretter, Autoraserei). Schnittverletzungen an den Händen durch die Stahlkanten beim Tragen der Skier werden durch Handschuhe vermieden! Trage die Skier nicht horizontal über die Achsel, um bei plötzlichem Drehen nicht andere zu «ohrfeigen»: Skier senkrecht am Mann beim Transport.
20. Sei fair – gegen andere und gegen dich!

Benutzte und weiterführende Literatur

Aus Platzgründen sind einige im Text vermerkte Literaturangaben besonders des Autors weggelassen. Weitere Literaturhinweise erfolgen auf Wunsch über den Verlag.

Leichtathletik

Amendola, N.: Forma Atletica e Ginnastica. Napoli, Conte, 1976, 447 S.

Apple, D. F., Cantwell J. D.: Medicine for Sport. Yearbook, Medical Publisher 1979.

Arx, F. von: Trainingsgestaltung im Weitsprung. Ein Handbuch für Vereinstrainer. Dipl. Arb. NKES I., Magglingen, ETS/NKES, 1980, 55 S.

Balla, K.: Ein nichtlineares Modell zur Beurteilung der Herz-Kreislauf-Funktion auf Grund des Herzschlagfrequenzverlaufs bei Arbeitsbelastung. Med. u. Sport 11, 328 (1982).

Biener, K.: Sporthygiene und präventive Sportmedizin. Hans Huber Verlag, Bern, 1972, 246 S.

Biener, K.: Sport und Genussmittel. Habegger Verlag Derendingen, 1981, 176 S.

Biener, K.: Sport und Selbstmordprävention. Im Druck (1983).

Bobin, R.: Athletisme pour tous. Paris, Amphora 1979, 185 S.

Broustet, J.-P.: La rédaption des coronariens. Sandoz Editions, Basel 1973.

Bucheli, J.: Leistungsbestimmende Faktoren im Weitsprung und Speerwurf. Dipl. Arb. Eidg. Turn- und Sportlehrerdiplom ETHZ. Zürich, ETH, 1980, 95 S.

Burkart, F.: Der Belastungsversuch zur besseren Beurteilung der Hämodynamik verschiedener Herzkrankheiten. Verlag Hans Huber, Bern 1973.

Conley, D. L., Krahenbuhl, G. S.: Running economy and distance running performance of highly trained athletes. Medicine and Science in Sports and Exercise, 5, 357 (1980).

Costill, D. L., Miller J. M.: Nutrition for Endurance Sport: Carbohydrate and Fluid Balance. Int. J. of Sports Medicine, 1, 2 (1980).

Cureton, K. J. und Sparling P. B.: Distance running performance and metabolic responses to running in men and women with excess weight experimentally equated. Medicine and Science in Sports and Exercise, 4, 288 (1980).

Deuber, B.: Erhebungen und Vergleiche von Daten bezüglich anthropologischer Masse, Konditionsfaktoren und leichtathletischer Leistungen. Untersuchung von 200 dreizehn- und vierzehnjährigen Knaben und Mädchen im Raum Schwyz. Dipl. Arb. Leichtathletik Eidg. Turn- und Sportlehrerdiplom II ETHZ 1982. Zürich, ETH 1982, 65 S.

Egger, J.-P.: Hallenleichtathletik. Fachzeitschrift ETS Magglingen, 1,3 (1983).

Ditter, H., Nowacki, P. E., Wasmund, U., Simai, E.: Kardio-pulmonale Reaktionen 10jähriger untrainierter Jungen und Mädchen bei einem 3000-m-Lauf auf dem Laufband. Sportarzt und Sportmed. 5, 127 (1978).

DLV-Jahrbuch. Offizielles Jahrbuch des deutschen Leichtathletik-Verbandes 1981/82, Leichtathletik-Fördergesellschaft, Darmstadt 1981.

Fähndrich, J.: Spiel- und Übungsformen zum Laufen. Dipl.-Arb. NKES I., Magglingen, NKES/ETS, 1980, 35 S.

Fournier M. et al.: Skeletal muscle adaption in adolescent boys: sprints and endurance training and detraining. Med. Sci. Sports 6, 453 (1982).

Frank, B.: Zehnkampf IX. Dipl. Arb. ETHZ., Zürich, ETH, 1980, 95 S.

Gaisl G., König H., Pessenhofer H., Schwaberger G.: Die Trainingsoptimierung im Mittel- und Langstreckenlauf mit Hilfe der Bestimmung des aerob-anaeroben Schwellenbereichs. Z. Sportmed. 5, 131 (1981).
Gasser, H.: Zehnkampf IX. Dipl.-Arb. ETHZ., Zürich, ETH, 1980, 52 S.
Graber, M: Erhebungen und Vergleiche von Daten bezüglich anthropologischer Masse, Konditionsfaktoren und leichtathletischer Leistungen. Untersuchung von 200 siebzehn- und achtzehnjährigen Knaben und Mädchen im Raum Luzern. Dipl. Arb. Leichtathletik Eidg. Turn- und Sportlehrerdiplom II ETHZ., Zürich, ETH, 1982, 65 S.
Grebe, H.: Erbe, Konstitution und sportliche Leistung. In: Groh, H.: Sportmedizin. Enke Verlag, Stuttgart, 1962.
Gygax, P.: Leichtathletik. Lehrhilfe. Zürich, ETH, 1980, 2 Bde., 56 S.
Gygli, A.: Observatives und mentales Training in der Schule. Dipl. Arb. Turn- und Sportlehrerdiplom ETHZ., Zürich, ETH, 1981, 58 S.
Hagan, R. D., Smith, M. G. and Gettman, L. R.: Marathon performance in relation to maximal aerobic power and training indices. Medicine and Science in Sports and Exercise, 3, 185 (1981).
Hartmann, G.: Alpiner Hochleistungstest. Eine interdisziplinäre Studie. Huber Verlag, Bern 1973.
Heilmann, E., Bresch, H. M., Weinland, H. und Jung, K.: Anämie bei Langstreckenläufern. Sportarzt und Sportmed. 1, 15 (1978).
Holmgren, Alf: Circulatory changes during muscular work in man. The Scand. J. of Clin. and Lab. Invest., Vol 8, Suppl. 24. Stockholm 1956.
Israel, S., Buhl, B., Purkopp, K., Weidner, A.: Körperliche Leistungsfähigkeit und organismische Funktionstüchtigkeit im Alternsgang. Med. u. Sport 10/11/12 (1982).
Jahn, L., Eiselen, E.: Die deutsche Turnkunst. München, Matthes & Seitz, 1979, 351 S.
Jeux de la XXII Olympiade Moscou 1980 = Games of the XXII Olympiad Moscow 1980. Resultats. Moscou, CO, 1980.
Kappeler, H.: Systematische Wettkampfbeobachtung und Wettkampfbetreuung in der Leichtathletik. Dipl.-Arb. NKES I. Magglingen, NKES/ETS, 1980, 33 S.
Kayser, A.: Leibesübungen in der Jugendgruppe. Anregungen für den Jugendleiter zur Gestaltung froher Sportstunden. Frankfurt/M., Limpert, 1953, 83 S.
Kessler, G.: Laufgeschwindigkeit, Pulsfrequenz und subjektives Leistungsempfinden. Dipl.-Arb. ETHZ., Zürich, ETH, 1980, 94 S.
Keul, J., Lehmann, M., Dickhuth, H.-H., Berg, A.: Vergleiche von Herzvolumen, nomographisch ermittelter Sauerstoffaufnahme und Wettkampfleistung bei Ausdauersportarten. Sportarzt und Sportmed. 5, 148 (1980).
Kindermann, W., Schnabel, A.: Verhalten der anaeroben Ausdauer bei 400 m-, Mittelstrecken- und Langstreckenläufern. Sportarzt u. Sportmed. 8, 225 (1980).
Kirschbaum, M., Amon, H., Bödeker, R. H.: Histochemieparameter des Ausdauertrainings. Dtsch. Z. Sportmed. 12, 385 (1982).
Klaus, E.: Die Konstitutionsbestimmung in der sportärztlichen Praxis, In: Heiss, F.: Praktische Sportmedizin. Enke Verlag, Stuttgart 1964.
Klimt, F., Lohaus, H.: Kurz- und Mittelstreckenläufe im Kindesalter. Dtsch. Z. Sportmed. 10, 321 (1982).
Kollath, E.: Zur Kinetik des Weitsprungs unter besonderer Berücksichtigung der Gelenksbelastung. Köln, DHSK, 1980, 191 S.

Kyburz, U.: Zehnkampf IX. Dipl. Arb. ETHZ, Zürich, ETH, 1980, 52 S.
Leggewie I. und Damm F.: Sporthygienische Hinweise zur Frage einer geeigneten Turn- und Gymnastikbekleidung. Sportarzt und Sportmed. 9, 250 (1978).
Leichtathletiktraining im Spannungsfeld von Wissenschaft und Praxis. Arbeitsbericht des internationalen DLV-Fortbildungskongresses «Leichtathletiktraining vor Moskau» vom 23.–25. 11. 1979 am Fachbereich Sport der Univ. Mainz. Mainzer Studien zur Sportwissenschaft, 5/6, Schors Verlag Niedernhausen 1981, 424 S.
Listello, A.: Recreation et education physique sportive. Initiation. Paris, Bourrelier, 1956, 306 S.
Mader, A., Heck, H., Liesen, H., Hollmann, W.: Simulative Berechnungen der dynamischen Änderungen von Phosphorylierungspotential, Laktatbildung und Laktatverteilung beim Sprint. Dtsch. Z. Sportmed. 34, 14 (1983).
Maegerlein, H.: Auf die Plätze — fertig — los. Meister des Sports erzählen. Limpert Verlag, Frankfurt/M., 1959, 160 S.
Maratta, R.: Drills and Performance Objectives for Coaching Track and Field: Featuring the Challenge Methode. West Nyack, N.Y., Parker, 1981, 224 S.
Mathys, P.: Belastbarkeit und Trainierbarkeit jugendlicher Mittel- und Langstreckenläufer. Dipl. Arb. NKES I., Magglingen, NKES/ETS, 1980, 40 S.
Mellerowicz-Meller: Training. Zweite Auflage. Springer Verlag, Heidelberg 1975.
Miller Doris, Nelson, R. L.: Biomechanics of Sport. Lea and Febiger Publ., USA 1973, 265 p.
Murer, K.: Trainingszentren. Organisation, Training. Dipl. Arb. NKES I., Magglingen, NKES/ETS, 1980, 30 S.
Novich, M. M., Taylor, B.: Training and Conditioning of Athletes. A Manual for Coaches, Trainers and Physicians. 2nd. ed. Lea and Febiger Publ., USA 1982, 300 p.
Ready Elisabeth, Quinney, A.: Alterations in anaerobic threshold as the result of endurance training and detraining. Med. Sci. Sports 4, 292 (1982).
Rosandich T. P.: Track in Theorie and Technique. Richmond, Worldwide, 1967, 410 S.
Roskamm, H.: Funktionsprüfung von Herz und Kreislauf. Sandoz Monographien, Basel 1970.
Sawaka, M. N., Knowlton, R. G., Glaser, R. M.: Body temperature, respiration and acid-base equilibrium during prolonged running. Medicine and Science in Sports and Exercise, 5, 370 (1980).
Scheele, K., Rettenmaier, U., Hellmuth, B., Weicker, H.: Sportspezifische Verletzungen und Schäden bei Leichtathleten. Sportarzt und Sportmed. 12, 391 (1979).
Schmitt, W., Kindermann, W., Schnabel, A., Biro, G.: Metabolismus und hormonelle Regulation bei Marathonläufen unter besonderer Berücksichtigung von Lebensalter, Trainingszustand und Geschlecht. Z. Sportmed. 1,1 (1981).
Schön, F. A., Hollmann, W., Liesen, H., Waterloh, E.: Elektronenmikroskopische Befunde am Musculus vastus lateralis von Untrainierten und Marathonläufern sowie ihre Beziehung zur relativen maximalen Sauerstoffaufnahme und Laktatproduktion. Sportarzt und Sportmed. 12, 343 (1980).
Schönberg, D.: Spiel und Übung in der Leichtathletik. Unterrichtsbeobachtung zu Spiel- und Übungsformen in der Schulleichtathletik. Dipl. Arb. Univ. Basel 1981.
Schüler, K.-P.: Untersuchung des Wiederherstellungsverlaufs nach einer Langzeitdauerbelastung auf dem Fahrradergometer. Med. u. Sport 1, 10 (1981).

Schürch, P. M., Rinke, I., Hollmann, W.: Über das Verhalten der individuellen freien Fettsäuren unter dem Einfluss von Ausdauertraining, kohlenhydratarmer, fettreicher Diät und Alkohol. Sportarzt u. Sportmed. 3, 68 (1981).
Steinbach, M.: Persönliche Mitteilung (1980).
Strähl, E.: Leichtathletik. Hallwag Verlag, Bern, 1980.
Theiss, F.: Typische Verletzungen bei Stabhochspringern unter besonderer Berücksichtigung der Lendenwirbelsäule. Sportarzt u. Sportmed. 6, 161 (1980).
Thomas, G. S., Lee, P. R., Franks Patricia, Pfaffenbarger, R.: Exercise and Health. The Evidence and the Implications. Oelgeschlager, Gunn and Hain Publ. USA 1981, 126 p.
Tittel, K., Wutscherk, H.: Sportanthropometrie. Verlag Volk und Wissen, Leipzig 1972.
Wanner H.-U.: Flüssigkeitsaufnahme bei Dauerleistung. Schweiz. Ztschr. Sportmed. 4, 112 (1980).
Weber, R.: Über den Einsatz von Dehnungs- und Lockerungsübungen im Training des Leichtathleten. Dipl.-Arb. NKES I., Magglingen, NKES/ETS, 1980, 13 S., Abb., Tab.
Weisspfennig G., Simon, W.: Stabhochsprung. Vom Anfänger zum Spitzenkönner. Bartels & Wernitz, München 1980, 2 Bde., 192 S.
Wolff, R., Busch, W., Mellerowicz, H.: Vergleichende Untersuchungen über kardiovaskuläre Risikofaktoren bei Dauerleister und der Normalbevölkerung. Sportarzt u. Sportmed. 1, 1 (1979).
Zieschang, K.: Richtig Leichtathletik. BLV 1980, Zürich, 127 S.

Turnen

Bausenwein, J., Haas, W., Heck, K., Luther, R., Meythaler, M.: Untersuchungsergebnisse bei Leistungsturnerinnen und Folgerungen für die Praxis. Sportarzt und Sportmed. 1, 12 (1971).
Biener, K., Fasler, S.: Sportunfälle — Epidemiologie und Prävention. Hans Huber Verlag, Bern 1978, 302 S.
Biener, K. und Laetsch, R.: Unfälle im Schulsport. Jugend und Sport 4, 3 (1970).
Borm, J. et al.: Medicine and Sport. Vol. 14, Woman and Sport. Karger Verlag, Basel, 1981, 262 p.
Borm, J. et al.: Medicine and Sport. Vol. 15, The Female Athlete. Karger Verlag, Basel, 1981, 214 p.
Bürger, H.: Probleme der Schulsportbefreiung. Med. und Sport 5/6, 233 (1962).
Code de Pointage: Internat. Turnerbund (ITB): Wertungsvorschriften, 1975.
Cermak, J.: Wertung der Kriterien der Leistungsfähigkeit des Organismus bei der spiroergometrischen Untersuchung aktiver Sportler. Sportarzt und Sportmed. 3, 53 (1970).
Crasselt, C.: Leistungssport und Scheuermannsche Erkrankung. Medizin und Sport 5/6, 223 (1962).
Eckhardt, R.: Über das metabolische und hämodynamische Verhalten bei der deutschen Kunstturnernationalmannschaft vor, während und nach den Kürübungen. Unveröffentlichte Diplomarbeit, DSHS Köln, 1979.
Ehricht, H.-G.: Wirbelsäulenentwicklung und Sport. Ther. Umsch. 4, 243 (1974).
Franke, K.: Die Befreiung vom Schulsport. Med. und Sport 5/6, 236 (1962).
Heimann, U.: Zum Stoffwechsel- und Kreislaufverhalten bei Bundesliga-Kunstturnern. Unveröffentlichte Diplomarbeit. DSHS Köln, 1979.

Herwanger, H., Geiger, U.: Turnpraxis in der Schule. Band 2: Sekundarstufe. CD-Verlagsgesellschaft, Stuttgart 1980.
Hollmann, W., et al.: Zentrale Themen der Sportmedizin. Verlag Springer, Berlin (1973).
Hollmann, W., Venrath, H., Bouchard, C.: Die Wirkung eines Intervalltrainings auf Herz, Kreislauf und Stoffwechsel bei Kunstturnern. Med. Welt 41, 2156–2160 (1964).
Hoske, H.: Sinn und Unsinn der Turnbefreiung. Dtsch. Med. Z. 15, 170 (1964).
Howald, H., Schiffer, J., Schilling, G., Schmidt, P., Schönholzer, G., Segesser, B., Weiss, U.: Sportmedizin. ETS, Forschungsinstitut (1973).
Howald, H., Hahn, E. (Hrsg.): Kinder im Leistungssport, Birkhäuser Verlag, Basel 1982.
Jäger, K.: Geräteturnen und Wirbelsäule bei Leistungssportlern. Medizin und Sport 5/6, 220–223 (1962).
Johanson, O.: Idrett og skader (Sport und Verletzungen). Kirke og Underwisningsdepartementet, Oslo (1955).
Karlsson, J., Hulten, B., Piehl, K., Sjödin, B., Thorstensson, A.: Das menschliche Leistungsvermögen in Abhängigkeit von Faktoren und Eigenschaften der Muskelfasern. Med. u. Sport 12, 280 (1975).
Klaus, E. J., Clasing, D., Vogler-Titze, G.: Das Verhalten der Herzfrequenz während des Trainings bei den deutschen Teilnehmern der Weltmeisterschaft im Kunstturnen in Dortmund 1966. Sportarzt u. Sportmed. 18, 489 (1967).
Klaus, E.: Zum Problem der Turn- und Sportbefreiung. Sportarzt und Sportmedizin. 15, 401 (1964).
Klimt, F., und Falk, D.: Die körperliche Belastung während eines schulsportlichen Zyklus. Sportarzt und Sportmedizin, 8, 179 (1970).
Klimt, F., Pannier, R. und Paufler, D.: Aktive oder passive Erholungspausen im Schulsport? Sportarzt und Sportmed. 4, 90 (1974).
Knirsch, K.: Turnpraxis in der Schule. Band 1: Primarstufe. CD-Verlagsgesellschaft, Stuttgart 1980.
Krayenbühl, H., Wyss, Th., Ulrich, S. P.: Über die Bedeutung von festigkeitstechnischen Untersuchungen für die Beurteilung, Behandlung und Prophylaxe von Bandscheibenschäden. Sonderdruck aus Sportarzt und Sportmed. 2/3/4 (1967).
Kunz, D.: Leistungssport im Kindesalter. Sporterziehung in der Schule, 5/6, 23 (1982).
Leggewie, J., Damm, F.: Sporthygienische Hinweise zur Frage einer geeigneten Turn- und Gymnastikbekleidung. Z. Sportmed. 9, 250 (1978).
Macha, J., Seliger, V., Vlacilavora, H.: Die Bewertung der körperlichen Leistungsfähigkeit junger Turnerinnen mit Hilfe einer fortlaufenden Registrierung der Pulsfrequenz während des Turnens. Med. Sport 8, 112 (1968).
Makkar, Marta: Untersuchungen zur Erarbeitung eines Normensystems für optimale Belastung (ungar.). Testner, Tanitasa (Budapest) 3, (1967).
Markuske, H., Zeitler, E.: Der Einfluss eifrigen Geräteturnens auf die in Entwicklung begriffene Halswirbelsäule. Schw. Zeitschr. für Sportmedizin 3, 52 (1962).
Minarovjech, V., Zander, H., Fleischer, E.: Einige Probleme zur Beurteilung der Belastung im Geräteturnen. Theor. Prax. Körperkult. 18, 325 (1969).
Morscher, E.: Wirbelsäule und Sport bei Jugendlichen. Vortrag, gehalten am Fortbildungskurs der Schw. Gesellschaft für Sportmedizin in Magglingen (19./20. Sept. 1969), Schw. Zeitschr. für Sportmedizin 17, 151 (1969).

Ott, U.: Telemetrische Herzfrequenzmessungen bei Kunstturnern. Unveröffentlichte Diplomarbeit, DSHS Köln 1974.
Rasim, M.: Die Wirkung eines Intervalltrainings auf Kreislauf und Atmung bei Kunstturnern. Unveröffentlichte Diplomarbeit. DSHS Köln 1959/60.
Rasim, M.: Über das Verhalten von hämodynamischen und metabolischen Parametern bei deutschen Kunstturnern und -turnerinnen der nationalen Spitzenklasse. Dissertation, Deutsche Sporthochschule Köln, 1980.
Refior, H. J., Zenker, H.: Wirbelsäule und Leistungsturnen. Münchner med. Wochenschr. 11, 463 (1970).
Rosenkranz, K. A. und Uhlenbrück, K.: Zur Problematik der Befreiung vom Schulsport aus kardiologischer Sicht. Herz/Kreisl. 3, 111 (1971).
Schwerdtner, H. P., Eckhardt, D., Kammerer, H.: Untersuchungen zum Ausdauertraining von Kunstturnerinnen. Leistungssport 4 (3), 182 (1974).
Schwerdtner, H. P.: Bei Kunstturnern sind gehäuft Wirbelsäulenveränderungen zu diagnostizieren. Medical Tribune Kongressbericht aus der 22. Jahrestagung der Vereinigung Süddeutscher Orthopäden: Vortrag von Dr. N. Fohler. Medical Tribune 39, 8 (1974).
Silander, O., Viri, H.: Der Stoffwechsel beim Barrenturnen. Scan. Arch. Physiol. 60, 247 (1930).
Simon, G., Huber, G., Kindermann, W., Dickhuth, H. H., Richter, J.: Herzfrequenz- und Stoffwechselverhalten bei spiroergometrischer und wettkampfspezifischer Belastung. Dt. Z. Sportmed. 30, 870 (1979).
Spirig, J.: Erschütterungsmessungen bei Absprüngen und Landungen im Kunstturnen. Diplomarbeit am Laboratorium für Biomechanik der ETH Zürich, 1974.
Steiner, U.: Studie bei Zürcher Kindern zur Beurteilung ihrer Körperhaltung. Inaugural-Dissertation, Institut für Sozial- und Präventivmedizin der Univ. Zürich (1972).
Suckert, R.: Ärztliche Probleme des Kunstturnens. Sportärztliche Praxis 10, 102 (1959).
Thiebault, J.: Etude statistique des accidents sportifs réalisée à la Mutuelle Nationale des Sports de France, sur 30351 dossiers ouverts en 1972. Nicht publizierte persönliche Mitteilungen.
Tütsch, S., Ulrich, S. P.: Wirbelsäule und Hochleistungsturnen. Praxis 36, 1085 (1973).
Ukran, M. L.: Methodik des Turntrainings (Männer). Schorndorf (1975).
Ukran, M., Levan, L., Zemskow, E. A.: Die spezielle Ausdauerschulung von Turnern. Leistungssport 5, 362 (1975).
Vaassen, U.: Über metabolische und hämodynamische Reaktionen beim Kunstturnen der Frau. Unveröffentlichte Diplomarbeit. DSHS Köln 1979.
Villiger, H.: Turn- und Leichtathletikunfälle. Inaugural-Dissertation, Institut für Sozial- und Präventivmedizin der Univ. Zürich 1976.
Vogler, G., Clasing, D.: Verhalten der Herzfrequenz beim Kunstturntraining. In: DEMLING, L.: Biotelemetrie. Stuttgart 1970.
Waterloh, E., Rittel, H., Leide, E.: Die organische Leistungsfähigkeit deutscher Spitzenfechterinnen. Sportarzt 19, 536 (1968).

Landhockey

Åstrand, P.-O., Rodahl, N.: Textbook of Workphysiology, Physiological Bases of Exercise 2nd Edition. Mac Graw-Hill 1977, XVIII, S. 681.

Biener, K.: Sportmedizin. Profile der Einzelsportarten, I. Band. Habegger Verlag, Derendingen/SO, 1982.
Budinger, H., Hillman, R.: Training, Technik, Taktik, Hockey. Rowohlt Verlag, Reinbek bei Hamburg, 1980.
Budinger, H., Hillmann, R.: Über die Belastung beim Hockeyspiel und die Verbesserung der Ausdauerleistungsfähigkeit durch kontrollierte Trainingsmassnahmen. Deutsche Sporthochschule Köln. Dissertation 1979.
Caluori, P.: Sportmedizinische Untersuchungen und Erhebungen bei Tennisspielern. Medizinische Dissertation. Zürich 1975.
Debrunner, H.: Gelenk-(neutral-O-Methode), Längen- Umfangmessungen. Bulletin des offiziellen Organs der Schweizerischen Arbeitsgemeinschaft für Osteosynthesefragen 1971.
ETS Magglingen: Nicht publizierte Untersuchungen: Ergebnisse von Leistungstests des Landhockey-Nationalmannschaftskaders 1977, 1978, 1979.
Hockey. Technik, Taktik, Training, Torwart, Coaching. 2. Aufl., Berlin, Sportverlag, 1981, 2 Bde. 160 S.
Hockey Coaching. The official Manual of the Hockey Association. London, Hodder & Stoughton, 1966, 368 S.
Hollmann, W., et al.: Über das Verhalten von spiroergometrischen Messgrössen der Radrennfahrer auf dem Laufband und auf dem Fahrradergometer. Sportarzt und Sportmedizin 7, 153 (1971).
Hollmann, W., et al.: Vergleichende spiroergometrische Untersuchungen über den Effekt und die Aussagekraft von Laufband- und Fahrradergometerbelastungen. Sportarzt und Sportmedizin 6, 123 (1971).
Hollmann, W., Hettinger: Sportmedizin, Arbeits- und Trainingsgrundlagen. Schattauer Verlag, München 1976.
Landhockey-Weltmeisterschaft 1982 in Indien: Köln, ARD, 1982.
Ineichen, W.: Konzept der Trainerausbildung im SLHV. Dipl. Arb. NKES I., Magglingen, ETS/NKES, 1979, 48 S.
John, J.: Field Hockey. Handbook. North Vancouver, B. C., Hancock, 1980, 82 S.
Mader, S., Hollmann, W., et al.: Zur Beurteilung der sportartspezifischen Ausdauerleistungsfähigkeit im Labor. Sportarzt und Sportmedizin 4, 80 und 5, 109 (1976).
Margaria, M., et al.: The Kinetiks of Oxigen Consumption at the Onset of Muskular Exercise in Man. Ergonomics 8, 49 (1965).
Nigg, B., Lüthi, R.: Bewegungsanalysen beim Laufschuh. Verlag Karl Hoffmann, Schorndorf bei München, 1980.
Nigg, B., Denoth, M.: Sportplatzbeläge. Juris-Druck, Zürich 1980.
Nigg, B., et al.: Biomechanische Aspekte zu Sportplatzbelägen. Juris-Druck, Zürich 1978.
Nigg, B.: Biomechanische Überlegungen zur Belastung des Bewegungsapparates. In Cotta et al.: Grundlagenforschung in der Sportmedizin. 3. Heidelberger Symposium für Orthopädie. Thieme Verlag, Stuttgart 1979.
Nigg, B., Eberle, R., Segesser, B.: Biomechanische Analysen von Fussinsuffizienzen. Med.-Orthopädische Technik 6, 178 (1977).
Nigg, B., Segesser, B.: Biomechanische Aspekte zur Sportschuhkorrekturen. Orthopädische Praxis 11, 831 (1978).

Oechslin, M., Biener, K.: Sportmedizinisches Profil des Tischtennisspielers. Sportarzt und Sportmed. 11/12 (1979) und 1 (1980).
Perko, M., Biener, K.: Sportmedizinische Untersuchung über Handball bei Frauen. Sportarzt und Sportmed. 9, 10, 11, 12 (1980).
Rotermundt, F., Oeken, F. W.: Verletzungen und Erkrankungen bei Zweikampf- und Spielsportarten im Hals-Nasen-Ohrenbereich. Med. u. Sport 11, 337 (1982).
Segesser, B., Nigg, B.: Insertionstendinosen am Schienbein, Achillodynie und Überlastungsfolgen am Fuss — Aetiologie, Biomechanik, therapeutische Möglichkeiten. Orthopädie 9, 207 (1980).
Stahl, P.: Die Belastung eines Hockeyturniers des Olympiakaders, gemessen an Stoffwechselprodukten und der Pulsfrequenz. Diplomarbeit an der Deutschen Sporthochschule, Köln, 1976.

Schiessen

Bassenge, E., Kucharczyk, M., Holtz, J., Stoian, D.: Treadmill exercise in dogs under Beta-adrenergic blockade: Adaptions of coronary and stystemic hemodynamics. Pflügers Arch. 332, 40 (1972).
Bauer, W., Claasen, W.: Elektrokardiographische und spirometrische Untersuchungen bei Sportschützen im Vergleich mit den Schiessergebnissen. Sportarzt und Sportmed. 9, 194 (1975).
Biener, K., Fasler, S.: Sportunfälle. Hans Huber Verlag 1978, 302 Seiten.
Blatter, K., Imhof, P.: Die Rolle der adrenergen Beta-Rezeptoren bei der emotionellen Tachykardie: Radiotelemetrische Untersuchungen an Skispringern. Schweiz. Z. Sportmed. 17, 131 (1969).
Clasing, D.: Psychische Belastung beim Fliegen und Beta-Rezeptorenblockade. Sportarzt und Sportmedizin 12, 269 (1974).
Escher, F.: Das Trauma des Ohres. Therapeutische Umschau, 35, 2738 (1978).
International Rifle Markmanship Guide: (USA, Militär, Gewehr, Schiessen, Training, Mental, Coaching, Schiess-Sport) Fort Benning, US-Army School, 149 S., 1980.
Keul, J., Huber, H., Kindermann, W., Burmeister, P., Petersen, K. G.: Die Wirkung eines neuartigen Betarezeptorenblockers (Bunitrolol) auf Kreislauf und Stoffwechsel unter extremen Stressbedingungen. Med. Welt 9, 437 (1976).
Kielholz, P.: Betablocker und Zentralnervensystem. Hans Huber Verlag, Bern, 1978.
Lanz, K. H.: Die besten Tips der besten Schützen. Verlag Schlangenbad 1969.
Pistol Markmanship Guide: USA, Militär, Schiessen, Pistolen, Fitness, Training, Mental, Schiess-Sport). Fort Benning, US-Army School, 1980, 146 S.
Porsch, H., Sovinz, W.: Telemetrische Untersuchungen bei Schützen. Dtsch. Schützenzeitung 8, 11 (1974).
Pozenel, H.: Ergometrische und hämodynamische Untersuchungen unter Anwendung des Beta-Adrenolyticum Bunitrolol. Med. Welt 14, 608 (1974).
Rost, R.: Betablocker — sind die gut für Sportler? Medical Tribune 9, 16 (1982).
Rost, R.: Zur Frage der Bedeutung der Betablocker im Leistungssport. Dtsch. Z. Sportmed. 34, 25 (1983).
Rupp, F.: Trauma und Militärdienst. Therapeutische Umschau, 35, 720 (1978).
Schenker, U.: 150 Jahre schweizerischer Schützenverein. Schweizer. Schützenverein, 1974, 107 S.
Schmid, P., Borkenstein, J., Schwaberger, G., Pessenhofer, H.: Herzfrequenz

und Blutdruck des Sportschützen im Wettkampf. Schweiz. Zschr. f. Sportmed., 1, 5 (1978).
Smolarz, A., Glocke, M., Bartsch, W., Kohl, H.: Zur Wirkung des Betablockers Metipranolol bei Sportschützen unter Wettkampfbedingungen. Dtsch. Z. Sportmed. 3, 73 (1979).
Taggert, P., Carruthers, ME., Sommerville, W.: Cardiologische Aspekte der Betablockade in Stress-Situationen. Aus: Die Beta-Blocker — Zukunft und Gegenwart, von W. Schweitzer, S. 180–188, Hans Huber Verlag, Bern 1976.
Trieb, G., Nusser, E.: Zur Behandlung der dynamisch-labilen Blutdruckregulationsstörung mit Betasympathikolyse. Therapiewoche 25, 1974 (1975).
Unfallversicherung des Schweiz .Schützenvereins: Jahresbericht 1977.
Wallnöfer, H., Täuber, K.: Klinische Erfahrungen mit dem neuen Beta-Sympathikolyticum Koe 1366 (Bunitrolol) Wien, med. Wschr. 38, 55 (1974).
Young, R. R., Growdon, J. H., Bhagwan, T., Shahani: Beta-adrenergic mechanisms in action tremor. New Engl. J. of Medicine 291, 950 (1975).

Skisport

ABC du ski. Enseignement du ski aux enfants et à la jeunesse dans les écoles suisse de ski. Derendingen, Habegger, 1971, 62 p.
Ahrer, E.: Bericht über Skiverletzungen der Kinder aus den Jahren 1958–60. 5. Kongress der internationalen Gesellschaft für Skitraumatologie, Obergurgl/Tirol (1962).
Asang, E., Grimm, E., Krexa, H.: Telemetrische Elektromyographie und Elektrodynamographie beim alpinen Skilauf. EEG-EMG 6, 1 (1975).
Asang, E.: Applied Biomechanics in Alpine Skiing — A Basis for Individual Protection from Skiing Injuries. Orthop. Clin. N. Amer. 7, 95 (1976).
Asang, E.: Injury Threshold of the Leg: Ten Years of Research on Safety in Skiing. Skiing Safety II. Univ. Park Press, Baltimore 1978.
Asang, E., Hauser, W., Nagel, A., Vogel, A.: Skifahren — aber mit sicherer Ausrüstung. Bayerisches Staatsministerium für Arbeit und Sozialordnung, München 1981, 68 S.
Asang, E.: 20 Jahre Skitraumatologie. Grundlagen zum Verletzungsschutz im alpinen Skilauf. Med. u. Sport 1, 23 (1970).
Asang, E., Wittmann, G., Höpp, H., Watzinger, P.: Experimentelle und praktische Biomechanik des menschlichen Beins. Medizinische Welt 24, 576 (1972).
Barthalais, A., Binet, M.-H., Bouvet, A.: Ski. Aspects pratiques et medicaux. Médicales et Universitaires, Paris 1977.
Beck, E.: Die Verletzungen der Wadenmuskulatur und Achillessehne beim Sport. Langenbecks Arch. Chir. 349, 347 (1979).
Beck, E.: Les blessures dues aux sports d'hiver. Organorama 4, 15 (1982).
Biener, K.: Der Skiunfall in der Statistik eines schweizerischen Industrieunternehmens. Skifahren und Sicherheit I, Davos 1973.
Biener, K., Fasler, S.: Sportunfälle, Epidemiologie und Prävention, Verlag Hans Huber, Bern 1978.
Biener, K.: Verhütet Freizeitsport Skiunfälle? Ski- und Surflehrer 38, 44 (1983).
Biener, K.: Alpinismus (Höhenmedizin — Sportmedizin — Präventivmedizin), Habegger Verlag Derendingen /SO, 1983.
Biener, K.: Sportmedizin, Band I. (Fussball, Handball, Rad, Reiten, Schwimmen, Tennis, Tischtennis) Habegger Verlag Derendingen/SO, 1982, 180 S.

Brandenberger, H.: Skimechanik — Skimethodik. Physikalisch-meth. Grundlagen der Unterrichtsanleitung «Ski Schweiz». Habegger Verlag Derendingen/SO, 1974, 218 S.
Brehm, W.: Skisport. Training, Technik, Taktik. Rowohlt Verlag Reinbek bei Hamburg, 1977, 187 S.
Breitner, B.: Wintersportverletzungen. D. Österreich. Arzt 4, 16 (1936).
Bucher, M.: Handbuch des modernen Skilaufs. Komar Verlag, Rosenheim, 1970, 120 S.
Burn, C.: Aberglaube und Magie im Spitzensport. Diplomarbeit ETS Magglingen, 1972.
Campell, R., sen.: Zur Häufung der Unterschenkelfrakturen bei jugendlichen Skifahrern. Der Sportarzt 2, 34 (1963).
Clinics in Sports Medicine: Symposium 1982: Skiing Injuries. W. B. Saunders Co. 1982, 220 p.
Diethelm, R.: Skiunfälle und Schule. Ars Medici, Heft 12 (1973).
Erb, K.: Ski Guide 77. Ein Führer durch den alpinen und nordischen Skirennsport. Habegger Verlag Derendingen/SO, 1976.
Evans, H., Jackmann, B., Ottaway, M.: We learned to ski. London, Collins, 1975, 255 p.
Federazione Italiana Sport Invernali: Le piste di sci. Milano, Milano Sole, 1973, 90 p.
Figueras, J. M.: Evolution de l'accident de ski à La Molina. 11. Kongress der internationalen Gesellschaft für Skitraumatologie und Sportmedizin. Val d'Isère (1974).
Frey, U.: Schw. Ztsch. für Sportmed. 5, 57 (1956).
Gamma, K.: Die Aufgaben der Skischule im Fremdenverkehrsort. Ski- und Surflehrer 38, 5 (1983).
Gamma, K.: Das grosse Ski-Handbuch. Habegger Verlag Derendingen/SO, 1982, 320 Seiten.
Gelehrter, G.: Verletzungen beim Wintersport. Enke Verlag, Stuttgart 1966.
Gelehrter, G., Zotter, K.: Zur Epidemiologie des alpinen Skiunfalls in Österreich. H. Unfallheilkd. 130, 35 (1978).
Gewerbeaufsichtsamt München-Stadt: Mehr Sicherheit bei Skistöcken. Information — Sicherheitstechnischer Messedienst, 1974. Eurosport & Freizeitmode 3, 587 (1974).
Gewerbeaufsichtsamt München-Stadt: Sichere Skibrillen. Information — Sicherheitstechnischer Messedienst, München, 1981.
Groh, H.: Sportmedizin, Enke Verlag, Stuttgart 1962, 105 S.
Hauser, W.: Dynamic Torsional Loading of the Human Tibia. Skiing Safety II. International Series on Sport Sciences, Vol. 5:219. Baltimore 1978.
Hauser, W., Asang, E.: Stoss- und Schlagbelastung des menschlichen Schienbeins im Drehversuch. Arch. Orthop. Traumat. Surg. 93, 125 (1979).
Heiss, F.: Praktische Sportmedizin, Enke Verlag, Stuttgart. 1964.
Henkel, K.: Statistik einer Sicherheitsbindung. Der Sportarzt 4, 135 (1965).
Hollmann, W.: Zentrale Themen der Sportmedizin. Springer Verlag, Heidelberg, 1972.
Hollmann, W., Hettinger, Th.: Sportmedizin — Arbeits- und Trainingsgrundlagen. 2. Aufl. Schattauer Verlag, Stuttgart 1980. 790 Seiten.

Hyman, A. S. et al.: Encyclopedia of Sports Sciences and Medicine. Macmillan Publ. Co. Inc., 1973, 1707 p.
Iliescu, V., et al.: Über Knochenbrüche beim Skisport. Der Sportarzt 8, 236 (1965).
Israel, S., Weber, J.: Probleme der Langzeitausdauer im Sport. Barth Verlag, Leipzig, 1972.
Jäger, M., Ulmrich, E.: Medizinische Probleme des Skisports. Schriftenreihe des Deutschen Skiverbandes. 13. Klausurtagung in Oberstdorf, März 1982.
Jelinek, R., Sellner, F.: Zur Prophylaxe der Skiverletzungen. Act. traumatolog. 6, 417 (1976).
Johansen, O.: Idrett og skader (Sport und Verletzungen), Kirke og Untervisningsdepartementet, Oslo 1955.
Karvonen, J. et al.: Die Belastungsintensität während Lauf- und Rollerski-Training bei Skilangläufern. Schweiz. z. Sportmed. 4, 101 (1982).
Killy, J.-C., Bonnet, H.: Le Ski. Paris, Denoel, 1976.
Klaus, E. J.: In: Sportmedizinisches Bulletin. I/1965 (holländisch).
Knoll, W.: Wintersportverletzungen. Schw. Med. Schr. 2, 1189 (1932).
Krämmer: Auch Skistöcke müssen sicherer werden. Eurosport & Freizeitmode 4, 733 (1974).
Küttnig, M., Hausbrandt, D., Ritter, G.: Prophylaxe bei Skiunfällen im Kindesalter. Sozialpädiatrie 1, 29 (1981).
Lange, J., Asang, E., Nagel, A.: Belastungsfähigkeit der Tibia von Kindern. Skifahren und Sicherheit II, Forum Davos (1976).
Lindenmaier, H., Kuner, E., Huber, W.: Der Unterschenkelbruch immer noch die häufigste Skifraktur? Act. traumatolog. 11, 52 (1981).
Lugger, L. J., Margreiter, R., Baumgartner, W.: Wandel der Skiverletzungen beim Kind? X. Kongress der internationalen Gesellschaft für Skitraumatologie und Wintersportmedizin, Obergurgl/Tirol (1972).
Lugger, L. J., Hölzl, H., Margreiter, R., Innsbruck: Vergleichende Untersuchungen über Art und Häufigkeit der Skiverletzungen an der Innsbrucker Klinik (1949/50–1972/73). *11. Kongress* der internationalen Gesellschaft für Skitraumatologie und Wintersportmedizin, Val d'Isère (1974).
Lugger, J., Margreiter, R., Gloetzer, W.: Achillessehnenruptur und Pronationsabduktionsfraktur des Innenknöchels. Eine typische Kombinationsverletzung im alpinen Skilauf. Zentralbl. Chir. 120, 1320 (1977).
Mang, W. R., Maurer, C.: Der tödliche Skiunfall. Fortschr. Med. 3, 107 (1976).
Mang, W. R.: Sportverletzungen und Wetter. Umschau 21, 677 (1974).
Matter, P., Ziegler, W.: Skiausrüstungs- und Unfallstudie. Forum Davos (1976).
Matter, P.: Skitraumatologie und Unfallprophylaxe. Schweiz. Z. Sozialvers. 1, 10 (1976).
Müller, W., Pini, L.: Sci svizzero. Technica dello sci. Interassociazione svizzera per lo sci, Berna, 1974.
Neff, G.: Zur Unfallgefährdung beim Skisport. Sportarzt u. Sportmed. 12, 289 (1976).
Neff, G., Nöth, W.: Werbung und Sicherheit beim Skilauf. Münch. Med. Wschr. 6, 171 (1977).

Nigg, P., Neukomm, P. A.: Erschütterungsmessungen beim Skifahren. Laboratorium für Biomechanik der ETH Zürich. Die medizinische Welt 48, 17 (1973).
Obholzer, A.: Geschichte des Skis und des Skistockes, ihre Entstehung und Entwicklung, Hofmann Verlag, Schorndorf, 1974, 168 S.
Ogden, J. A.: Skeletal Injury in the Child. Lea and Febiger Publ., USA 1982, 900 p.
Petitpierre: Wintersportverletzungen. Enke Verlag, Stuttgart, 1939.
Pichler, J.: Pisten, Paragraphen, Skiunfälle. Ein Buch für Juristen und Nichtjuristen über Unfallverhütung und Haftung beim Skisport. Wirtschaftsverlag Orac, Wien 1970, 228 S.
Pilz, G.: Sind Kinder unvorsichtigere Skifahrer — Verhaltensbeobachtungen aus der Sicht des Psychologen. Referat, gehalten an der Informationstagung «Unsere Kinder — Stiefkinder der Skisicherheit». Garmisch-Partenkirchen (1973).
Pilz, G. A.: Verhalten beim Skifahren. Sportarzt und Sportmed. 2, 66 und 3, 100 (1977).
Prokop, L.: Sportärztliche Vorbereitung des Wintersportlers. Der Sportarzt 10, 318 (1964).
Rigos, F. J., and Gross, K. E.: Ski Injuries, J. Amer. Med. Ass. 166, 972 (1958).
Röthlisberger, M., Herwig, K.: Art und Häufigkeit von Skiunfällen in Arosa. Schweiz. Rundschau für Medizin 65, 346 (1976).
Schickenrieder, H.: Schutzmassnahmen beim Skisport. Vortrag FIMS-Seminar, München 1965.
Schmid, L.: Skiunfälle — Letalität und Verhütung. Der Sportarzt 1/1965.
Schönholzer, G.: Bringt uns der Sport mehr Nutzen als Schaden? Bund 77/1958.
Schwarzenbach, U., Scharplatz, D.: Frozen shoulder nach Schulterkontusion beim Skifahren. Schweiz. Z Sportmed. 2, 42 (1982).
Schweizerischer Interverband für Skilauf. Ski Schweiz. Unterrichtsanleitung. Habegger Verlag Derendingen/SO, 1974, 146 S.
Skisport. Abriss einer Theorie und Methodik des Trainings im Skisport und Biathlon. Sportverlag Berlin, 1978, 288 S.
Stegemann, J.: Herz und Kreislauf im Sport. In: Hollmann, W.: Zentrale Themen der Sportmedizin. Springer Verlag, Heidelberg, 1972.
Suckert, R.: Typische Wintersportverletzungen. Der Sportarzt 1/1961.
Torg, H. S.: Athletic Injuries to Head, Neck and Face. Lea and Febiger Publ. USA 1982, 300 p.
Tusiewicz, Z.: Die Skiunfälle im Gebirge Polens. Der Sportarzt 1, 11 (1963).
Ventruba, H.: Ski als Massensport. Österreich, Sportärztl. Praxis 2, 49 (1962).
Viniger, R. F., Hoerner, E. F.: Sports Injuries. The Unthwarted Epidemic. John Wright PSC Inc., USA 1981, 482 p.
Vogel, A.: Messungen von Einflüssen auf die Fahreigenschaften am Ski. Zur Biomechanik des Skilaufs. Inn-Verlag, Innsbruck 1977.
Vogel, A.: Typische Messmethode zur Prüfung der Materialermüdung beim Ski. Ski 10, 20 (1980).
Wittmann, G., Nagel, A.: Skibremse und Fanggurt aus der Sicht des Verletzungsschutzes im alpinen Skilauf. Österreichisches Kuratorium für Sicherung von Bergfahrten, Jahrbuch 1974.
Wittmann, G., Nagel, A., Dierbach, W., Eichlinger, A.: Gebrauchssichere Gestaltung von Kinderskistöcken. BAU-Forschungsbericht Nr. 223, Dortmund 1979.

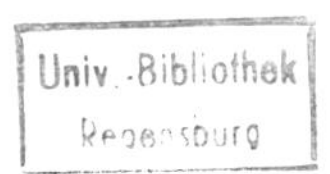

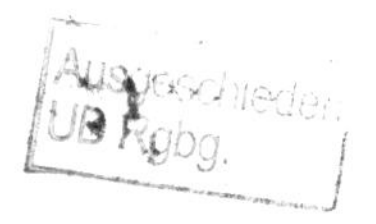